皮膚疾患データブック

診断＋治療を完全攻略

著　松田 光弘

MEDICAL VIEW

本書では，厳密な指示・副作用・投薬スケジュール等について記載されていますが，これらは変更される可能性があります．本書で言及されている薬品については，製品に添付されている製造者による情報を十分にご参照ください．

Data Book of Skin Diseases
(ISBN978-4-7583-2193-8 C3047)

Author: MATSUDA Mitsuhiro

2025.3.1 1st ed

©MEDICAL VIEW, 2025
Printed and Bound in Japan

Medical View Co., Ltd.
2-30 Ichigayahonmuracho, Shinjyukuku, Tokyo, 162-0845, Japan
E-mail ed@medicalview.co.jp

序文

「皮膚科の初学者に向けた，現場で本当に役立つマニュアルを作りたい」

本書はそんな思いから執筆しました。

初学者向けの皮膚科のマニュアル本はすでに数多く出版されており，いずれも優れた書籍です。しかし，実際の臨床現場では使いにくさを感じることがあります。みなさんも以下のような経験があるのではないでしょうか。

・病名がわからないから，どこを調べてよいかわからない
・診断法が書かれていないから，診断に自信がもてない
・記載が簡潔すぎるので記憶しにくく，診療のイメージがもてない

これらの課題を解決するために，本書では3つの点を工夫しました。

【特徴① 診断アルゴリズムを解説】

従来のマニュアル本が使いにくい理由の1つとして，病名にたどり着くまでのアプローチ法が書かれていないことがあげられます。そのため，診断がつかない段階ではどこを読めばよいのかわかりません。

そこで本書では，皮膚疾患を体系的に診断するためのアルゴリズムを解説しました。鑑別を絞っていく過程を具体的に示しているので，初学者でも病名にたどり着きやすいはずです。

【特徴② 診断に必要な所見をランク付け】

病名にたどり着けたとしても，今度は本当にその疾患でよいのか迷います。皮膚疾患は見た目だけで診断できると思われがちですが，見た目ではなく病歴や検査から診断する疾患も少なくありません。そこで本書では，それぞれの疾患ごとに，診断に必要な所見をランク付けして記載しました。

【特徴③ 叙述的な記載】

マニュアル本が使いにくい理由として，単に「すること」の記載しかなく，「なぜそうするのか」という根拠の記載がほとんどないことがあります。そのため，記憶しにくく応用も効きません。

そこで本書では，叙述的な記載を心がけました。著者の経験をもとに現場のコツやピットフォールをなるべく具体的に示しています。また，「多い」「少ない」などの抽象的な表現だけではなく，具体的な数値を示して疾患の全体像をイメージしやすいように工夫しました。

以上のように，従来のマニュアル本の有用な側面は活かしつつ，診断の流れから診療のコツまでを学べる今までにない切り口の書籍になったと自負しています。しかし，たった一人の臨床医が自分の経験に基づいて書いたものなので，当然「自分は違う治療をしている」という先生もおられるでしょう。本書の方針は，ほんの一例だと考えてください。

また，内容に不正確な部分や修正すべきところがありましたら，ぜひ著者のウェブサイト『皮膚科の豆知識ブログ』(https://www.derma-derma.net/) よりご指摘いただければ幸いです。皆様のご意見をもとにさらによいコンテンツを作成できればと思っています。

2025年2月

松田光弘

contents

I章 皮膚科診断のフレームワーク

チュートリアル 2

疾患分類アルゴリズム 6

II章 外用療法の基本

ステロイド外用薬 10

潰瘍治療薬 14

III章 3つにカテゴリ分けする皮膚疾患

液疱病変の分類 18

▶ 水疱性疾患の鑑別診断 19

小水疱

単純ヘルペス 20

帯状疱疹 24

白癬（足白癬） 32

湿疹（異汗性湿疹・汗疱） 37

水疱

伝染性膿痂疹 38

熱傷 42

褥瘡 46

湿疹（接触皮膚炎）	49
薬疹（SJS・TEN）	50
水疱性類天疱瘡	52

▶ **膿疱性疾患の鑑別診断** … 56

毛包炎・尋常性ざ瘡	57
薬疹（急性汎発性発疹性膿疱症）	63
掌蹠膿疱症	64

紅色病変の分類 … 68

▶ **紅色丘疹・結節の鑑別診断** … 70

紅色丘疹

帯状疱疹	71
虫刺症	72
毛包炎・尋常性ざ瘡	75
老人性血管腫	76
疥癬	77

紅色結節

粉瘤（炎症性粉瘤）	82
膿瘍	85
毛細血管拡張性肉芽腫	90
有棘細胞癌	92

▶ **鱗屑性紅斑の鑑別診断** … 94

白癬（体部白癬・股部白癬）	95
湿疹	98
日光角化症	106

Bowen病 110

乾癬 112

▶ **非鱗屑性紅斑の鑑別診断** 118

境界明瞭

蕁麻疹 119

薬疹（紅斑丘疹型・多形紅斑型） 124

ウイルス性発疹症 129

帯状疱疹 134

水疱性類天疱瘡（非水疱型） 135

境界不明瞭

蜂窩織炎 136

結節性紅斑 142

▶ **紫斑の鑑別診断** 146

老人性紫斑 147

血管炎 148

非紅色病変の分類 152

▶ **常色病変の鑑別診断** 154

角化性

鶏眼・胼胝 155

ウイルス性疣贅 158

皮角 164

非角化性

伝染性軟属腫 166

尖圭コンジローマ 170

粉瘤	174
脂肪腫	178

▶ 黒褐色病変の鑑別診断　182

色素細胞母斑	183
脂漏性角化症	188
基底細胞癌	191
悪性黒色腫	194

▶ 白色病変の鑑別診断　196

尋常性白斑	197

▶ 黄色病変の鑑別診断　202

黄色腫	203

毛髪・爪病変

円形脱毛症	204
白癬（爪白癬）	209

索引	214

▼ 著者略歴

松田光弘　福岡県福岡市生まれ。2007年に久留米大学医学部卒業後，久留米大学病院で初期臨床研修。2009年に久留米大学皮膚科へ入局。2015年より公立八女総合病院や大牟田市立病院などで医長を務め，地域医療に従事。2020年よりブログ（皮膚科の豆知識ブログ https://www.derma-derma.net）などで情報発信を行う。
資格：日本皮膚科学会認定皮膚科専門医，日本アレルギー学会専門医，日本性感染症学会認定医，医学博士（久留米大学大学院医学研究科）

I章

皮膚科診断の
フレームワーク

tutorial

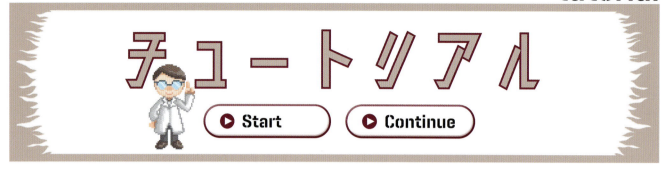

本書では皮膚疾患を体系的に診断するための考え方を学んでほしい。まずアルゴリズムを用いてどのカテゴリーかを判断した後に，頻度と危険度から優先順位をつけて疾患を鑑別していく。アルゴリズムは超重要なので，p.6で詳しく解説したい。ここではまず，本書の使い方を紹介しよう。

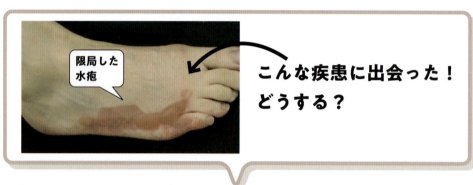

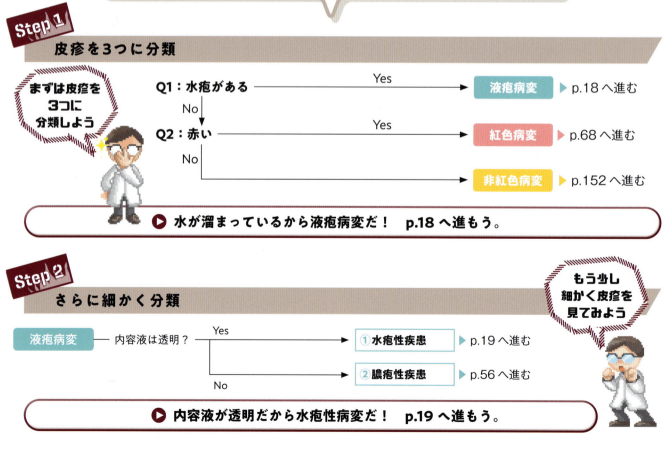

Step 3 鑑別診断を確認

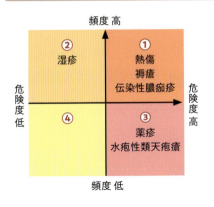

小水疱	単純ヘルペス	▶ p.20へ
	帯状疱疹	▶ p.24へ
	白癬（足白癬）	▶ p.32へ
	湿疹（異汗性湿疹・汗疱）	▶ p.37へ
水疱	伝染性膿痂疹	▶ p.38へ
	熱傷	▶ p.42へ
	褥瘡	▶ p.46へ
	湿疹（接触皮膚炎）	▶ p.49へ
	薬疹（STS・TEN）	▶ p.50へ
	水疱性類天疱瘡	▶ p.52へ

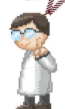

鑑別診断リストと鑑別の順番・方法がわかる！

▶ 水疱はまず危険度・頻度ともに「高」の熱傷，褥瘡，伝染性膿痂疹を考える！
病歴と病変部位から熱傷の可能性が高い！　p.42へ進もう。

疾患を鑑別する際は，あらかじめ優先順位をつけておくことが重要になる。優先順位の軸になるのは「==頻度==」と「==危険度==」である（図）。

臨床の現場では，珍しい疾患ではなく確率が高いものから検討する必要があるが，頻度の軸だけでは不十分な面がある。日常診療のなかには，一見軽症にみえても重大な疾患が潜んでいる可能性があるからだ。そこで危険度の軸が必要になる。危険度とは疾患の緊急性や周囲への感染の可能性，つまり見逃してはいけない疾患である。放置すると死亡や不可逆的な後遺症，集団感染といったアウトカムをきたすおそれがある疾患は，鑑別に入れておかなければならない。

最も重要なのは頻度も危険度も高い①のカテゴリーで，優先的に鑑別として考えるべき疾患である。

次に左上方に位置する②の疾患は，頻度は高いが危険度は低く，①の疾患が除外された後に診断をつけるのが安全だ。

そして右下方に位置する③の疾患は，頻度は高くないが危険度が高い。たとえ可能性が低くても一度は意識的に鑑別の対象に挙げた後で，鑑別診断のリストから捨て去ることが勧められる。

最後に頻度も危険度も低い④のカテゴリーの疾患の優先度は低いと考えられる。

一般外来は患者の数が多く，ほとんどがcommon diseaseなので，頻度の軸にウエイトを置くのが効率的である。一方，救急外来の一番の任務は緊急性のある疾患を除外することなので，重大性の軸にウエイトを置く。

- 一般外来でのウエイト：①→②→③→④
- 救急外来でのウエイト：①→③→②→④

図　頻度と危険度による順位付け

	危険度：低	危険度：高
頻度：高	②	①
頻度：低	④	③

紙面の読み方は次ページへつづく ▶▶

Step 4 疾患ページで診断・治療法をチェック

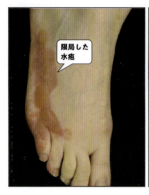
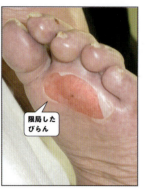

▼
症例写真
特徴を見比べてみよう

▶ **Status**
攻略対象の特徴を確認しよう。

診断 Diagnosis

〔A 確定診断，B 推定診断，C 参考所見〕

視診	C	皮疹：限局した水疱・びらん 部位：なし
検査	−	なし
病歴	A	熱との接触歴
その他	−	なし

限局した水疱・びらんをみたら熱傷を疑う。ほとんどは受傷歴が明白であり診断は容易である。ただし低温熱傷では受傷機転が明確でないことが多く，湯たんぽやアンカなど原因となりうる熱源を使用していないか確認する。

▶ **診断法**
診断に必要な項目がひとめでわかる！Aの項目からチェックすべし。

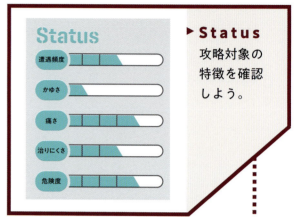

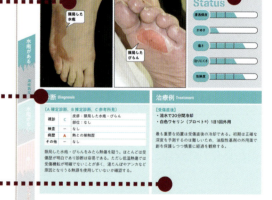

治療例 Treatment

【受傷直後】
・流水で20分間冷却
・白色ワセリン（プロペト®）1日1回外用

最も重要な処置は受傷直後の冷却である。初期は正確な深度を予測するのは難しいため，油脂性基剤の外用薬で創を保護しつつ慎重に経過を観察する。

▶ **治療法**
とりあえずの対応はここを見ればOK。

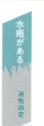

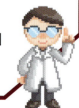

ツメも有効活用しよう！
左ページのツメは
「Step1：3つに分類」
右ページのツメは
「Step2：細かく分類」
とリンクしている。

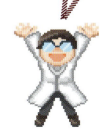

とりあえず
1ページ目で
概要をチェック！
続きは時間があるとき
に絶対読むべし。

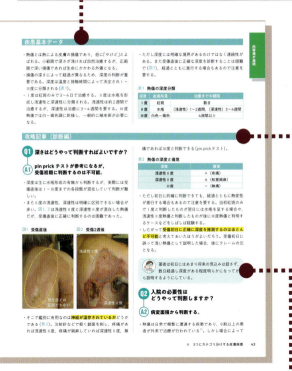

▼
疾患基本データ
疫学情報など。余裕があれば確認しておこう。
知っておくと役立つ，意外な豆知識もあるかも？

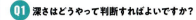

▼
攻略記事
診断・治療のコツを Q&A 形式で解説。
重要情報が盛りだくさん。

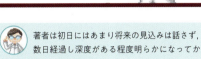

アイコンつき囲みは著者の経験則に
基づくアドバイス。
困ったときに役立つこと間違いなし。

| 皮膚科診断のフレームワーク 5

疾患分類アルゴリズム

algorithm

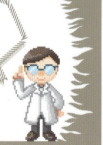

本書の真髄なので100回読み返していただきたい

図1 疾患分類アルゴリズム（大分類）[1,2]

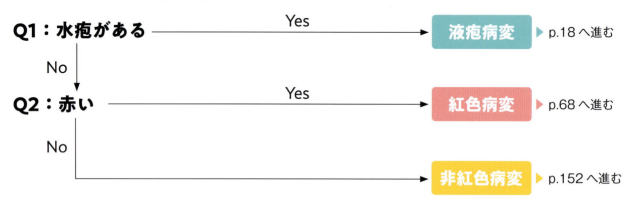

Q1：水疱がある → Yes → 液疱病変 ▶ p.18へ進む
　↓ No
Q2：赤い → Yes → 紅色病変 ▶ p.68へ進む
　↓ No
　　　　　　　　　　　　　　非紅色病変 ▶ p.152へ進む

　本書では図1のようなアルゴリズムに沿って皮膚疾患を3つに分類する。これはミネソタ大学のLynch教授が提唱した「非皮膚科医向けの皮膚病診断アルゴリズム」[1,2]をもとに作成したものである。このアルゴリズムは，非皮膚科医でも判断しやすい「水疱の有無」と「色」に着目している。難解な用語を用いないので，初学者にも無理なく使用できるものになっている。

　まず最初に確認するのは水疱があるかどうか。皮疹に液体が溜まっていれば液疱病変と判断する。水疱がなければ次に色を確認する。赤ければ紅色病変，赤くなければ非紅色病変である。

　図2の3つの皮疹を分類してみよう。Aは水疱があるので液疱病変。Bは水疱がなく赤いので紅色病変。Cは水疱がなく赤くないので非紅色病変である。

　実際に診察してみると色々な皮疹が混在していることが多い。しかし水疱が1つでもあればほかの皮疹は関係なく液疱病変のカテゴリーに含まれる。また水疱が破れて円形のびらんだけが残っている場合も液疱病変と判断する。図3Aは水疱と紅斑が混在しており，図3Bは水疱がなくびらんのみだが，いずれも液疱病変である。

図2 皮疹の分類

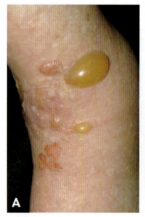
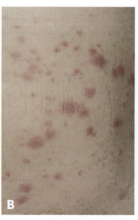
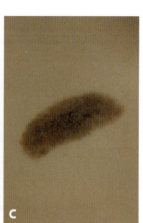

A　　　B　　　C

図3 液疱病変に分類される例

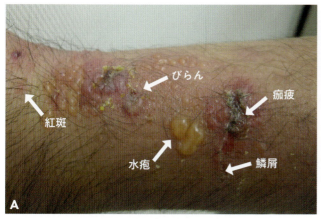
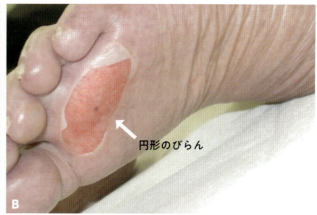

 皮疹を3つにカテゴリー分けした後は，さらに細かく10のカテゴリーに分類していく（図4）。また，これらのカテゴリーに含まれない毛髪と爪の疾患は別に扱っている。それぞれのカテゴリーに含まれる疾患を図5に示す。詳細な分類法と鑑別疾患については，各ページに記載した。皮疹をみた際は，まず3つのカテゴリーのどこに分類されるかを確認し，該当のページを参照してほしい。

図4 疾患分類アルゴリズム（小分類）

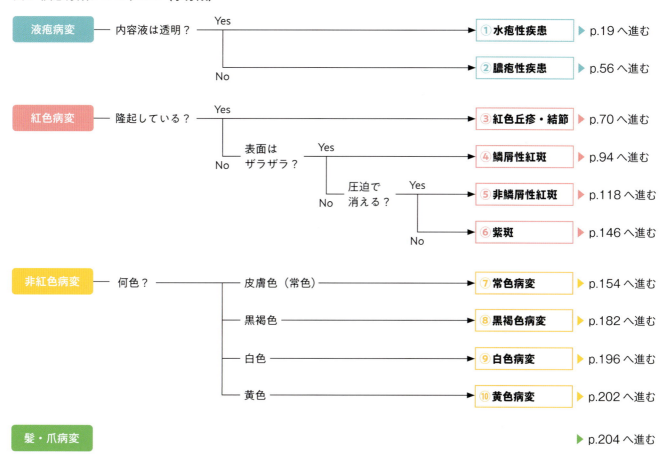

| 皮膚科診断のフレームワーク | 7 |

図5 疾患一覧

❶ 水疱性疾患

A 小水疱
- 単純ヘルペス
- 帯状疱疹
- 白癬（足白癬）
- 湿疹（異汗性湿疹・汗疱）

B 水疱
- 伝染性膿痂疹
- 熱傷
- 褥瘡
- 湿疹（接触皮膚炎）
- 薬疹（SJS・TEN）
- 水疱性類天疱瘡

❷ 膿疱性疾患
- 毛包炎・尋常性ざ瘡
- 薬疹（急性汎発性薬疹性膿疱症）
- 掌蹠膿疱症

❸ 紅色丘疹・結節

A 紅色丘疹
- 帯状疱疹
- 虫刺症
- 毛包炎・尋常性ざ瘡
- 老人性血管腫
- 疥癬

B 紅色結節
- 粉瘤（炎症性粉瘤）
- 膿瘍
- 毛細血管拡張性肉芽腫
- 汗孔腫
- 有棘細胞癌

❹ 鱗屑性紅斑
- 白癬（体部白癬・股部白癬）
- 湿疹
- 日光角化症
- Bowen病
- 乾癬

❺ 非鱗屑性紅斑

A 境界明瞭
- 蕁麻疹
- 薬疹（紅斑丘疹型・多形紅斑型）
- ウイルス性発疹症
- 帯状疱疹
- 水疱性類天疱瘡（非水疱型）

B 境界不明瞭
- 蜂窩織炎
- 急性関節炎
- 結節性紅斑
- うっ滞性脂肪織炎

❻ 紫斑
- 血液異常
- 老人性紫斑
- 血管炎

❼ 常色病変

A 角化性
- 鶏眼・胼胝
- ウイルス性疣贅
- 皮角

B 非角化性
- 伝染性軟属腫
- 尖圭コンジローマ
- 粉瘤
- 軟部腫瘍（脂肪腫など）
- 他科疾患（ガングリオン，耳下腺腫瘍，鼠径ヘルニアなど）

❽ 黒褐色病変
- 色素細胞母斑
- 脂漏性角化症
- 基底細胞癌
- 悪性黒色腫

❾ 白色病変

A 後天性
- 尋常性白斑
- 癜風
- 梅毒性白斑

B 先天性
- 結節性硬化症
- 脱色素性母斑
- 眼皮膚白皮症

❿ 黄色病変
- 脂腺母斑
- 脂腺系腫瘍（脂腺腫，脂腺癌など）
- 組織球系腫瘍（黄色腫，黄色肉芽腫など）

髪・爪病変
- 円形脱毛症
- 爪白癬

文献

1) Lynch PJ, Edminster SC. Dermatology for the nondermatologist: a problem-oriented system. Ann Emerg Med 1984；13: 603-6.（PMID）6465632
2) 井上勝平．皮疹が分かるためには的確に分ける．西日本皮膚科 1989；51: 294-303.（NAID）130004473410

II章

外用療法の基本

ステロイド外用薬

topical therapy

用法用量を守って正しく使おう

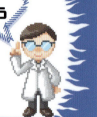

はじめに

- 皮膚疾患治療の基本は外用療法であり，そのなかでもステロイドが外用療法の中心になる。本項ではステロイド外用薬について解説する。
- ステロイド外用薬の研究はほとんどがアトピー性皮膚炎のものである。そこでアトピー性皮膚炎の研究と日本皮膚科学会の『アトピー性皮膚炎診療ガイドライン』[1] から外用療法の原則について考えてみたい。

①強さ（ランク）の選びかた

Point：初診時はストロング～ベリーストロングを使用。ただし顔面，陰部にはミディアムを選択する（図1）。

図1

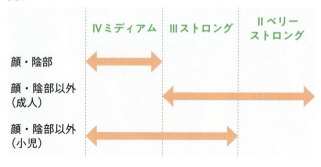

- ステロイド外用薬の強さはストロンゲスト（Ⅰ群），ベリーストロング（Ⅱ群），ストロング（Ⅲ群），ミディアム（Ⅳ群），ウィーク（Ⅴ群）の5つに分類されている（表1）[1]。これらをどのように選択したらよいのだろうか。
- まずウィークは弱すぎるので使用することはほとんどない。またストロンゲストは強すぎて副作用のリスクが高いので，そのほかのランクで十分な効果がない場合に限って一時的に使用する。つまり<mark>一般的に使用するのはベリーストロング～ミディアムランク</mark>となる。
- ランクを選択する基準は皮疹の重症度，皮疹の部位，患者の年齢である。

●皮疹の重症度

- ガイドライン[1]では皮疹の重症度に応じて使用するランクが提示されている。軽症ではミディアムランク，中等症ではミディアム～ストロング，重症ではストロング～ベリーストロングである。
- ところが副作用のことを必要以上に心配して，不十分な強さのステロイド外用薬が使用されているケースが多いと感じる。それでは皮疹が軽快せずに長期間使用することになるため，かえって副作用のリスクが高まってしまう。

 急性期の病変に対しては，著者はストロング～ベリーストロングを選択することが多い。

●皮疹の部位

- 外用薬の吸収率は体の部位によって違うため，部位に応じてランクを調整する必要がある。外用薬には「皮膚からの直接吸収」と「毛包や汗腺などの付属器から」の2つの吸収経路がある。そのため<mark>毛包が多い顔などでは吸収がよく，毛包がなく皮膚（角層）が厚い足底では吸収が悪い</mark>（表2）。

表1 ステロイド外用薬の一覧表

ランク	商品名	一般名
ストロンゲスト（Ⅰ群）	デルモベート®	クロベタゾールプロピオン酸エステル
	ジフラール®	ジフロラゾン酢酸エステル
ベリーストロング（Ⅱ群）	トプシム®	フルオシノニド
	フルメタ®	モメタゾンフランカルボン酸エステル
	リンデロン®DP	ベタメタゾンジプロピオン酸エステル
	アンテベート®	ベタメタゾン酪酸エステルプロピオン酸エステル
	マイザー®	ジフルプレドナート
	ネリゾナ®	ジフルコルトロン吉草酸エステル
	ビスダーム®	アムシノニド
	パンデル®	酪酸プロピオン酸ヒドロコルチゾン
ストロング（Ⅲ群）	メサデルム®	デキサメタゾンプロピオン酸エステル
	ボアラ®	デキサメタゾン吉草酸エステル
	エクラー®	デプロドンプロピオン酸エステル
	リンデロン®V	ベタメタゾン吉草酸エステル
	フルコート®	フルオシノロンアセトニド
ミディアム（Ⅳ群）	リドメックス®	プレドニゾロン吉草酸エステル酢酸エステル
	レダコート®	トリアムシノロンアセトニド
	アルメタ®	アルクロメタゾンプロピオン酸エステル
	ロコイド®	ヒドロコルチゾン酪酸エステル
	キンダベート®	クロベタゾン酪酸エステル
ウィーク（Ⅴ群）	プレドニゾロン®	プレドニゾロン

表2 前腕伸側を1とした場合のステロイド吸収率[2]

四肢	前腕	1.0
	足底	0.1
頭頸部	頭皮	3.5
	額	6.0
	頬	13.0
体幹	背部	1.7
	陰嚢	42.0

・吸収率が高い部位は弱めのランクでも効果が期待できる反面，副作用をきたしやすい。そのためガイドライン[1]では，顔面には原則としてミディアムランク以下を使用することが推奨されている。

著者は吸収率の高い顔面と陰部に対してはミディアムランクを選択している。また使用は2週間以内にとどめ，長期間外用しないように注意するのがよいだろう。

●患者の年齢

・小児は皮膚が薄いため外用薬の吸収率が高く，副作用の危険性が高い。そのため以前のガイドライン[3]では成人より1ランク低い外用薬の使用が推奨されていた。
・ただし現在のガイドライン[1]では，年齢によってランクを下げる必要はなく，使用期間に注意するように記載が変更されている。

とはいえ著者は小児に対してはベリーストロングは使用せず，ストロング〜ミディアムランクを選択している。

Ⅱ 外用療法の基本

②剤形の選びかた

> **Point**：軟膏が基本で，夏期などにべたつき感が気になる場合はクリームを選択。頭部の病変にはローションが好まれる（図2）。

図2 剤形の特徴

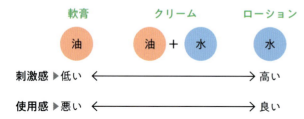

- 外用薬には主に軟膏，クリーム，ローションの3つの剤形が存在する。これらはどのように使い分けたらよいのだろうか。まずそれぞれの剤形の特徴を理解することが重要である。

●軟膏

- 軟膏（油脂性軟膏）は油の成分からできているため皮膚刺激が少ないことが大きな特徴である。皮膚刺激が少ないことで皮膚保護作用も期待できるため，ガイドラインでは軟膏を選択するのが基本とされている[1]。ただしべたつくため使用感が悪いことが欠点となる。

●クリーム

- クリームは水と油を混ぜた外用薬で，伸びがよくサラサラして塗りやすいのが特徴である（表3）。たとえば軟膏のべたつき感が気になる夏期などではクリームを選択するのもひとつの手である。

表3 軟膏とクリームの伸びの比較[4]

	広がり直径（スプレッドメーター）
アンテベート®軟膏	2.7±0.1cm
アンテベート®クリーム	4.0±0.2cm

- 水と油は本来混ざらないため，界面活性剤が加えられている。また防腐剤などの添加物も加えられているため，軟膏と比べて刺激性があることが欠点である。したがって，びらん面や掻破痕がある病変への使用は勧められない。

●ローション

- ローションは液体の外用薬で，クリームよりさらに塗りやすいことが特徴である。特に頭部では，軟膏やクリームが毛髪に付着して塗りにくいためローションが好まれる。
- ただしアルコールが配合されているものがあり，皮膚刺激に注意する必要がある。また軟膏やクリームと比べて治療効果がやや低下するという意見もある[5]。

③塗る量と回数

> **Point**：塗布量は手のひら2枚で0.5g，回数は1日2回。

- 適切な塗布量と外用回数は，添付文書をみても「1日1〜数回適量を塗布」と記載されておりよくわからない。そこでいくつかのデータから考えてみたい。

●塗布量

- 海外にFTU（finger tip unit）という概念があり，外用量の1つの目安となる[6]。具体的には示指の先端から第一関節までチューブから押し出した量（約0.5g）が，成人の手のひらで2枚分（成人の体表面積でおよそ2％）に対する適量とされている。
- 日本のチューブは欧米より小さいためFTUが0.5gより少ない可能性も指摘されているが[7]，患者の理解を得やすく，個人的には外用指導の便利なツールとして使用している（図3）。

図3 FTU

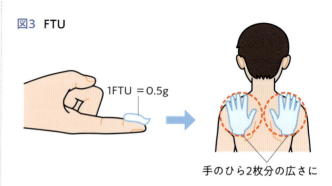

●回数

- ガイドライン[1]では，急性増悪の場合には1日2回を原則とし，炎症が落ち着いてきたら1日1回に減らすことが推奨されている。そのため著者は初診時には1日2回の外用

を指示し，その後の経過に応じて外用回数を変更している。

・ただし1日2回の外用は面倒で，1回に比べてアドヒアランスが半分程度に低下する（1日1回：82.3%，1日2回：44.0%）というデータがある[8]。1日2回の指示で塗らないよりも，丁寧に1回塗ったほうがはるかによいため，患者のキャラクターや外用範囲によっては1日1回にするのが無難である。

・皮疹の改善は1日1回よりも2回の外用のほうが早い実感はあるが，アトピー性皮膚炎のメタ解析[9]では1日1回と2回塗布の効果の差は示されていない。1日1回でも効果は期待できると考えてよさそうだ。

文献

1) 公益社団法人日本皮膚科学会，一般社団法人日本アレルギー学会，アトピー性皮膚炎診療ガイドライン作成委員会，ほか．アトピー性皮膚炎診療ガイドライン2021．日皮会誌 2021；131：2691-777．（NAID）130008131431
2) Feldmann RJ, Maibach HI. Regional variation in percutaneous penetration of 14C cortisol in man. J Invest Dermatol 1967; 48: 181-3.（PMID）6020682
3) 日本皮膚科学会アトピー性皮膚炎診療ガイドライン作成委員会；古江増隆，佐伯秀久，古川福実，ほか．日本皮膚科学会アトピー性皮膚炎診療ガイドライン．日皮会誌 2008；118：325-42．（NAID）130004708587
4) 大谷道輝，鏡　真衣，野澤　茜，ほか．軟膏剤の伸展性・塗布量に及ぼす温度の影響．日皮会誌 2012；122：613-8．（NAID）130004708872
5) World Health Organization. WHO Model Prescribing Information：Drugs Used in Skin Diseases. World Health Organization, Geneva, 1997, p117-8.
6) Long CC, Finlay AY. The finger-tip unit--a new practical measure. Clin Exp Dermatol 1991; 16: 444-7.（PMID）1806320
7) 大谷道輝．軟膏はどのくらい塗ればいい？—1FTUの重量は一定ではない—．治療 2009；91：1375．（NAID）50007064327
8) Zaghloul SS, Goodfield MJ. Objective assessment of compliance with psoriasis treatment. Arch Dermatol 2004; 140: 408-14.（PMID）15096368
9) Hoare C, Li Wan Po A, Williams H. Systematic review of treatments for atopic eczema. Health Technol Assess 2000; 4: 1-191.（PMID）11134919

topical therapy

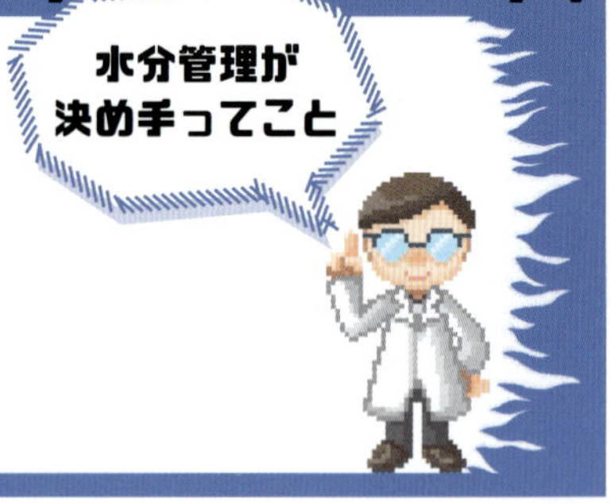

水分管理が決め手ってこと

皮膚潰瘍治療薬

はじめに

・創傷治療では外用療法が行われることが多い。本項では創傷治療に用いられる皮膚潰瘍治療薬について解説する。皮膚潰瘍治療薬についての研究は褥瘡についてのものが多いため，褥瘡の研究と日本皮膚科学会の『褥瘡診療ガイドライン』[1] に基づいて外用療法の原則について考えてみたい。

外用薬を3つに分ける

> **Point：創面の水分量によって3つの剤形を使い分ける。**

・創傷治療に用いられる外用薬は数多く，約20種類がガイドラインに掲載されている。多すぎて混乱しやすいが，理解のコツは剤形に基づいて考えることである（表1）。

表1 外用薬の剤形

軟膏	油脂性
	水溶性
クリーム	油中水型
	水中油型
ローション	溶液型
	乳液型

・創傷治療で使用される剤形は主に軟膏とクリームであり，軟膏には油脂性軟膏と水溶性軟膏の2種類がある。つまり潰瘍治療薬は剤形に基づいて，油脂性基剤（油脂性軟膏），水溶性基剤（水溶性軟膏），乳剤性基剤（クリーム）の3つに分類することができ，それぞれ使用目的が異なっている（図1）。

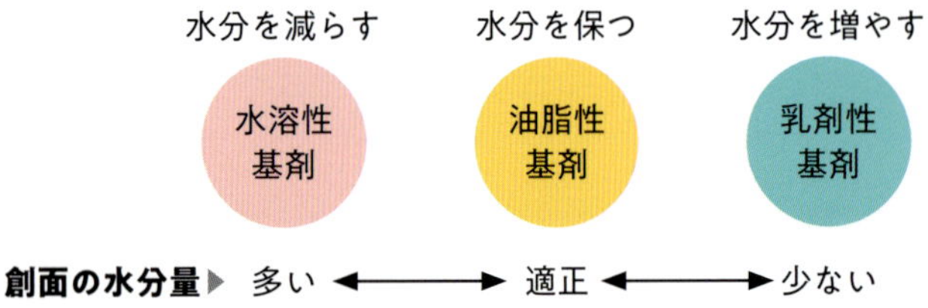

・創傷治療において最も重要なのは滲出液のコントロールである。創面が乾燥しすぎても，浸軟しすぎても治癒が阻害されるため，水分量を適切に保たなければならない。具体的には創面の水分含有率を70〜80％程度に保つのがよいとされている[2]。

・皮膚潰瘍治療薬にはさまざまな薬効成分が配合されているが，それよりも剤形が何なのかを意識したい。水分量を適正化しなければ薬効成分の効果が得られないからである。

・したがって，まず創部の水分の状態に応じて薬剤を使い分けるのが創傷治療の原則となる。代表的な薬剤を基剤に基づいて分類したのが表2である。

・創面の水分量が多いときは水分をよく吸収する薬剤，水分量が少ないときは水分を多く含んだ薬剤，水分量が適切な場合や浅い傷では水分を保つ薬剤を使用する。この原則にしたがっておけば，どの薬剤を選択しても大きな問題はないと思われる。

・具体的に使用する薬剤は個々の好みによるところが大きいが，基剤ごとに著者の薬剤の選択法について解説したい。

図1 外用薬の分類と使用目的

水分を減らす　　水分を保つ　　水分を増やす

水溶性基剤　　油脂性基剤　　乳剤性基剤

創面の水分量 ▶ 多い ◀──▶ 適正 ◀──▶ 少ない

表2 代表的な薬剤

油脂性基剤（水分を保つ）

商品名	一般名
プロペト®	白色ワセリン
ゲンタシン® 軟膏	ゲンタマイシン硫酸塩軟膏
亜鉛華軟膏	亜鉛華軟膏
アズノール® 軟膏	ジメチルイソプロピルアズレン軟膏
プロスタンディン® 軟膏	アルプロスタジルアルファデクス軟膏

水溶性基剤（水分を減らす）

商品名	一般名
ユーパスタ®コーワ軟膏	精製白糖・ポビドンヨード軟膏
カデックス® 軟膏	カデキソマー・ヨウ素軟膏
ヨードコート® 軟膏	ヨウ素軟膏
デブリサン® ペースト	デキストラノマーペースト
アクトシン® 軟膏	ブクラデシンナトリウム軟膏

乳剤性基剤（水分を増やす）

商品名	一般名
ゲーベン® クリーム	スルファジアジン銀クリーム
オルセノン® 軟膏	トレチノイントコフェリル軟膏

①油脂性基剤（水分を保つ）

Point：プロペト®が無難。ゲンタシン®を使うなら短期間だけ（表3）。

表3 油脂性基剤の外用薬

	基剤	主剤
プロペト®	ワセリン	なし
ゲンタシン® 軟膏	ワセリン	ゲンタマイシン
亜鉛華軟膏	ワセリン＋ミツロウ	酸化亜鉛
アズノール® 軟膏	ワセリン	ジメチルイソプロピルアズレン
プロスタンディン® 軟膏	プラスチベース	アルプロスタジルアルファデクス

・油脂性基剤は創面を外部刺激から保護し，水分の蒸発を防ぐ保湿作用ももつ。そのため浅い傷や創面の水分量が適切な創では油脂性基剤が適している。創面の保護と保湿効果を期待するなら主剤を含まないプロペト®で十分である。

・油脂性基剤のなかで最も使用されているのはゲンタシン® 軟膏で，一番なじみがある外用薬だろう。しかし長期使用によって耐性菌が出現する可能性があるため，ガイドライン[1]では治療が長期間にわたる慢性期の深い創傷に対しては使用すべきでないとされている。

②水溶性基剤（水分を減らす）

Point：ユーパスタ®コーワ軟膏の吸水能が高い（表4）。

表4 水溶性基剤の外用薬

	主剤	添加物
ユーパスタ®コーワ軟膏	ヨウ素	白糖
カデックス® 軟膏	ヨウ素	ポリマービーズ
ヨードコート® 軟膏	ヨウ素	吸水性ポリマー
デブリサン® ペースト	なし	ポリマービーズ
アクトシン® 軟膏	ブクラデシンナトリウム	なし

・水溶性基剤の成分であるマクロゴールは水に溶けて浸透圧を生じる。この浸透圧の作用で吸水し滲出液を除去することができる。

・代表的なのはヨウ素を含有したユーパスタ® 軟膏，カデックス® 軟膏，ヨードコート® 軟膏の3つの製剤である。いずれも水溶性基剤で主剤はヨウ素だが添加物が異なっている。

・使い分けの明確なエビデンスはないが，個人的には吸水能が高いというデータがあるユーパスタ®を使用することが多い[3]。またユーパスタ®に添加されている白糖がコラーゲン産生を促し，創傷治癒を促進するとのデータもある[4]。

・ただしヨードが肉芽組織を障害するとの意見もあり[1]，肉芽組織が盛り上がった段階ではヨウ素を含まない製剤（アクトシン®など）のほうがよいかもしれない。

Ⅱ　外用療法の基本　15

③乳剤性基剤（水分を増やす）

> **Point：壊死組織があればゲーベン®，壊死組織がなければオルセノン®（表5）。**

表5　乳剤性基剤の外用薬[5]

	水分含有率	抗菌作用
ゲーベン® クリーム	**67%**	あり
オルセノン® 軟膏	**73%**	なし

・補水を目的とした乳剤性基剤は，水分含有率が高い水中油型クリームであるゲーベン®とオルセノン®から選択する。

ゲーベン® クリーム

・ゲーベン® クリームには銀が含有されており，細菌などの細胞膜，細胞壁に作用して幅広い抗菌力をもつ。

・深い創傷で生じる壊死組織は感染の温床となる。そのため壊死組織がある乾燥した創面の場合は感染制御目的でゲーベン®を使用することが多い。また組織浸透性が高いため壊死組織の軟化，融解を促進することもできる。

・ただし銀の細胞毒性が創傷治癒を遅らせるという意見もあり[6]，浅い傷や細胞が活発に増殖している創面への使用は避けたほうがよいだろう。

オルセノン® 軟膏

・オルセノン® 軟膏は抗菌作用はもたないが，含有されるトレチノイントコフェリルが血管内皮細胞や線維芽細胞の増殖・遊走に作用し，肉芽形成を促進する。

・そのため壊死組織がない治癒傾向の創面に対してはオルセノン®が望ましい。

文献

1) 創傷・褥瘡・熱傷ガイドライン策定委員会．創傷・褥瘡・熱傷ガイドライン（2023）－2 褥瘡診療ガイドライン（第3版）．日皮会誌 2023; 133: 2735-97.
2) 古田勝経．褥瘡創面の水分含有率測定に基づく保存的治療．治療 1997; 79: 2345-52.（NAID）50004732961
3) Noda Y, Fujii S. Critical role of water diffusion into matrix in external use iodine preparations. Int J Pharm 2010; 394: 85-91.（PMID）20471462
4) Nakao Y, Tsuboi Y, Ogawa H. 白糖・ポビドンヨード混合製剤の創傷治癒促進メカニズム Therapeutic Research 2002; 23: 1625-29.
5) 古田勝経．外用薬の選び方・使い方．褥瘡会誌 2009; 11: 92-100.（NAID）50007143964
6) Atiyeh BS, Costagliola M, Hayek SN, et al. Effect of silver on burn wound infection control and healing: review of the literature. Burns 2007; 33: 139-48.（PMID）17137719

Ⅲ章

3つにカテゴリ分け
する皮膚疾患

液疱病変

液疱病変の分類

液疱病変の分類

図1 液疱病変

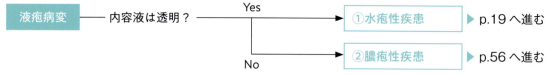

▶ p.19へ進む
▶ p.56へ進む

内容液は透明？

- 液疱病変は2つに分類されます（図1）。皮疹に溜まっている液体が透明であれば水疱性疾患，白色〜黄白色に濁っていれば膿疱性疾患です（図2）。
- ただし水疱性疾患であっても，時間とともに膿疱化することがあります。その場合は膿疱性疾患との区別が難しいこともありますが，時間経過や周囲の皮疹をみて判断しましょう。

図2 水疱性と膿疱性の違い

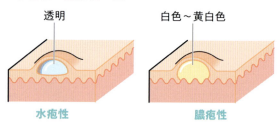

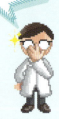

図3 液疱病変の分類

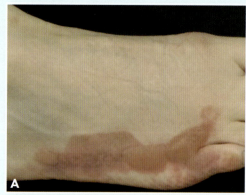
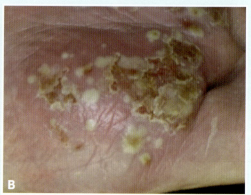

2つの皮疹を分類してみよう。A は内容物が透明なので水疱性疾患，B は白く濁っているので膿疱性疾患である。

水疱性疾患

水疱性疾患の鑑別診断

内容液が透明

水疱性疾患に分類される疾患

- 水疱は5〜10mm以下のvesicle（小水疱）と5〜10mmを超えるbulla（水疱）に分類されます。水疱性疾患に分類される疾患は多いため，小水疱と水疱に分けて鑑別を行うのがよいでしょう。

小水疱	単純ヘルペス	▶ p.20へ
	帯状疱疹	▶ p.24へ
	白癬（足白癬）	▶ p.32へ
	湿疹（異汗性湿疹・汗疱）	▶ p.37へ
水疱	伝染性膿痂疹	▶ p.38へ
	熱傷	▶ p.42へ
	褥瘡	▶ p.46へ
	湿疹（接触皮膚炎）	▶ p.49へ
	薬疹（SJS・TEN）	▶ p.50へ
	水疱性類天疱瘡	▶ p.52へ

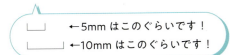

←5mmはこのぐらいです！
←10mmはこのぐらいです！

小水疱の頻度と危険度

- 小水疱をみたときは，まずヘルペス（単純ヘルペス，帯状疱疹）と白癬を考えましょう。
- ヘルペスは部位や分布に特徴があるので視診のみで診断が可能ですが，わかりにくいときは細胞診や迅速抗原検査を用います。
- ヘルペスが除外できれば次に白癬と湿疹の鑑別を行います。しかし視診で白癬と湿疹を見分けるのは難しいため，真菌検査を行う必要があります。

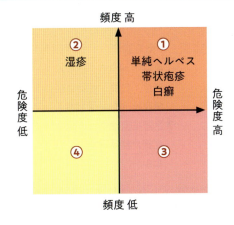

水疱の頻度と危険度

- 水疱をみたときは，まず伝染性膿痂疹，熱傷，褥瘡を考えましょう。熱傷と褥瘡は病歴や病変部位から比較的容易に診断することができます。
- 熱傷と褥瘡が除外できれば次に伝染性膿痂疹と湿疹の鑑別を行います。しかし視診で見分けるのは難しく，年齢や病歴から判断しましょう。ただし両者が混在した膿痂疹性湿疹という病態も存在するので注意が必要です。
- そのほかに，頻度は低いですが危険度が高い疾患として，薬疹と自己免疫性水疱症（水疱性類天疱瘡）も考えておかなければなりません。水疱が多発する場合は速やかに皮膚科に紹介する必要があります。

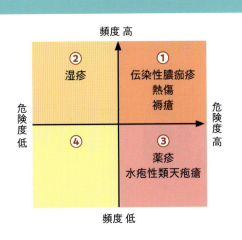

III 3つにカテゴリ分けする皮膚疾患

≋ 水疱性疾患 ≋ 小水疱 ≋

単純ヘルペス

Herpes Simplex

小水疱をみたなら
まずはここから

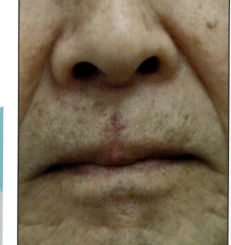

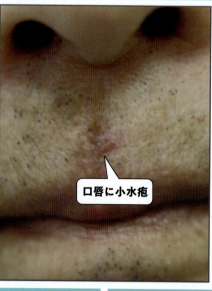

口唇に小水疱

Status

- 遭遇頻度
- かゆさ
- 痛さ
- 治りにくさ
- 危険度

診断 Diagnosis

〔A 確定診断，B 推定診断，C 参考所見〕

視診	B	皮疹：小水疱，びらん
		部位：口唇，性器に多い
検査	A～B	細胞診（Tzanck 試験）
	A	迅速抗原検査（デルマクイック®HSV）
病歴	B	症状が繰り返す
その他	ー	なし

口唇や性器の小水疱，びらんをみたら単純ヘルペスを疑う。同じ症状が以前にもあったかを詳しく聞き，症状が繰り返していれば単純ヘルペスの可能性が高い。皮疹が非典型的で診断が難しい場合は細胞診や迅速抗原検査を行う。

治療例 Treatment

【5日間内服】
- バラシクロビル（バルトレックス®）錠（500mg）：
  1回1錠，1日2回内服，5日間

【短期間内服（前駆期治療）】
- アメナメビル（アメナリーフ®）錠（200mg）：
  1回6錠，前駆症状出現から6時間以内に内服，単回

【予防内服（再発抑制療法）】
- バラシクロビル（バルトレックス®）錠（500mg）：
  1回1錠，1日1回内服，最低1年間

抗ヘルペスウイルス薬の内服を行う。内服期間は基本的に5日間だが，前駆症状の時点で高用量を短期間内服する方法や，予防的に毎日内服する方法もある（適用は再発回数が年6回以上の性器ヘルペスのみ）。

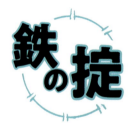

鉄の掟

初期対応 ⇒ 視診と病歴（＋検査）で診断
⇒ 内服抗ウイルス薬を開始

皮膚科紹介 ⇒ 診断に迷う場合

疾患基本データ

- 人間に感染するヘルペスウイルスは9種類あるが，一般にヘルペスというと単純ヘルペスと帯状疱疹のことを指す。
- 単純ヘルペスは，単純ヘルペスウイルスの感染によって，皮膚や粘膜に小水疱を形成する疾患である。粘膜の水疱は破れやすいので，びらんや潰瘍だけがみられ水疱がないことも多い。
- 約80％の症例で[1]，皮疹出現前に局所のピリピリした痛みや違和感などの前駆症状を呈する。
- 感染は体のどこにでも生じるが，口唇と性器の割合が多い（図1）。
- 発症にはウイルスに初めて感染したときと，すでに潜伏感染していたウイルスの再活性化によるときとの2種類がある（初感染の60〜70％は無症状[3]）。
- ウイルスは初感染後，感覚神経節の神経細胞に潜伏感染して，活動再開の機会をうかがっている。宿主の細胞性免疫の低下によってウイルスが再活性化し，再発病変を形成する（図2）。

図2　再発病変の発症機序

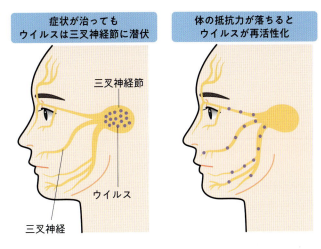

図1　単純ヘルペスの臨床病型[2]（n=1,788）

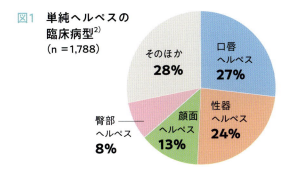

口唇ヘルペス 27%／性器ヘルペス 24%／顔面ヘルペス 13%／臀部ヘルペス 8%／そのほか 28%

攻略記事（診断編）

Q1　どんな検査法がありますか？

A1　主に細胞診と迅速抗原検査が用いられる。

- ヘルペスは基本的に病歴と視診で診断できるが，鑑別が難しい場合は迅速検査を利用する。迅速検査には細胞診と抗原検査があり，それぞれの特徴を理解しておきたい（表1）。

表1　細胞診と抗原検査の比較

	時間	判定	特徴
細胞診	5〜10分	熟練が必要	単純ヘルペスと帯状疱疹のどちらでも診断できるが，区別はできない
抗原検査	5〜10分	簡単	単純ヘルペスと帯状疱疹を区別できるが，どちらか一方しか診断できない

- 具体的な検査方法は，まず水疱を破り水疱の底面をメスや綿棒でこすって検体を採取する。次に，ギムザ染色を行い顕微鏡で細胞の形態変化を確認するのが細胞診（Tzanck試験）である。また，専用の抗原検査キットを用いて診断することもできる（図3）。

図3　検査方法

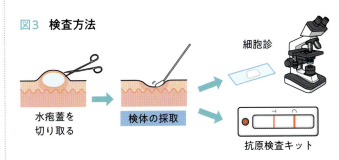

①細胞診（Tzanck試験）

- Tzanck試験は迅速性に優れており，固定を行わない簡易ギムザ染色は数分程度で結果を得ることができる。ヘルペスウイルス感染症における感度は85％，特異度は100％と報告されている[4]。

- 水疱が破れてびらんになった病変や，膿疱化した古い病変では陽性所見を得にくいので，なるべく新しい水疱から検体を採取するとよい（表2）。
- 欠点は単純ヘルペスと帯状疱疹の区別ができないことである。しかし両方を検出できるので，ヘルペスウイルス感染の除外目的では有用性が高い。

表2 Tzanck試験の皮疹別診断感度[4]

水疱	100%
びらん	60%
膿疱	69%

②迅速抗原検査（単純ヘルペス：デルマクイック® HSV，帯状疱疹：デルマクイック®VZV）

- 単純ヘルペス，帯状疱疹それぞれの抗原検査キットが販売されており保険適用になっている。
- 特殊な機器がなくても10分程度で迅速に診断できる。Tzanck試験と比べて判定が簡単で，専門医以外でも使用できるのが大きな利点である。
- 感度78%，特異度99%（デルマクイック®HSV）[5]と報告されているが，Tzanck試験と同様にびらんや膿疱では検出感度が低下するので，水疱から検体を採取する必要がある（表3）。
- Tzanck試験と違って単純ヘルペスと帯状疱疹を区別できるので両者の鑑別に有用である（ただし，それぞれ別のキットを使用する必要がある）。

表3 迅速抗原検査の皮疹別診断感度[5]

水疱	90%
びらん	70%
膿疱	80%

Q2 単純ヘルペスか帯状疱疹か区別できません。

A2 迅速抗原検査で鑑別ができるが，どうしても迷うときは帯状疱疹として治療を開始する場合もある。

- 単純ヘルペスと帯状疱疹の区別がつかないケースは意外と多い。両者の皮疹の違いは，単純ヘルペスは限局性で，帯状疱疹は神経支配領域の広範囲に帯状にみられる点である。
- しかし，症状が進行する前の初期病変の段階では鑑別が難しい場合も多い。実際，初診時に単純ヘルペスと診断された45人の患者のうち9人（20%）が帯状疱疹だったという報告もある[6]。
- その場合は迅速抗原検査を用いることで，両者の鑑別が可能である。

抗原検査キットが利用できず，どうしても診断に迷う場合は，十分な説明と同意のうえ，帯状疱疹として抗ウイルス薬を開始することがある。そして治療開始後2〜3日で再診して治療効果を確認する。単純ヘルペスであればその時点で治癒傾向だが，帯状疱疹であれば皮疹が拡大していることが多い。

攻略記事（治療編）

Q1 外用抗ウイルス薬は効きますか？

A1 外用薬の抗ウイルス効果は低い。

- 外用抗ウイルス薬は表皮のウイルスに対して効果を発揮するが，神経内のウイルスには効果がない。皮膚だけでなく神経細胞内でもウイルスが増殖しているため，内服薬に比べて外用薬は効果が低いと考えられる。
- 米国の疾病管理予防センター（Centers for Disease Control and Prevention：CDC）のガイドラインでは，性器ヘルペスに対する外用治療は推奨されていない[7]。
- また，治療効果の上乗せを狙って，抗ウイルス薬内服と外用を併用している症例を見かけることがある。しかしランダム化比較試験では，外用薬の併用に有意な効果は示されておらず，積極的には勧められない[8]。

Q2 治療の注意点はありますか？

A2 なるべく早く治療を始めよう。

- ヘルペス治療で最も重要なのは，できるだけ早く抗ウイルス薬を開始することである。CDCのガイドラインは，皮疹が出てから24時間以内に投薬を開始することを推奨している[7]。
- 抗ヘルペスウイルス薬は静菌作用をもつ薬剤で，ウイルスの増殖中に投与を開始すれば（図4），増殖を抑制して

最終的なウイルス量のピークを下げることができる。しかしウイルスを死滅させる効果はなく，ウイルスの増殖が終わったウイルス量のピーク以降に投与しても意味がないと考えられる。
- また皮疹が出る前の前駆症状の時点で治療を始めるのも有効で，特に症状出現から6時間以内の効果が高い[9]。
- 短期間内服ではあらかじめ薬剤を処方しておくことが保険で認められており，前駆症状の時点で患者の判断で内服開始することができる(patient initiated therapy：PIT)。

図4 抗ウイルス薬によるウイルス量の変化

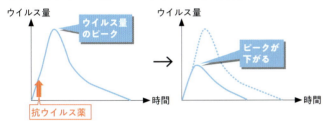

Q3 いろいろな投与法がありますが，どれを選べばよいですか？

A3 再発頻度によって選択する。

- 単純ヘルペスに対する内服抗ウイルス薬の投与法には3種類ある。①5日間内服する通常の治療法，②高用量を1～2回だけ内服する短期間内服，③予防的に毎日内服する方法である（ただし，予防内服が認められているのは性器ヘルペスのみ）。

- 投与法選択の目安は再発頻度であるため，単純ヘルペスの診療では再発回数を確認することが重要となる（図5）。ただし，短期間内服の適用はPITのみであり，前駆症状を自覚できる患者に限られる。

図5 再発頻度による投与法の選択

	年2回以下	年3～5回	年6回以上
5日間内服 (バラシクロビル or ファムシクロビル)	↕	↕	↕
短期間内服 (ファムシクロビル or アメナメビル)		↕	↕
予防内服 (バラシクロビル)			↕

Q4 バラシクロビルとファムシクロビルはどちらがよいですか？

A4 明確な選択のエビデンスはない。

- 5日間内服では，バラシクロビルかファムシクロビルを使用できる。これらの有効性を比較したランダム化比較試験では，病変が治癒するまでの日数に有意差はなく，明確な選択のエビデンスはない[10]。

 著者は内服回数が少ないバラシクロビルを使用することが多い。

攻略雑感 視診のみで診断できることは多いが，鑑別が難しい場合は検査が必要になるため，具体的な検査法を理解しておきたい。治療は外用薬は効果が乏しいため，基本的には内服薬を使用するのが望ましい。

文献
1) 川島　眞．再発型単純疱疹患者の患者背景およびQOLに関するアンケート調査．臨床医薬 2013; 29: 137-49.
2) 本田まりこ．ヘルペスウイルス感染症　各科領域でのヘルペスウイルス感染症　皮膚科領域．日本臨牀 2006; 64(増刊3): 95-8.
3) Oliver L, Wald A, Kim M, et al. Seroprevalence of herpes simplex virus infections in a family medicine clinic. Arch Fam Med 1995; 4: 228-32. (PMID) 7881604
4) Durdu M, Baba M, Seçkin D. The value of Tzanck smear test in diagnosis of erosive, vesicular, bullous, and pustular skin lesions. J Am Acad Dermatol 2008; 59: 958-64. (PMID) 18929431
5) 帆足省吾，小坂美恵子，野澤直樹．イムノクロマト法を用いた単純ヘルペスウイルス抗原キットの性能評価．新薬と臨床 2023; 72: 107-21.
6) Rübben A, Baron JM, Grussendorf-Conen EI. Routine detection of herpes simplex virus and varicella zoster virus by polymerase chain reaction reveals that initial herpes zoster is frequently misdiagnosed as herpes simplex. Br J Dermatol 1997; 137: 259-61. (PMID) 9292077
7) Workowski KA, Bachmann LH, Chan PA, et al. Sexually Transmitted Infections Treatment Guidelines. MMWR Recomm Rep 2021; 70: 1-187. (PMID) 34292926
8) Kinghorn GR, Abeywickreme I, Jeavons M, et al. Efficacy of combined treatment with oral and topical acyclovir in first episode genital herpes. Genitourin Med 1986; 62: 186-8. (PMID) 3525386
9) Strand A, Patel R, Wulf HC, et al. Aborted genital herpes simplex virus lesions: findings from a randomised controlled trial with valaciclovir. Sex Transm Infect 2002; 78: 435-9. (PMID) 12473805
10) 川島　眞，本田まりこ，根本　治，ほか．ファムシクロビル錠の単純疱疹に対する臨床効果―バラシクロビル塩酸塩錠を対照薬としたIII相二重盲検比較試験―．臨床医薬 2013; 29: 285-307.

水疱性疾患　小水疱

帯状疱疹

Herpes Zoster

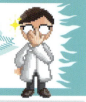

50歳になると途端に増える

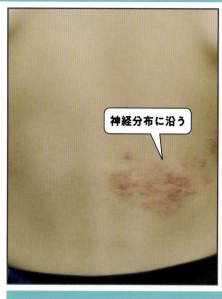

神経分布に沿う

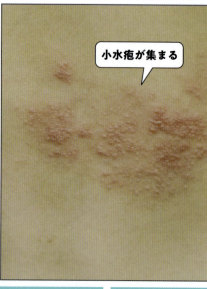

小水疱が集まる

Status

遭遇頻度	■■■□
かゆさ	■□□□
痛さ	■■■■
治りにくさ	■■■■
危険度	■■■□

診断 Diagnosis

〔A 確定診断，B 推定診断，C 参考所見〕

視診	B	皮疹：片側性で神経分布に沿った小水疱
		部位：なし
検査	A〜B	細胞診（Tzanck試験）
	A	迅速抗原検査（デルマクイック®VZV）
病歴	C	皮疹出現の数日前から痛みが先行
その他	—	なし

片側性で神経分布に沿った小水疱をみたら帯状疱疹を疑う。皮疹が出現する数日前から痛みが先行することが多い。通常は視診だけで診断可能であり検査は必要ない。皮疹が非典型的で診断が難しい場合は，細胞診（Tzanck試験）や，迅速抗原検査（デルマクイック®VZV）を行う。

治療例 Treatment

- バラシクロビル（バルトレックス®）錠（500mg）：
  1回2錠，1日3回内服，7日間
- アセトアミノフェン（カロナール®）錠（500mg）：
  1回1〜2錠，1日4回内服，7日間

皮膚症状出現後，できるだけ早く抗ヘルペスウイルス薬を7日間投与する。軽症例は内服薬，重症例は注射薬を用いる。急性期の痛みに対しては非ステロイド性抗炎症薬（non-steroidal anti-inflammatory drugs：NSAIDs）やアセトアミノフェンを使用する。

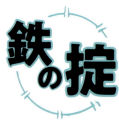

鉄の掟

- 初期対応 ⇒ 視診と病歴（＋検査）で診断
- ⇒ （内服 or 静注）抗ウイルス薬を開始
- 皮膚科紹介 ⇒ 診断に迷う場合，重症例

疾患基本データ

- 人間に感染するヘルペスウイルスは9種類あるが，一般にヘルペスというと単純ヘルペスと帯状疱疹のことを指す。
- 小児期に水痘に感染した後，水痘帯状疱疹ウイルスは感覚神経節に潜在感染する。その後，加齢などによって細胞性免疫が低下すると，ウイルスが活性化して帯状疱疹が発症し水疱を形成する。
- また，合併症として顔面神経麻痺（Ramsay Hunt症候群〈Hunt症候群〉）や角結膜炎，脳髄膜炎などを伴うことがある。
- 帯状疱疹は80歳までに3人に1人が罹患する頻度の高い疾患である[1]。基本的に一生に一度のことが多いが，1〜6％の患者は2回以上罹患する[2]。
- 帯状疱疹の最大のリスクは加齢である。50歳を過ぎると急激に発症頻度が上がり，その後年齢とともにリスクが増加する（図1）。

図1 年齢別の罹患率（/1,000人年）[3]

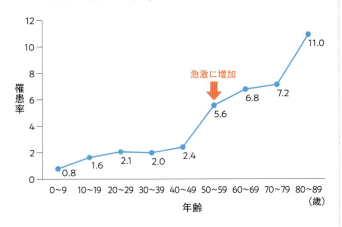

- 人口の高齢化によって患者が増加しており，宮崎県で行われた調査によると1997年と比べて2017年の患者数は1.5倍になっている[4]。
- 体のどこにでも発症するが，胸髄部（上肢〜体幹部）の発症が半数以上を占めている（図2）。
- 帯状疱疹の特徴は痛みである。70〜80％の患者で，皮疹が出現する2〜3日前から痛みや知覚過敏が先行する[6]。その後，紅色丘疹や紅斑が出現し，1〜2日で水疱となる（図3）。丘疹や紅斑の時期は見逃されやすいので注意を要する（「紅色丘疹・結節」の項〈p.71〉，「非鱗屑性紅斑」の項〈p.134〉を参照）。
- 痛みは皮膚症状が治癒した後も残ることが多い。痛みが消退するまでの期間の中央値は35日で，約25％の患者では3カ月以上痛みが持続すると報告されている[7]。

図2 帯状疱疹の発症部位[5]（n=1,065）

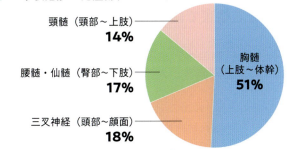

図3 帯状疱疹の経過

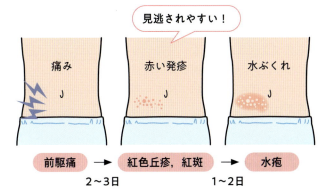

攻略記事（診断編）

Q1 どんな検査法がありますか？

A1 主に細胞診と迅速抗原検査が用いられる。

- 「単純ヘルペス」の項，Q1（p.21）を参照。

Q2 単純ヘルペスなのか帯状疱疹なのか区別できません。

A2 迅速抗原検査で鑑別ができるが，どうしても迷うときは帯状疱疹として治療を開始することもある。

- 「単純ヘルペス」の項，Q2（p.22）を参照。

Q3 血液検査で診断できますか？

A3 IgG抗体のペア血清で診断できるが，判定は治癒後になる。

- 帯状疱疹でウイルスのIgM抗体が陽性になる患者は12％と少なく[8]，IgM抗体で診断するのは難しい。
- 一方，IgG抗体は2週間以上空けたペア血清での診断が可能である。帯状疱疹の発症前からIgG抗体は陽性だが，発症後に抗体値が上昇し，酵素免疫測定法（enzyme immunoassay：EIA法）で2倍以上の上昇を有意とみなす[9]。ただし上昇するのが早いので，初回の検査時期が遅いと有意な変化がみられない場合がある。また判定が治癒後になるため，治療の選択には役立たない。
- これらの理由から，抗体検査が帯状疱疹の診断に役立つ場面は限られる。

Q4 皮疹はないですが帯状疱疹を疑っています。

A4 もし帯状疱疹であれば，数日以内に皮疹が出現する可能性が高い。皮疹出現時点で早期再診するように伝える。

- 帯状疱疹では，皮疹が出現する前から片側の痛みがみられることが多い。そのため片側の痛みがある場合は，皮疹がなくても帯状疱疹の前駆痛を考える必要がある。
- しかし皮疹がない時点で確実に診断できる方法はなく，痛みだけの患者に抗ウイルス薬を投与すべきかは迷うところである。
- 片側性の痛みが出現する疾患は多く，帯状疱疹の前駆症状ではない可能性も高い。実際，帯状疱疹の前駆症状を疑う患者57人を1カ月追跡すると，本当に帯状疱疹だったのは2人（3.5％）だけという報告もある[10]。そのため，皮疹のない時期から抗ウイルス薬を使用することは推奨されていない[11]。

> 著者は片側の痛みで帯状疱疹を疑う場合は，その旨を患者に説明し「皮疹が出たらすぐに来てください」と伝えるようにしている。もし帯状疱疹であれば数日以内に皮疹が出現する可能性が高い。

Q5 合併症に注意するのはどんなときですか？

A5 眼周囲と鼻と耳の病変に注意する。

- 帯状疱疹の診療では合併症にも注意しておきたい。日常診療において最も問題になるのは顔面・頭部での合併症である。顔面・頭部の帯状疱疹は脳髄膜炎のリスクが高い[12]。さらに13％に眼病変，1％にHunt症候群が合併すると報告されている[5]。
- 眼病変が角膜に及ぶと視力障害，Hunt症候群は顔面神経麻痺の後遺症を残す可能性がある。
- これらの合併症を見逃さないためには，眼周囲，鼻，耳に皮疹があるかどうかに注目するとよい（図4）。

図4　合併症に注意が必要な発生部位

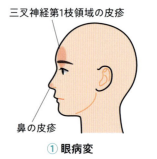
① 眼病変

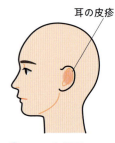
② Hunt症候群

①眼病変

- 眼周囲（三叉神経第1枝領域）に皮疹がある症例では結膜炎などの眼病変が出現する頻度が高い（59％）[13]。
- さらに水疱が鼻背部〜鼻尖部に存在した場合（Hutchinson徴候）は、角膜に病変が及ぶリスクが4.02倍と報告されている[14]。角膜病変は視力障害を生じる可能性があり、眼症状がないようにみえても眼科紹介が望ましいだろう。

②Hunt症候群

- Hunt症候群は顔面神経の帯状疱疹によって生じる顔面神経麻痺を主徴とする疾患である。
- 顔面神経は耳介の知覚を司っており、耳の帯状疱疹はHunt症候群を発症する頻度が高い（24％）[15]。
- 治療開始が発症4日目以降になると治癒率が低下するため、速やかな耳鼻科紹介を心掛けたい[16]。

攻略記事（治療編） 1. ウイルスに対する治療

Q1 治療の注意点は？

A1 ①効果発現まで時間がかかる、②できるだけ早く治療を開始する。

①効果発現まで時間がかかる

- 帯状疱疹の治療を行っていると、「薬で症状が悪化した」という患者の言葉をしばしば耳にする。
- この理由は、抗ウイルス薬の作用がウイルスの増殖抑制であり、速効性がないからである。そのため==皮疹の進行が停止するまでには2〜3日程度かかり==（表1）、治療を開始しても数日間は症状が進行する。

このことを患者に説明しておかなければ、薬で症状が悪化したと勘違いし転院してしまうことが多いようだ。著者は治療開始2〜3日後に再診してもらい、皮疹の状態の変化と副作用の有無の確認を行うことが多い。

表1 バラシクロビル開始後、皮疹の新生が停止するまでの日数[17]

	皮疹の進行停止率
投与開始日	0%
1日後	20%
2日後	44%
3日後	89%
4日後	94%

②できるだけ早く治療を開始する

- 抗ウイルス薬は皮疹出現後できるだけ早く開始する必要があり（「単純ヘルペス」の項、Q2〈p.22〉参照）、最も適した投与開始時期は3日以内といわれている。
- これまでの抗ウイルス薬の臨床研究では、発症72時間以内の患者が組み入れ基準になっており、72時間以降でのエビデンスは乏しい。

- しかし皮疹出現後3日目以降に受診する患者は多く、抗ウイルス薬を投与するか迷うことがある。添付文書には「皮疹出現後5日以内に投与を開始するのが望ましい」と記載されており、著者は==5日以内==であれば投与を行っている。
- また5日目以降であっても皮疹の新生がある場合や合併症がある場合は、ウイルスの増殖が続いている可能性があり、抗ウイルス薬を投与したほうがよいとされている[11]。

Q2 外用抗ウイルス薬で治療したいのですが。

A2 外用抗ウイルス薬の効果は期待できない。

- 外用抗ウイルス薬は表皮のウイルスに対して効果を発揮するが、神経内のウイルスには効果がない。皮膚だけでなく神経細胞内でもウイルスが増殖しているため、帯状疱疹に対して外用抗ウイルス薬で治療を行うことは推奨されておらず、避けるべきである[6]。
- また治療効果の上乗せを狙って、抗ウイルス薬の内服に外用を併用している症例を見かけることがある。しかしランダム化比較試験では、外用薬の併用に有意な効果は示されておらず[18]、積極的には勧められない。

外用薬は主にびらん・潰瘍に対する治療目的で使用するのがよいだろう。著者は皮膚保護作用がある油脂性基剤の潰瘍治療薬を選択することが多い（詳細はII章〈p.15〉参照）。

Q3 内服薬はどれを選べばよいですか？

A3 バラシクロビル，ファムシクロビル，アメナメビルの優劣を示したエビデンスはない。アメナメビルは腎機能に基づく用量の調整が不要だが，髄液移行性が低い。

・内服抗ウイルス薬にはアシクロビル，バラシクロビル，ファムシクロビル，アメナメビルの4剤があるが，どのように使い分けたらよいだろうか（表2）。

表2 内服抗ウイルス薬の比較

一般名（商品名）	内服回数	排泄経路
アシクロビル（ゾビラックス®）	1日5回	腎排泄
バラシクロビル（バルトレックス®）	1日3回	腎排泄
ファムシクロビル（ファムビル®）	1日3回	腎排泄
アメナメビル（アメナリーフ®）	1日1回	糞中排泄

・まずアシクロビルの臨床効果は他剤と比べてやや劣る可能性があり[19]，内服回数も多いので積極的に選択する理由はない。

・バラシクロビル，ファムシクロビル，アメナメビルの効果は，臨床試験では有意な差は示されていない[17, 20]。したがって選択の指標となるエビデンスはないが，排泄経路の違いに注目したい。

・バラシクロビル，ファムシクロビルは腎排泄型の薬剤である。腎機能が低下している患者では薬物血中濃度が上昇し，精神神経症状や急性腎不全の危険性が高い。そのため投与前の血液検査が必須で，腎機能に基づいて減量する必要がある。特に高齢者は腎機能が低下していることが多く，血液検査を行わずに通常量を投与して急性腎不全を起こす症例を見かけることがある。

・一方，アメナメビルは主に糞中に排泄される薬剤なので，腎機能に基づく減量が必要ないのが大きなメリットである。特に血液検査の結果が当日にわからないクリニックでの診療では，著者はアメナメビルを処方することが多い。

・ただしファムシクロビルとアメナメビルは髄液移行性が低く，脳髄膜炎リスクが高い症例ではバラシクロビルが望ましいという意見もある[21]。

・また抗ウイルス薬は高額であることも知っておきたい。特にアメナメビルは後発品がなく（2024年12月時点），薬価が高い（表3）。

表3 抗ウイルス薬の薬価の比較（2024年12月時点）

	7日分の処方量	薬価
バラシクロビル（後発品）	42錠	約3,200円
ファムシクロビル（後発品）	42錠	約3,500円
アメナメビル（先発品）	14錠	約16,000円

Q4 どんなときに入院が必要ですか？

A4 重症化・合併症リスクが高い患者や，症状が重症の患者。

・帯状疱疹の治療は外来での抗ウイルス薬内服が中心である。しかし重症化・合併症リスクが高い患者や，症状が重篤な患者では，入院での抗ウイルス薬点滴治療を考慮する。

・具体的には免疫低下を伴うような基礎疾患（膠原病や悪性腫瘍，ステロイドや抗がん剤投与中など）をもつ患者，三叉神経第1枝領域の帯状疱疹，皮疹や痛みの程度が高い患者，合併症を伴う患者（眼病変，Hunt症候群など）などが挙げられている（表4）。

表4 入院治療を考慮する帯状疱疹[11]

重症化・合併症リスクが高い患者	免疫低下を伴う基礎疾患をもつ
	三叉神経第1枝領域
重症の患者	皮疹や痛みの程度が高い
	発熱や頭痛を伴う
	合併症を伴う（眼病変，Hunt症候群など）

攻略記事（治療編） 2. 痛みに対する治療

Q1 痛みが強くて鎮痛薬が効きません。

A1 痛みの性状に基づいて薬剤の追加を検討する。

- 鎮痛薬の効果が乏しい症例のなかには，適切な薬剤が選択されていないケースが散見される。帯状疱疹に関連する痛みは，時期によってメカニズムが異なり，薬剤の効果も異なる。疼痛の種類を正確に判断し，痛みのメカニズムに応じた薬剤を選択することが重要である。
- 大雑把に1カ月以内を急性期，1～3カ月を亜急性期，3カ月以上を慢性期に分けて考えるとわかりやすい（図5）。
- 急性期の痛みは，主に皮膚や神経の炎症によって起こる侵害受容性疼痛である。それに対して慢性期の痛みの中心は神経障害性疼痛であり，神経細胞の変性や機能障害によって起こる。亜急性期では侵害受容性疼痛と神経障害性疼痛が混在している。
- そのためまずは<mark>侵害受容性疼痛の治療を中心に行いつつ，神経障害性疼痛の出現を早期に発見し投薬を開始する</mark>ことが重要である。

> 神経障害性疼痛では，知覚の低下やアロディニア（軽く触れただけで痛む）を合併する。著者はこれらの症状があれば神経障害性疼痛の治療を開始している。

図5 帯状疱疹の疼痛の種類

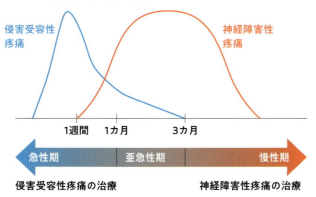

Q2 侵害受容性疼痛に対する薬剤はどれを選べばよいですか？

A2 解熱鎮痛薬に弱オピオイド，ステロイド内服，神経ブロックを併用する（表5）。

表5 侵害受容性疼痛に対する治療

第一選択薬	解熱鎮痛薬	NSAIDs
		アセトアミノフェン
第二選択薬	弱オピオイド	トラマドール
	ステロイド	プレドニゾロン
そのほか	神経ブロック	

①NSAIDs，アセトアミノフェン

- 侵害受容性疼痛に対する第一選択はNSAIDsである。ウイルスによる組織の傷害で生じたプロスタグランジンを抑制し，抗炎症効果と鎮痛効果を発揮する。
- ただし，高齢者では胃粘膜障害や腎機能障害などの副作用が起こりやすいことに注意が必要である。65歳以上の患者では抗ウイルス薬とNSAIDsの併用で腎障害のリスクが上がることが示されており（表6），NSAIDsではなくアセトアミノフェンの使用が勧められている。

表6 65歳以上の帯状疱疹患者の腎障害リスク[22]

	オッズ比（95% CI）
無治療	1
抗ウイルス薬のみ	4.6（4.1-5.2）
NSAIDsのみ	1.4（1.2-1.6）
抗ウイルス薬＋NSAIDs	26（19.2-35.3）

（抗ウイルス薬：バラシクロビル，NSAIDs：ロキソプロフェン）

- しかし，アセトアミノフェンには抗炎症作用がなく鎮痛作用もやや弱い。十分な鎮痛効果を得るためには高用量（1回1,000mg）が必要である。

②弱オピオイド，ステロイド，神経ブロック

- アセトアミノフェン，NSAIDsで改善しない侵害受容性疼痛に対しては弱オピオイドの併用を考慮する。また，ステロイド内服の有効性も示されている[23]。
- さらに硬膜外ブロックや末梢神経ブロックも急性期疼痛の緩和に有用である。国際疼痛学会[24]は，薬物療法がうまくいかない場合に行うよう推奨している。

Q3 神経障害性疼痛に対する薬剤はどれを選べばよいですか？

A3 ①ガバペンチノイドと三環系抗うつ薬，②弱オピオイド（表7）。

表7 神経障害性疼痛に対する治療

第一選択薬	ガバペンチノイド	プレガバリン
		ミロガバリン
	三環系抗うつ薬	アミトリプチリン
		ノルトリプチリン
第二選択薬	弱オピオイド	トラマドール

・日本ペインクリニック学会の『神経障害性疼痛薬物療法ガイドライン』[25]では，第一選択薬としてガバペンチノイドと三環系抗うつ薬が挙げられている。

・第二選択薬として推奨されているのは弱オピオイドのトラマドールで，帯状疱疹後神経痛に対する有効性が示されている[26]。オピオイドのなかでは精神依存の発生が少なく比較的安全性が高いが，長期使用に際しては疼痛医療専門医の併診が望ましいとされている。

・慢性期に移行する前の時点で速やかにペインクリニックへ紹介するのが望ましいだろう。

攻略雑感 初期の丘疹や紅斑の時期は見逃しやすいので注意しておきたい。抗ウイルス薬の作用機序から，治療はなるべく早く始める必要がある。そして，治療開始後も数日間は症状が進行する可能性を説明しておくのがよいだろう。痛みに関しては，疼痛の種類を正確に判断し，メカニズムに応じた薬剤の選択を心掛けている。

文献

1) Shiraki K, Toyama N, Daikoku T, et al. Herpes Zoster and Recurrent Herpes Zoster. Open Forum Infect Dis 2017; 4: ofx007.（PMID）28480280

2) Kawai K, Gebremeskel BG, Acosta CJ. Systematic review of incidence and complications of herpes zoster: towards a global perspective. BMJ Open 2014; 4: e004833.（PMID）24916088

3) Hope-Simpson RE. Postherpetic neuralgia. J R Coll Gen Pract 1975; 25: 571-5.（PMID）1195231

4) Toyama N, Shiraki K; Miyazaki Dermatologist Society. Universal varicella vaccination increased the incidence of herpes zoster in the child-rearing generation as its short-term effect. J Dermatol Sci 2018; 92: 89-96.（PMID）30041832

5) 石川博康，玉井克人，見坊公子，ほか．多施設合同による帯状疱疹の年間統計解析の試み（2000年4月〜2001年3月）．日皮会誌 2003; 113: 1229-39.（NAID）130004708287

6) Dworkin RH, Johnson RW, Breuer J, et al. Recommendations for the management of herpes zoster. Clin Infect Dis 2007; 44 Suppl 1: S1-26.（NAID）17143845

7) Kurokawa I, Murakawa K, Kumano K. The change in zoster-associated pain treated with oral valaciclovir in immunocompetent patients with acute herpes zoster. Int J Clin Pract 2007; 61: 1223-9.（PMID）17362479

8) Ihara H, Miyachi M, Imafuku S. Relationship between serum anti-varicella zoster virus antibody titer and time from onset of herpes zoster. J Dermatol 2018; 45: 189-93.（PMID）29239011

9) 山河和博，濱田昌史，竹田泰三．顔面神経麻痺における抗VZV抗体価の比較検討：CF, FA, EIA法．Facial N Res Jpn 2004; 24: 53-6.（NAID）10024480261

10) McKendrick MW, Care CC, Kudesia G, et al. Is VZV reactivation a common cause of unexplained unilateral pain? Results of a prospective study of 57 patients. J Infect 1999; 39: 209-12.（PMID）10714797

11) 渡辺大輔，浅野喜造，伊東秀記，ほか．帯状疱疹の診断・治療・予防のコンセンサス．臨床医薬 2012; 28: 161-73.

12) Kim SH, Choi SM, Kim BC, et al. Risk factors for aseptic meningitis in Herpes Zoster patients. Ann Dermatol 2017; 29: 283-7.（PMID）28566903

13) Yoshida M, Hayasaka S, Yamada T, et al. Ocular findings in Japanese patients with varicella-zoster virus infection. Ophthalmologica 2005; 219: 272-5.（PMID）16123552

14) Zaal MJ, Völker-Dieben HJ, D'Amaro J. Prognostic value of Hutchinson's sign in acute herpes zoster ophthalmicus. Graefes Arch Clin Exp Ophthalmol 2003; 241: 187-91.（PMID）12644941

15) 本田まりこ，新村眞人．耳のヘルペスウィルス感染症．耳展 1994; 37: 219-24.（NAID）130003794848

16) Murakami S, Hato N, Horiuchi J, et al. Treatment of Ramsay Hunt syndrome with acyclovir-prednisone: significance of early diagnosis and treatment. Ann Neurol 1997; 41: 353-7.（PMID）9066356

17) Kawashima M, Nemoto O, Honda M, et al. Amenamevir, a novel helicase-primase inhibitor, for treatment of herpes zoster: A randomized, double-blind, valaciclovir-controlled phase 3 study. J Dermatol 2017; 44: 1219-27.（PMID）28681394

18) Satyaprakash AK, Tremaine AM, Stelter AA, et al. Viremia in acute herpes zoster. J Infect Dis 2009; 200: 26-32.（PMID）19469706

19) Beutner KR, Friedman DJ, Forszpaniak C, et al. Valaciclovir compared with acyclovir for improved therapy for herpes zoster in immunocompetent adults. Antimicrob Agents Chemother 1995; 39: 1546-53.（PMID）7492102

20) Tyring SK, Beutner KR, Tucker BA, et al. Antiviral therapy for herpes zoster: randomized, controlled clinical trial of valacyclovir and famciclovir therapy in immunocompetent patients 50 years and older. Arch Fam Med 2000; 9: 863-9.（PMID）11031393

21) 谷口康子，加納裕也，北村太郎，ほか．三叉神経領域の帯状疱疹をアメナメビルで治療後に帯状疱疹性髄膜脳炎と脳血管炎を合併した1例．臨床神経学 2021; 61: 239-42.（NAID）130008028371

22) Yue Z, Shi J, Jiang P, et al. Acute kidney injury during concomitant use of valacyclovir and loxoprofen: detecting drug-drug interactions in a spontaneous reporting system. Pharmacoepidemiol Drug Saf 2014; 23: 1154-9.（PMID）24788910

23) Whitley RJ, Weiss H, Gnann JW Jr, et al. Acyclovir with and without prednisone for the treatment of herpes zoster. A randomized, placebo-controlled trial. The National Institute of Allergy and Infectious Diseases Collaborative Antiviral Study Group. Ann Intern Med 1996; 125: 376-83.（PMID）8702088

24) Dworkin RH, O'Connor AB, Kent J, et al. Interventional management of neuropathic pain: NeuPSIG recommendations. Pain 2013; 154: 2249-61.（PMID）23748119

25) 日本ペインクリニック学会 神経障害性疼痛薬物療法ガイドライン 改訂版作成ワーキンググループ編．帯状疱疹後神経痛（慢性期）．神経障害性疼痛薬物療法ガイドライン 改訂第2版．真興交易医書出版部，2016, p90-3.

26) Boureau F, Legallicier P, Kabir-Ahmadi M. Tramadol in post-herpetic neuralgia: a randomized, double-blind, placebo-controlled trial. Pain 2003; 104: 323-31.（PMID）12855342

水疱性疾患　小水疱

白癬（足白癬）

tinea

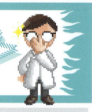
日本人の5人に1人が水虫

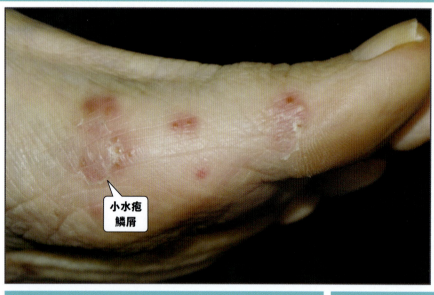
小水疱
鱗屑

Status

遭遇頻度	●●●●●
かゆさ	●●●●
痛さ	●●
治りにくさ	●●●●
危険度	●●●

診断 Diagnosis

〔A 確定診断，B 推定診断，C 参考所見〕

視診	C	皮疹：小水疱，鱗屑，びらん 部位：足底，趾間
検査	A	真菌検査（直接鏡検）
病歴	—	なし
その他	—	なし

足底，趾間に小水疱や鱗屑，びらんがあれば足白癬を疑う。診断には真菌の証明が必須で，視診で断定すると誤診につながる。真菌検査で白癬菌が見つかれば診断が確定する。

治療例 Treatment

【軽症～中等症】
- ルリコナゾール（ルリコン®）クリーム：1日1回外用，2～3カ月間

【重症・接触皮膚炎合併例】
- テルビナフィン（ラミシール®）錠（125mg）：1回1錠，1日1回内服，2週間

外用抗真菌薬で治療を行う。症状が改善しても白癬菌は残っているので，2～3カ月間は外用を続けなければならない。重症例や接触皮膚炎を合併している場合は内服治療を行う（ただし肝障害がある患者への投与は禁忌で，投与前の血液検査が義務付けられている）。また，爪白癬を合併している場合は，同時に治療を行う必要がある。

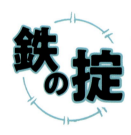

- 初期対応 ⇒ 真菌検査で診断
- ⇒ 外用抗真菌薬を開始
- 皮膚科紹介 ⇒ 真菌検査ができない場合

疾患基本データ

- 白癬は皮膚糸状菌（白癬菌）というカビによって生じる感染症である。足にできたものが足白癬で，俗に「水虫」とよばれる。頻度は非常に高く，日本の患者数は2,500万人（人口の約20％）程度と推計されている[1]。
- 主な感染経路は環境を介した間接的な接触である。足白癬患者から環境中に菌が散布され，環境中に生存している菌が非罹患者の足に付着して発症する。
- 白癬菌は高温多湿な状況で活発化するため，足白癬は春から夏に多い（患者の50～60％が5～8月に受診[2]）。
- 白癬菌は湿度が高い趾間から皮膚に侵入することが多い。その後，皮膚の最外層の角層に寄生し，ケラチンを栄養にして増殖する。ただし初期の段階では皮膚の角層が少しむける程度で目立った症状はない（図1）。その後，増殖した白癬菌が生きた表皮細胞の層へ接触すると，菌を排除しようと免疫反応が生じ，かゆみや小水疱，紅斑が出現する（図2）。
- 足白癬を長期間放置していると，爪の周囲の皮膚から爪甲下へ菌が侵入し爪白癬が生じる。足白癬患者の20～40％に爪白癬が合併しているというデータがあり[2]，爪の診察と治療も重要である（「爪白癬」の項〈p.209〉を参照）。

図1　初期の足白癬

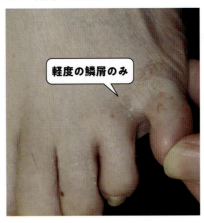

軽度の鱗屑のみ

図2　足白癬の経過

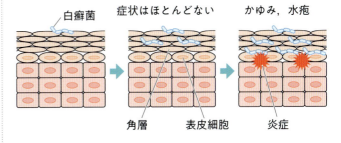

攻略記事（診断編）

Q1　見た目は明らかに水虫だと思うのですが？

A1　視診で断定すると誤診につながる。白癬は視診で診断するべからず。

- 水虫はありふれた疾患で，足に皮疹があると足白癬と思われがちである。しかし実際は足白癬と湿疹を見た目で区別するのは難しい。「水虫」の主訴で受診する患者の約3割が足白癬ではなく，そのほとんどが湿疹である（図3）。
- 皮膚真菌症を視診だけで診断することは不可能で，診断確定のためには真菌の証明が必須である。真菌の存在を証明する方法には直接鏡検（水酸化カリウム法〈KOH法〉）と真菌培養がある（表1）。培養検査には2週間以上かかるため，臨床現場ではその場で診断を確定することができて感度が高いKOH法（感度88％，特異度95％[4]）が用いられている。

図3　水虫を主訴に受診した患者の最終診断[3]（n＝837）

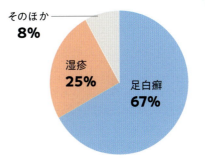

そのほか 8%
湿疹 25%
足白癬 67%

表1　真菌検査法の比較

	結果判定までの時間	診断感度
直接鏡検（KOH法）	その場で判定	88%[4]
真菌培養	2週間以上	62%[5]

Q2 かゆみがないので水虫ではないと思いますが？

A2 自覚症状がない足白癬に注意。特に糖尿病患者は足白癬の有病率が高い。

- 一般的に水虫はかゆいと思われがちである。しかし実際は白癬菌が生きた表皮細胞層の近くまで増殖しないと、かゆみなどの自覚症状が出てこない。そのため足白癬だと気がつかずに放置している患者が多く、皮膚科を受診するのは全足白癬患者の2割程度と推計されている[2]。
- 白癬菌は春から夏に活発に増殖するが、秋になると増殖が止まり数が減少するため、一見治ったようにみえる。しかし菌は残っており、治療をすることなく放置していると再発を繰り返す（図4）。

 特に糖尿病患者では、足白癬が細菌感染のリスクを上げるので[6]、無症状でも積極的に治療を行っておきたい。

図4 再発を繰り返す理由

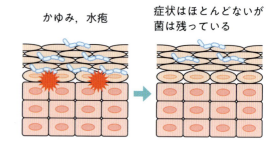

かゆみ，水疱 → 症状はほとんどないが菌は残っている

- 糖尿病患者は神経障害による発汗機能の低下から皮膚が乾燥し、皮膚バリア機能の低下によって白癬菌が侵入しやすくなる。そのため健常人と比べて糖尿病患者は足白癬の有病率が高く、足の観察が重要である（表2）。

表2 足白癬の有病率[7]

一般成人	38%
2型糖尿病患者	53%

攻略記事（治療編）

Q1 外用薬はどれを選べばよいですか？

A1 選択の指標となるエビデンスはない。迷う場合はMICや系統を参考にする。

① MIC

- 薬剤間の臨床効果の差を明確に示した研究は乏しく、選択の指標となるエビデンスはない。しかし外用抗真菌薬にはたくさんの種類があり、どうしても選択に迷う場合は最小発育阻止濃度（minimum inhibitory concentration：MIC）を参考にすることがある。
- MICは菌の増殖を阻止するのに必要な最小の薬剤濃度である。MICが小さいということは、低い濃度で菌の増殖を抑制する、つまり抗菌活性が高いことを意味している。白癬菌に対して抗菌活性が強いのはルリコナゾール、ラノコナゾール、テルビナフィン、リラナフタートである（表3）。
- ただし臨床試験ではMICの差による臨床効果の差は示されていない。外用薬の臨床効果は皮膚への吸収率や貯蓄率が関与するため、抗菌活性の強さだけで一概に外用薬の有効性を論ずることはできないようだ。あくまで参考程度と理解してほしい。

② 系統

- また外用薬の系統も意識しておきたい。最も古くから（1970年代〜）使用されているイミダゾール系薬剤は、種類が多く市販薬にも配合されている。そのため==イミダゾール系は頻繁に使用されていて感作されている患者も多い==。イミダゾール系に感作されていた場合、同系統の抗真菌薬の間では約60%で交叉反応が起こり[9]、原因薬以外の薬剤に対しても皮膚炎が生じる可能性がある。
- そのため外用薬を変更する際は、系統が違うものにするのが望ましい。系統の異なる抗真菌薬を何種類か採用しておくとよいだろう。

Q2 治療しても再発を繰り返します。

A2 正しい塗り方ができているかを確認。外用範囲、期間、外用量の3項目について具体的な患者指導が必要。

- 外用薬で症状がいったん改善しても再燃を繰り返す患者が多く、水虫は治らないと思われがちである。しかしこれは外用方法に問題がある場合がほとんどで、==足白癬は==

表3 主な外用抗真菌薬の種類と白癬菌に対するMIC[8]

系統	一般名（商品名）	MIC範囲（μg/mL）	幾何平均MIC（μg/mL）
モルホリン系	アモロルフィン（ペキロン®）	0.016～0.25	0.061
ベンジルアミン系	ブテナフィン（メンタックス®）	0.0039～0.063	0.017
アリルアミン系	テルビナフィン（ラミシール®）	0.002～0.031	0.0062
チオカルバミン酸系	リラナフタート（ゼフナート®）	0.002～0.063	0.0097
イミダゾール系	クロトリマゾール（エンペシド®）	0.016～0.5	0.068
	ビホナゾール（マイコスポール®）	0.0078～4	0.11
	ケトコナゾール（ニゾラール®）	0.016～1	0.14
	ネチコナゾール（アトラント®）	≦0.0078～0.13	0.031
	ラノコナゾール（アスタット®）	0.00024～0.0039	0.0009
	ルリコナゾール（ルリコン®）	≦0.00012～0.002	0.0005

外用指導なしでは治癒しないと理解しておきたい。①外用範囲，②外用期間，③外用量の3項目について具体的な患者指導を行っておく必要がある。

①外用範囲

- 足白癬では，自覚症状のない部位にも白癬菌は存在している。しかし多くの患者は，水疱やかゆみなどの症状がある部位にしか外用薬を使用していない。自覚症状があるところだけでなく，**足全体**に外用することが肝心である。

②外用期間

- 外用薬を使用すれば約2週間程度で自覚症状は改善し，多くの患者はその時点で治療を中止してしまう。しかし2週間程度の外用では白癬菌は完全に消失せず残っているため，菌が再び増殖すれば症状が再燃する。そのため**症状が改善した後も最低1カ月間**は外用を続けなければならない。日本皮膚科学会のガイドライン[1]では外用期間の目安は2～3カ月とされている。

③外用量

- 多くの患者は塗布量が少なくなりがちである。「薬がなくなったら再診してください」という指示では，塗布量は患者任せになるため不十分な治療になる。そのため具体的な使用量を指示する必要がある。

10gチューブを3本を処方し，それを「1カ月で使い切ってください」という指示がわかりやすくて有効である。

- 外用薬の塗布量の目安としてfinger tip unit（FTU）の概念がよく用いられる。示指の第1関節まで軟膏を押し出した量を1FTUとよび，この量はおよそ0.5gである。1FTUが手のひら2枚分の面積に塗布するのに必要な量とされる。足白癬治療で塗布する範囲の面積は**2FTU**に相当し，1日に使用する外用薬は1gとなる。つまり毎日1回塗布すると月に30g消費する計算になる[10]（図5）。

図5 塗布量の目安

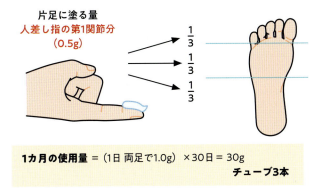

1カ月の使用量＝（1日 両足で1.0g）×30日＝30g
チューブ3本

Q3 治療したら症状が悪くなりました。

A3 かぶれに注意！ 特に足白癬の症状が強いときは，かぶれを起こしやすい。

- 外用抗真菌薬は一定の割合で**接触皮膚炎**を生じる。著者の経験上，接触皮膚炎を起こすと患者が驚いて転院してしまうことが多い。外用薬を使用して症状が悪くなったら，それはかぶれなので使用をやめるようにあらかじめ患者に指導しておかなければならない。
- また足白癬の症状がひどく，びらんが生じている場合は

皮膚のバリア機能が低下し，経皮吸収率が高まる。すると感作が成立しやすくなり，外用抗真菌薬で接触皮膚炎を起こしやすくなるので注意が必要である。

> 程度にもよるが足白癬にびらんが生じている場合は，基本的に外用抗真菌薬は使用しないほうがよい。まず亜鉛華軟膏などを使用して，びらん面が消失してから外用抗真菌薬を開始する。また内服抗真菌薬で治療を開始してもよいだろう。

Q4 湿疹と足白癬が合併しています。

A4 湿疹→白癬の順番に治療を行う。

- 足白癬に接触皮膚炎を合併しているときは治療の順番に注意する。
- 湿疹病変を合併した状態で外用抗真菌薬を使用すると，刺激によって増悪することが多いので，まずはステロイド外用薬で湿疹の治療を開始する。
- ステロイドは感染症を増悪させる。しかしすぐには悪化しないため，白癬の治療は焦らなくてもよい。
- ==抗真菌薬の内服は可能==なので，内服薬を併用すると真菌に対する治療も初期から開始できる。

攻略雑感　皮膚真菌症を視診だけで診断することは不可能なので，診断確定のための直接鏡検を忘れないようにしたい。外用薬で症状がいったん改善しても，再燃を繰り返す患者が多い。これは外用方法に問題がある場合がほとんどなので，具体的な患者指導も重要である。

文献

1) 望月　隆, 坪井良治, 五十棲　健, ほか. 日本皮膚科学会皮膚真菌症診療ガイドライン 2019. 日皮会誌 2019; 129: 2639-73.（NAID）130007769904
2) 岩永知幸, 安澤数史, 望月　隆. レセプトデータベースを用いた皮膚糸状菌症診療の実態の解析. 日皮会誌 2015; 125: 2289-99.（NAID）130005111655
3) 楠　俊雄. 開業医における水虫患者の実態. 日皮会誌 1995; 105: 488.（NAID）50005554370
4) Thomas B. Clear choices in managing epidermal tinea infections. J Fam Pract 2003; 52: 850-62.（PMID）14599377
5) Sei Y. 2006 Epidemiological survey of dermatomycoses in Japan. Med Mycol J 2012; 53: 185-92.（PMID）23149353
6) Bristow IR, Spruce MC. Fungal foot infection, cellulitis and diabetes: a review. Diabet Med 2009; 26: 548-51.（PMID）19646196
7) Eckhard M, Lengler A, Liersch J, et al. Fungal foot infections in patients with diabetes mellitus-results of two independent investigations. Mycoses 2007; 50 Suppl 2: 14-9.（PMID）17681049
8) 南條育子, 古賀裕康, 坪井良治. 各種外用抗真菌薬の in vitro 抗真菌活性の測定. 日皮会誌 2007; 117: 149-52.（NAID）10018896672
9) 米山英子. イミダゾール系抗真菌外用剤によるアレルギー性接触皮膚炎　主剤の感作性および交叉感作について. 日医大誌 1996; 63: 356-64.（NAID）130003918603
10) 常深祐一郎. 水虫の治療. 医学と薬学 2017; 74: 663-7.

水疱性疾患　小水疱

湿疹（異汗性湿疹・汗疱）

汗が原因かと思われてたけど，そうじゃなかった

eczema

内容液が透明

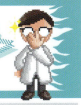

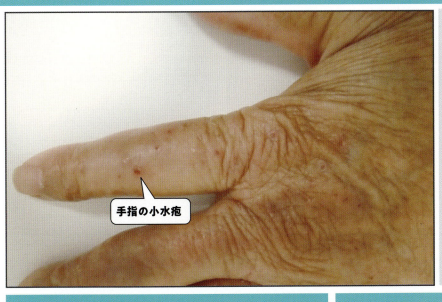

手指の小水疱

Status
- 遭遇頻度
- かゆさ
- 痛さ
- 治りにくさ
- 危険度

診断 Diagnosis

〔A 確定診断，B 推定診断，C 参考所見〕

視診	B	皮疹：多発する小水疱
		部位：手足に限局
検査	B	感染症の否定（真菌検査）
病歴	C	再発を繰り返す
その他	−	なし

手足に限局して多発する小水疱をみたら異汗性湿疹（汗疱）を疑う。かゆみを伴い，再発を繰り返すのが特徴。足に生じた場合は足白癬と区別するのは難しく，真菌検査で鑑別を行う必要がある。

治療例 Treatment

- II 群ステロイド（アンテベート®）軟膏：1日2回外用，7日間
- フェキソフェナジン（アレグラ®）錠（60mg）：1回1錠，1日2回内服，7日間

治療の基本はステロイドの外用である。かゆみが強い場合は抗ヒスタミン薬を併用する。

疾患基本データ

- 異汗性湿疹（汗疱）は，かゆみを伴う多発性の小水疱が手足に生じる疾患である。水疱は数週間で落屑となって消退するが，再発を繰り返すことが多い。
- 夏季もしくは季節の変わり目に生じることが多いため，当初は汗の貯留による現象と考えられて命名された。しかし汗との関連性は証明されず，現在は湿疹状態に起因するとされている。
- <mark>手に生じることが多く</mark>（図1），一般的に手湿疹の病型の1つ（汗疱型手湿疹）として扱われている。
- 足に生じた場合は，見た目では足白癬（汗疱型足白癬）との鑑別は難しく，診断のためには真菌検査を行う必要がある。

攻略記事

鱗屑性紅斑「湿疹」の項(p.98)を参照。

図1 異汗性湿疹が生じる部位[1]（n=120）

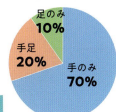

足のみ 10%
手足 20%
手のみ 70%

文献
1) Guillet MH, Wierzbicka E, Guillet S, et al. A 3-year causative study of pompholyx in 120 patients. Arch Dermatol 2007; 143: 1504-8.（PMID）18086998

水疱性疾患 / 水疱

伝染性膿痂疹

impetigo contagiosa

子どものびらんに注意

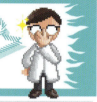

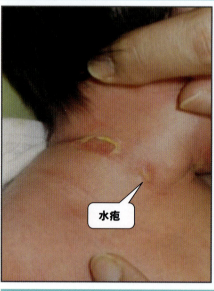

水疱

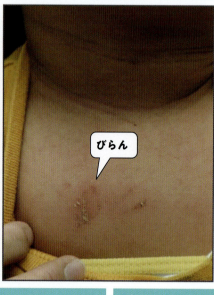

びらん

Status
- 遭遇頻度
- かゆさ
- 痛さ
- 治りにくさ
- 危険度

診断 Diagnosis

〔A 確定診断，B 推定診断，C 参考所見〕

視診	B	皮疹：水疱，びらん
		部位：顔や四肢などの露出部に多い
検査	C	細菌培養
病歴	—	なし
その他	C	乳幼児に好発

乳幼児に生じた水疱，びらんをみたら伝染性膿痂疹を疑う。多くの場合，視診で診断が可能である。治療の参考のために細菌培養を行うが，培養結果からは診断できない。

治療例 Treatment

【限局した病変】
- ナジフロキサシン（アクアチム®）軟膏：1日2回外用，5日間

【広範囲の病変】
- セファレキシン（L-ケフレックス®）小児用細粒：1回12.5～25mg/kg，1日2回内服，7日間

限局した病変であれば外用抗菌薬で，広範囲になれば内服抗菌薬で治療を行う。米国のガイドラインでは限局病変は5日間，広範囲病変は7日間の治療が推奨されている[1]。

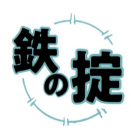

- 初期対応 ⇒ 視診で診断
- ⇒ （外用or内服）抗菌薬を開始
- 皮膚科紹介 ⇒ 診断に迷う場合

疾患基本データ

- 黄色ブドウ球菌やレンサ球菌が表皮に感染することで起こる。接触によって拡大し、火事の飛び火のようにあっという間に広がることから「とびひ」とよばれている。
- 皮膚が薄くてバリア機能が未熟だと感染しやすく、患者の約80％が乳幼児である（図1）[2]。また細菌が増殖しやすい高温多湿な時期に発症することが多い（7～8月の発症が約60％）[2]。
- 黄色ブドウ球菌によるものは、菌が産生する毒素によって表皮が溶かされ水疱を形成し、水疱性膿痂疹とよばれる。一方、レンサ球菌によるものは炎症が強く痂皮を形成するため、痂皮性膿痂疹とよばれる。
- 原因菌は黄色ブドウ球菌がほとんどである。最近はメチシリン耐性黄色ブドウ球菌（methicillin-resistant Staphylococcus aureus：MRSA）による症例が増加しており、20～30％を占めている（表1）。
- 湿疹病変を掻きむしった傷に菌が感染し、二次的に発症することも多い。湿疹病変に合併した膿痂疹を膿痂疹性湿疹とよび、全体の24％を占める[4]。

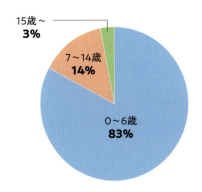

図1 伝染性膿痂疹患者の年齢[2] （n＝333）

- 15歳～ 3%
- 7～14歳 14%
- 0～6歳 83%

表1 伝染性膿痂疹の原因菌（混合感染を含む）[3]

1	黄色ブドウ球菌（メチシリン感受性）	75%
2	黄色ブドウ球菌（メチシリン耐性）	23%
3	A群β溶血性レンサ球菌	5%

攻略記事（診断編）

Q1 細菌培養が陽性だったら膿痂疹ですか？

A1 湿疹でも細菌培養は陽性になるので、培養検査では診断できない。

- 「細菌培養が陽性なので膿痂疹と診断したが、抗菌薬が効かない」という紹介を受けることがある。
- しかし培養検査で細菌が検出されても、定着菌が検出されただけの可能性があり、感染を起こしているとは限らない。つまり培養検査では、膿痂疹の診断はできないことに注意しなければならない。
- 一般に湿疹などのびらん面では、黄色ブドウ球菌をはじめとするさまざまな細菌が定着しているため、細菌培養を行うとほとんど陽性になる（培養検査の陽性率は72％）[5]。
- 湿疹病変に対して間違えて抗菌薬の外用を行うと、細菌は検出されなくなるが、湿疹は悪化する。逆にステロイドの外用を行うと湿疹がよくなり、そこに定着していた細菌は自然に消失する。細菌が分離された場合、それが感染か定着かを鑑別することが大切である。
- とはいえ現実的には湿疹と膿痂疹が合併していることも多い。また湿疹を掻きむしってできたびらん面なのか、それとも膿痂疹によってできたびらん面なのか、区別がつかない症例に出くわすこともある。

 著者は湿疹と膿痂疹が合併している場合や、湿疹か膿痂疹かの区別ができない場合は、湿疹に対するステロイド外用と、膿痂疹に対する内服抗菌薬を併用している。

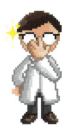

攻略記事（治療編）

Q1 MRSAが検出されたら，抗MRSA薬が必要ですか？

A1 皮膚のMRSAに抗MRSA薬は必要ないことが多い。

- 伝染性膿痂疹からMRSAが検出されることがあるため，治療の際にMRSAについて理解しておきたい。
- MRSAは，代表的な耐性菌の1つである。MRSAには従来から院内感染型として知られているhospital-associated MRSA（HA-MRSA）とは別に，市中感染型としてcommunity-acquired MRSA（CA-MRSA）が存在している。CA-MRSAはメチシリン耐性をコードする遺伝子がHA-MRSAと異なっているため，比較的耐性が少ない。
- 伝染性膿痂疹から分離されるMRSAは基本的にCA-MRSAであり，バンコマイシンなどの抗MRSA薬を必要とする症例はほとんどない[6]。

Q2 外用抗菌薬はどれを選べばよいですか？

A2 ナジフロキサシン／オゼノキサシン，フシジン酸の感受性が良好。

- 限局した病変には外用抗菌薬を使用する（病変の数が3〜5個までが目安[7]）。
- 培養の結果がわかるまで数日かかるので，過去の文献を参照して抗菌薬を選択する必要がある。
- 伝染性膿痂疹の原因菌の多くがメチシリン感受性黄色ブドウ球菌（methicillin-susceptible *Staphylococcus aureus*：MSSA）である。外用薬の効果は皮膚への吸収率や貯蓄率が関与するため，抗菌活性で一概に有効性を論じることはできないが，MSSAに対して感受性がある抗菌薬を使用するのがよいだろう（表2）。

表2 伝染性膿痂疹から検出された菌の抗菌薬耐性率①[8]

	MSSA	MRSA
ゲンタマイシン	63.5%	90.8%
ムピロシン	0%	1.3%
フシジン酸	0.5%	1.3%
ナジフロキサシン	0%	0%

（MSSA：メチシリン感受性黄色ブドウ球菌，MRSA：メチシリン耐性黄色ブドウ球菌）

- 外用抗菌薬は従来ゲンタマイシンが多用されてきたが，耐性化が進んでおり，有効性が疑問視されている。
- 米国のガイドラインではムピロシンが第一選択薬だが[1]，わが国では鼻腔内のMRSAにしか保険適用がなく，使用できない。そのためフシジン酸とナジフロキサシンが選択肢となる。
- フシジン酸は外用薬のみで使用されている抗菌薬である。ただし耐性獲得が早いとされており[9]，フシジン酸の感受性が残っているのは使用頻度が低いからという意見がある。多用すれば今後耐性菌が増加すると考えられ，注意が必要である。
- ナジフロキサシンはキノロン系の抗菌薬である。フシジン酸よりも耐性菌の誘導が少ないというデータがあるので[10]，第一選択薬として推奨できるだろう。
- また，同じキノロン系のオゼノキサシンも，ナジフロキサシンと同等の抗菌活性をもつと報告されている[11]。

Q3 内服抗菌薬はどれを選べばよいですか？

A3 第一選択薬は第一世代セファロスポリン。

- 広範囲の病変には内服抗菌薬を使用する。
- 内服抗菌薬も，まずMSSAに対して感受性があるものを選択する（表3）。米国のガイドラインの第一選択薬は第一世代セファロスポリン（セファレキシン）である[1]。

表3 伝染性膿痂疹から検出された菌の抗菌薬耐性率②[8]

	MSSA	MRSA
アンピシリン	80.7%	98.7%
クラリスロマイシン	72.6%	68.4%
セファレキシン	0.5%	54.0%
クリンダマイシン	2.0%	35.5%
ミノサイクリン	0%	0%
レボフロキサシン	0%	0%

（MSSA：メチシリン感受性黄色ブドウ球菌，MRSA：メチシリン耐性黄色ブドウ球菌）

- MRSAが検出された場合は，培養検査の薬剤感受性を参考にして抗菌薬を変更する。海外のガイドラインで推奨されているのはクリンダマイシン，ドキシサイクリン／ミノサイクリン，ST合剤である[1]。日本ではレボフロキサシンも感受性がある。

- ただしST合剤は皮膚細菌感染症には保険適用がない。また添付文書上，ドキシサイクリン／ミノサイクリンは8歳未満，レボフロキサシンは15歳未満の小児には使用が難しいため，注意が必要である。

Q4 学校に行ってもよいですか？プールは入れますか？

A4 学校を休む必要はないが，プールや水泳は禁止。

- 伝染性膿痂疹は小児に多い疾患であり，保護者から学校やプールに関する質問を受けることが多い。
- 出席停止期間が規定されているのは学校感染症第一種から第三種の疾患である（表4）。伝染性膿痂疹は条件によっては第三種感染症として扱う場合もある疾患とされており，記載が曖昧なため混乱が生じやすい。

表4 学校感染症の分類

出席停止が必要	第一種	エボラ出血熱など
	第二種	インフルエンザなど
	第三種	流行性角結膜炎など
場合によっては第三種扱い（出席停止）	その他	伝染性膿痂疹，手足口病，伝染性軟属腫など

- 実際の現場では日本皮膚科学会などが出した統一見解が有用で，病変部を覆ってあれば学校・保育所を休む必要はないとされている[12]。
- また，プールに関しても学会からの統一見解が出されている。水中で感染することはないが，肌と肌が接触して感染させるおそれがあるため，伝染性膿痂疹患者のプールや水泳は禁止されている[13]。

攻略雑感 培養検査で細菌が検出されても，定着菌が検出されただけの可能性がある。つまり培養検査では確定診断できないことに注意しておきたい。抗菌薬は黄色ブドウ球菌に感受性があるものを使用する。湿疹を合併している場合の治療は悩むところだが，ステロイド外用と抗菌薬内服の併用を行っている。

文献
1) Stevens DL, Bisno AL, Chambers HF, et al. Practice guidelines for the diagnosis and management of skin and soft tissue infections: 2014 update by the infectious diseases society of America. Clin Infect Dis 2014; 59: 147-59. (PMID) 24947530
2) 田中麗子, 和田康夫. 過去13年間の当院における伝染性膿痂疹333例の統計学的検討. 皮膚病診療 2019; 41: 482-487.
3) 田村政昭, 山田和哉, 新見佳保里. 臨床研究 伝染性膿痂疹の臨床的および細菌学的検討. 皮膚科の臨床 2007; 49: 587-91. (NAID) 40015474220
4) 延山嘉眞, 新村眞人. 臨床統計 伝染性膿痂疹の臨床的, 細菌学的検討. 臨床皮膚科 2004; 58: 83-5. (NAID) 40020002471
5) 高橋 博, 岡部秀子, 春山秀城. 湿疹・皮膚炎群にみられる湿潤病巣に対するトプシムクリーム（FAPG基剤）の臨床的並びに細菌学的効果. 西日皮 1984; 46: 1193-8. (NAID) 130004473022
6) Watanabe S, Ohnishi T, Yuasa A, et al. The first nationwide surveillance of antibacterial susceptibility patterns of pathogens isolated from skin and soft-tissue infections in dermatology departments in Japan. J Infect Chemother 2017; 23: 503-11. (PMID) 28645883
7) Hall LM, Gorges HJ, van Driel M, et al. International comparison of guidelines for management of impetigo: a systematic review. Fam Pract 2022; 39: 150-8. (PMID) 34184743
8) Nakaminami H, Noguchi N, Ikeda M, et al. Molecular epidemiology and antimicrobial susceptibilities of 273 exfoliative toxin-encoding-gene-positive Staphylococcus aureus isolates from patients with impetigo in Japan. J Med Microbiol 2008; 57: 1251-8. (PMID) 18809554
9) Williamson DA, Monecke S, Heffernan H, et al. High usage of topical fusidic acid and rapid clonal expansion of fusidic acid-resistant Staphylococcus aureus: a cautionary tale. Clin Infect Dis 2014; 59: 1451-4. (PMID) 25139961
10) 藤田和彦, 田中直美, 折原久美子, ほか. Staphylococcus aureusの耐性獲得に対する各種抗菌剤の比較検討. 臨床医薬 2010; 26: 483-7.
11) Kanayama S, Ikeda F, Okamoto K, et al. In vitro antimicrobial activity of ozenoxacin against methicillin-susceptible Staphylococcus aureus, methicillin-resistant S. aureus and Streptococcus pyogenes isolated from clinical cutaneous specimens in Japan. J Infect Chemother 2016; 22: 720-3. (PMID) 27091753
12) 日野治子. 保育所・学校における感染症対策：学校感染症および関連疾患について. 日皮会誌 2019; 129: 1477-94. (NAID) 130007665645
13) 山本剛伸, 今福信一, 和田康夫, ほか. 皮膚の学校感染症とプールに関する統一見解に関する解説. 日皮会誌 2015; 125: 1203-4. (NAID) 130005071487

水疱性疾患 / 水疱

熱傷

burn

とにかく冷やそう，それから深度判断だ

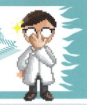

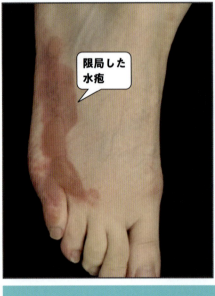

限局した水疱

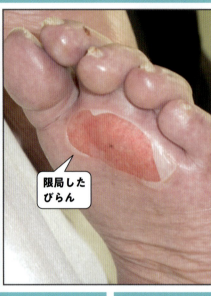

限局したびらん

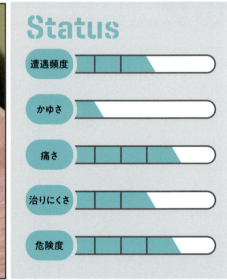

Status

- 遭遇頻度
- かゆさ
- 痛さ
- 治りにくさ
- 危険度

診断 Diagnosis

〔A 確定診断，B 推定診断，C 参考所見〕

視診	C	皮疹：限局した水疱・びらん
		部位：なし
検査	−	なし
病歴	A	熱との接触歴
その他	−	なし

限局した水疱・びらんをみたら熱傷を疑う。ほとんどは受傷歴が明白であり診断は容易である。ただし低温熱傷では受傷機転が明確でないことが多く，湯たんぽやアンカなど原因となりうる熱源を使用していないか確認する。

治療例 Treatment

【受傷直後】
- 流水で20分間冷却
- 白色ワセリン（プロペト®）1日1回外用

最も重要な処置は受傷直後の冷却である。初期は正確な深度を予測するのは難しいため，油脂性基剤の外用薬で創を保護しつつ慎重に経過を観察する。

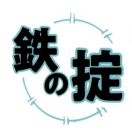

- 初期対応 ⇒ 視診と病歴で診断
- ⇒ 流水で20分間冷却し，油脂性基剤の外用薬を開始
- 皮膚科紹介 ⇒ 初期対応後に紹介

疾患基本データ

- 熱傷とは熱による皮膚の損傷であり，俗に「やけど」とよばれる。小範囲で深さが浅ければ自然治癒するが，広範囲で深い損傷であれば生命にかかわる外傷となる。
- 損傷の深さによって経過が異なるため，深度の判断が重要である。深度は温度と接触時間によって決定されⅠ～Ⅲ度に分類される（表1）。
- Ⅰ度は紅斑のみで3～4日で治癒する。Ⅱ度は水疱を形成し浅達性と深達性に分類される。浅達性は約2週間で治癒するが，深達性は治癒に3～4週間を要する。Ⅲ度熱傷では白～褐色調に乾燥し，一般的に植皮術が必要になる。
- ただし深度には明確な境界があるわけではなく連続性がある。また受傷直後に正確な深度を診断することは困難で（図1），経過とともに進行する場合もあるので注意を要する。

表1　熱傷の深度分類

深度	皮膚所見	治療までの期間
Ⅰ度	紅斑	数日
Ⅱ度	水疱	（浅達性）1～2週間，（深達性）3～4週間
Ⅲ度	白色～褐色	4週間以上

攻略記事（診断編）

Q1 深さはどうやって判断すればよいですか？

A1 pin prick テストが参考になるが，受傷初期に判断するのは不可能。

- 深度は主に水疱形成の有無から判断するが，実際には受傷直後はⅠ～Ⅲ度までの各段階が混在していて判断が難しい。
- またⅡ度の浅達性，深達性は明確に区別できない場合が多い。図1, 2は浅達性Ⅱ度と深達性Ⅱ度が混在した熱傷だが，受傷直後に正確に判断するのは困難であった。

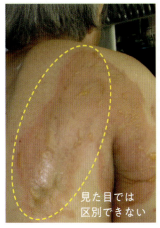

図1　受傷直後

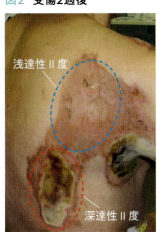

図2　受傷2週後

- そこで鑑別に有用なのは<mark>神経が温存されているか</mark>どうかである（表2）。注射針などで軽く創面を刺し，疼痛があれば浅達性Ⅱ度，疼痛が鈍麻していれば深達性Ⅱ度，無痛であればⅢ度と判断できる（pin prickテスト）。

表2　熱傷の深度と痛覚

深度	痛覚
浅達性Ⅱ度	＋（有痛）
深達性Ⅱ度	±（知覚鈍麻）
Ⅲ度	－（無痛）

- ただし初日に的確に判断できても，経過とともに熱変性が進行する場合もあるので注意を要する。当初紅斑のみでⅠ度と判断したものが翌日には水疱を呈する場合や，浅達性Ⅱ度熱傷と判断したものが後にⅢ度熱傷と判明するケースなどをしばしば経験する。
- したがって<mark>受傷初日に正確に深度を推測するのはほとんど不可能</mark>と考えておいたほうがよいだろう。受傷初日に誤って浅い熱傷として説明した場合，後にクレームの元となる。

> 著者は初日にはあまり将来の見込みは話さず，数日経過し深度がある程度明らかになってから説明するようにしている。

Q2 入院の必要性はどうやって判断しますか？

A2 病変面積から判断する。

- 熱傷は日常で頻繁に遭遇する疾患であり，9割以上の患者が外来で治療が行われている[1]。しかし場合によって

は生命にかかわる外傷になるため，重症度の判断が重要となる。

・一般的に熱傷面積が15%未満では外来治療が可能だが，それ以上の場合は入院が望ましい（表3）。特に30%を超える広範囲熱傷では熱傷治療専門機関へ搬送を行う。

・また気道熱傷は予防的な気管挿管の適応となるため，面積によらず熱傷治療専門機関への搬送が必要である。そ

のため，顔面の熱傷の場合は耳鼻科などへ喉頭ファイバーでの観察を依頼し，気道熱傷の有無を確認する。

表3 熱傷範囲と重症度[2,3]

重症度	熱傷範囲
軽症（通院治療）	Ⅱ度15%未満，Ⅲ度2%未満
中等症〜（入院治療）	Ⅱ度15%以上，Ⅲ度2%以上

攻略記事（治療編）

Q1 どれくらいの時間冷やしたらよいですか？

A1 受傷後3時間以内に流水で20分冷却する。

・冷却は熱による組織の変性を終息させ，損傷の進行を防ぐ効果が期待できる。実際，受傷直後の冷却は予後に大きく影響し，熱傷の重症度を軽減することが示されている[4]。

・ただし具体的な冷却法については国内のガイドライン[2,3]では触れられておらずよくわからない。そこで海外をみてみると，オーストラリアのガイドラインに詳細な記載がある（表4）。

表4 熱傷の冷却法[5]

1	流水で20分間冷却
2	適温は8〜25℃
3	受傷3時間以内の冷却が有効
4	氷は血管収縮や低体温を引き起こすため使用すべきではない
5	濡れタオルでは十分な冷却ができない

・受傷後3時間以内に20分間冷却することが推奨されており，冷却に使用するのは流水が望ましい。

・濡れタオルでは十分な冷却ができないため，移動中などで流水が使用できない場合に限って使用する。また氷での冷却は逆に組織を障害する可能性があるので使用しないほうがよいようだ。

Q2 外用薬はどれを選べばよいですか？

A2 急性期は深度の判断ができないので油脂性基剤の外用薬を使用する。

・基本的にⅠ度熱傷には積極的治療は必要ない。一方，Ⅱ度熱傷に対しては創保護目的で油脂性基剤の外用薬，Ⅲ度熱傷では感染予防目的でスルファジアジン銀クリームが国内のガイドライン[2,3]で推奨されている。

・しかし実際には，急性期の熱傷ではⅠ度〜Ⅲ度熱傷が混在していることが多く，使用すべき外用薬を限定するのは難しい。現実的にはまずⅡ度を想定して油脂性基剤の外用薬を使用し，創の性状がはっきりした後に，創面の状態に応じて外用薬の調整を行うのがよいだろう。

・熱傷に使用される油脂性基剤の外用薬を表5に示す。ステロイドや抗菌薬の外用薬が使用されるケースが多いが，特定の主剤の有効性を示したエビデンスは乏しい。

表5 油脂性基剤外用薬

基剤	主剤	商品名
ワセリン	なし	プロペト®
	ジメチルイソプロピルアズレン	アズノール®軟膏
	ステロイド	リンデロン®Ⅴ軟膏
	抗菌薬	ゲンタシン®軟膏

①ステロイド

・炎症の進行を抑制する目的でステロイド外用薬が使用されることがある。しかしランダム化比較試験[6]では有効性は示されていない。また創治癒を遷延させる可能性があるため，国内のガイドライン[2,3]では2日間程度の短期の使用に限るべきとされている。

②抗菌薬

・感染予防目的で抗菌薬の外用薬が使用されることもある。

しかし感染を予防するエビデンスは乏しく，長期に使用すると耐性菌が発生する恐れがある。そのため，使用する場合は受傷初期の短期間にとどめるのが望ましいだろう。

Q3 水疱はどうしたらよいですか？

A3 意見が分かれているが基本的には温存する。

- 水疱が自然に破れて水疱膜が汚染してしまっている場合は，感染源になるので除去したほうがよい。しかし，水疱が破れていない場合の処置については意見が分かれていてはっきりしない（表6）。

表6 水疱処置の長所・短所

	長所	短所
水疱温存	・創が乾燥しにくく湿潤環境を維持しやすい	・水疱が感染源になる ・内容液が創治癒を阻害
水疱除去	・底面の評価がしやすい ・不本意な水疱損傷を避けられる	・創が乾燥しやすい

- 具体的には海外のガイドライン[5]では水疱の除去が推奨されているが，国内のガイドライン[2,3]には水疱除去にメリットはないと記載されている。
- 海外では水疱をメスやセーレで切り取り，ドレッシング材で保護する方法が主流になっているようだ。しかし熱傷に対して保険適用のあるドレッシング材が限られるわが国の現状では，水疱の温存も1つの選択肢といえる。
- ただし水疱内容液がゲル化して創傷治癒を阻害するため，内容液を穿刺排出して水疱膜を圧着するのがよいという意見がある[7]。

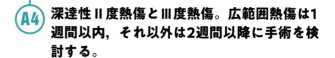

著者は水疱内容液のみ除去して水疱膜を温存することが多い。具体的には18ゲージの注射針で水疱を突き刺し，ガーゼなどで押さえて内容液を排出する。水疱はいくつかの小部屋に分かれているので穿刺は数カ所行うのがコツである。

Q4 手術が必要なのはどんな熱傷ですか？

A4 深達性Ⅱ度熱傷とⅢ度熱傷。広範囲熱傷は1週間以内，それ以外は2週間以降に手術を検討する。

- 外科的治療の適応は深達性Ⅱ度熱傷とⅢ度熱傷である。手術の時期は熱傷の面積によって決まる。
- 生命の危機をもたらす広範囲熱傷（体表面積の30％以上）では，受傷後1週間以内の早期手術が推奨されている[2,3]。ただし循環動態が不安定なこの時期に手術を実施できるのは，スタッフのそろった専門的施設に限られるため，速やかに転院搬送を行う必要がある。
- 一方，広範囲ではない熱傷は受傷後2週以降に手術を行う場合が多い。受傷直後は深度がはっきりせず，手術が必要な部分は明らかではない。そこでまず外用薬で保存的加療を行うと，浅達性Ⅱ度の部分は2週間以内に治癒するが，深達性Ⅱ度以上の部分は病変が残存する。つまり受傷後2週間ほどすると境界が明確になり，外科的治療が必要な部分を決定できる。
- また深達性Ⅱ度以上であっても，面積が狭い場合は保存的治療が行える場合がある。ただし治癒までの日数がかかることが欠点である。

攻略雑感 損傷の深さを受傷初期に判断するのは難しいため，急性期は油脂性基剤の外用薬を使用するのがよいだろう。将来の見込みは，数日経過して深度がある程度明らかになってから説明するようにしている。

文献

1) Emillia COL, Blake CR, Michael M, et al. Outpatient burns: prevention and care. Am Fam Physician 2012; 85: 25-32.（PMID）22230304
2) 一般社団法人日本熱傷学会 学術委員会．熱傷診療ガイドライン〔改訂第3版〕．熱傷 2021; 47: S1-108.（NAID）130008069019
3) 創傷・褥瘡・熱傷ガイドライン策定委員会（熱傷グループ）．創傷・褥瘡・熱傷ガイドライン（2023）−6 熱傷診療ガイドライン（第3版）．日皮会誌 2024; 134: 509-57.
4) Fiona MW, Michael P, Tom J, et al. Water First Aid Is Beneficial In Humans Post-Burn: Evidence from a Bi-National Cohort Study. PLoS One 2016; 11: e0147259.（PMID）26808839
5) Clinical guidelines for burn patient management, 4th edition. https://aci.health.nsw.gov.au/__data/assets/pdf_file/0009/250020/Burn-patient-management-guidelines.pdf
6) Pedersen JL, Møiniche S, Kehlet H, et al. Topical glucocorticoid has no antinociceptive or anti-inflammatory effect in thermal injury. Br J Anaesth 1994; 72: 379-82.（PMID）8155434
7) 福屋安彦，高野邦雄，藤巻史子，ほか．水疱性熱傷における内容液温存と穿刺排出の臨床比較．熱傷 2002; 28: 80-6.（NAID）10013256424

水疱性疾患 / 水疱

褥瘡

decubitus

進展状況を毎日観察

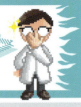

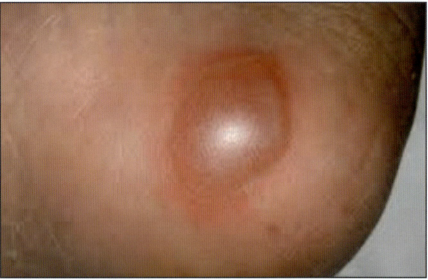

Status

遭遇頻度	■■■■□
かゆさ	■□□□□
痛さ	■■■■□
治りにくさ	■■■■□
危険度	■■■■□

診断 Diagnosis

〔A 確定診断，B 推定診断，C 参考所見〕

視診	B	皮疹：水疱・びらん
		部位：圧迫を受けやすい場所（仙骨部，踵部，大転子部など）
検査	—	なし
病歴	—	なし
その他	B	体位変換が困難な患者

圧迫を受けやすい場所の水疱・びらんをみたら褥瘡を疑う。体位変換が困難な患者に発症し，視診のみで診断は容易。

治療例 Treatment

【急性期】
・減圧
・白色ワセリン（プロペト®）：1日1回外用

【慢性期】
・減圧
・深さに応じて外用薬を決定

患部の減圧を行ったうえで，発生直後は創の保護のために油脂性基剤の外用薬を使用する。慢性期以降に深さを判断して治療方針を決定する。

（写真提供：ディアケア　スキントラブル解決 Q&A https://www.almediaweb.jp/skincare/part1/09.html）

鉄の掟

- 初期対応 ⇒ 視診で診断
- ⇒ 外用薬やドレッシング材で創を保護
- 皮膚科紹介 ⇒ 重症例

疾患基本データ

- 褥瘡とは長時間の圧迫による血流障害によって生じる皮膚障害で，俗に「とこずれ」とよばれる。多くは入院患者や在宅患者にみられ，圧迫を受けやすい骨突出部に好発する（図1）[1]。
- 発症直後は紅斑や紫斑など皮膚の色調変化から始まる。その後，組織障害の程度によって水疱やびらん，潰瘍などのさまざまな皮膚症状を生じる。
- 褥瘡は組織障害が真皮浅層に止まる浅い褥瘡と，皮下組織以下に及ぶ深い褥瘡とに分類される。浅い褥瘡は比較的短期間で治癒するが，深い褥瘡では治癒までに1年以上かかることもあり，創感染から敗血症となり全身状態が悪化する場合もある。
- ただし発症から1～3週間は局所の病態が不安定で，皮膚障害がどのくらいの深さに達しているかがわかりにくい。一見浅い褥瘡のようでも，あとで深い褥瘡と判明することがあり，今後どのような褥瘡に進展するかを正確に予測することは困難である。
- そのため褥瘡は発症後1～3週の急性期と，それ以降の慢性期に分けて対応する（図2）。急性期では創を保護することが治療の中心となり，毎日の観察を怠らないようにする。
- 慢性期になると組織障害の進展が止まり症状が固定する。これ以降に深さの評価を行い，治療方針を決定していく。

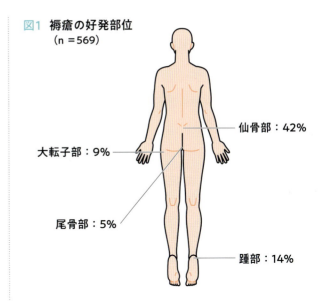

図1 褥瘡の好発部位 (n＝569)

仙骨部：42%
大転子部：9%
尾骨部：5%
踵部：14%

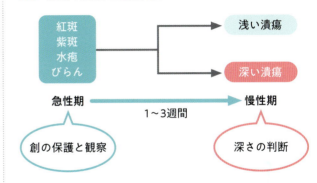

図2 褥瘡の経過と治療方針

攻略記事（治療編）

Q1 急性期褥瘡にはどんな処置をすればよいですか？

A1 外用薬やドレッシング材で創を保護しながら十分な観察を行う（表1）。

- 急性期は深部組織の損傷がわかりにくい。そのため壊死範囲の特定は困難で，急速な進行も想定する必要がある。したがって急性期の基本方針は，創の保護と感染予防に努めながら十分な観察を行うことである。
- 創の保護には外用薬かドレッシング材を使用する。国内のガイドライン[2]では，外用薬としては主に創面保護効果の高い油脂性基剤の外用薬が推奨されている。
- 一方，ドレッシング材を用いる場合は創の状態を透見できるものが望ましい。透明で貼付後に創部観察が可能なドレッシング材にはポリウレタンフィルムやハイドロコロイド材がある。
- 水疱を形成している場合は外用薬かドレッシング材で保護を行い，破らずそのままにすることがガイドライン[2]では推奨されている。ただし水疱が緊満している場合は除圧のために適宜穿刺を行うこともある。

表1 急性期に使用する外用薬，ドレッシング材[2]

外用薬	油脂性基剤外用薬	プロペト®，亜鉛華軟膏，アズノール®軟膏 など
ドレッシング材	ポリウレタンフィルム	オプサイト®ウンド，3M™ テガダーム™ など
	ハイドロコロイド剤	デュオアクティブ®ET など

Q2 外用薬とドレッシング材はどちらを選べばよいですか？

A2 ドレッシング材は頻回の交換は不要だが感染に注意。

- 外用薬とドレッシング材の選択については明確なエビデンスはない。
- 外用薬と比較して，ドレッシング材は頻回の交換が不要というメリットがある。しかし万一感染を起こした場合，ドレッシング材による湿潤環境下で細菌が急激に増殖するため，十分な観察が必要である。

 著者は，頻繁に診察ができない状況（再診が1週間以上先になる）では外用薬を選択することが多い。

攻略雑感 褥瘡は浅い病変と深い病変とに分類されるが，発症直後は深さを判定するのが難しい。そのため発症後1〜3週の急性期と，それ以降の慢性期に分けて対応するのがよいだろう。急性期は創を保護することが治療の中心となり，慢性期になってから深さの評価を行い治療方針を決定するようにしている。

文献

1) 紺家千津子，志渡晃一，安部正敏，ほか．療養場所別自重関連褥瘡の有病率，有病者の特徴，部位・重症度およびケアと局所管理．褥瘡会誌 2018; 20: 446-85. (NAID) 40021725494
2) 日本褥瘡学会．褥瘡予防・管理ガイドライン(第5版)．褥瘡会誌 2022; 24: 29-85.

水疱性疾患 / 水疱

湿疹（接触皮膚炎）

eczema

植物と湿布のセンが怪しい

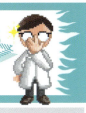

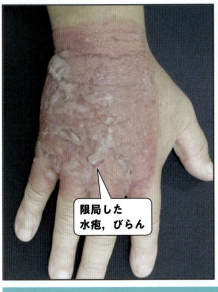

限局した水疱，びらん

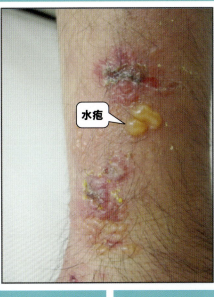

水疱

Status

- 遭遇頻度
- かゆさ
- 痛さ
- 治りにくさ
- 危険度

診断 Diagnosis

〔A 確定診断，B 推定診断，C 参考所見〕

視診	C	皮疹：限局性の水疱と紅斑
		部位：なし
検査	−	なし
病歴	A	原因物質との接触歴
その他	−	なし

限局した水疱と紅斑をみたら接触皮膚炎を疑う。原因物質との接触歴を確認できれば診断が確定する。

治療例 Treatment

【体幹・四肢の病変（成人）】

- Ⅱ群ステロイド（アンテベート®）軟膏：1日2回外用，7日間
- フェキソフェナジン（アレグラ®）錠（60mg）：1回1錠，1日2回内服，7日間

治療の基本はステロイドの外用であり，部位によってランクを使い分ける（Ⅱ章〈p.10〉を参照）。かゆみが強い場合は抗ヒスタミン薬を併用する。

疾患基本データ

- 接触皮膚炎とは刺激物質や抗原が皮膚に接触することによって起こる湿疹反応である。症状は接触部位の紅斑が一般的だが，反応が強い場合は水疱を形成することがある。
- 水疱を形成する重症の接触皮膚炎は**ウルシなどの植物**が原因のことが多い。
- また**湿布薬（ケトプロフェンなど）**による光接触皮膚炎でも，貼付部に紫外線が当たることで強い反応が生じ，水疱を形成することがある。湿布の貼付部には微量のケトプロフェンが残留しており，使用を中止した数週間後でも症状が起こる[1]。その場合，患者が湿布使用の事実を忘れていることが多いので詳細な問診が重要である。

攻略記事

- 鱗屑性紅斑「湿疹」の項（p.98）を参照。

文献

1) Devleeschouwer V, Roelandts R, Garmyn M, et al. Allergic and photoallergic contact dermatitis from ketoprofen: results of (photo) patch testing and follow-up of 42 patients. Contact Dermatitis 2008; 58: 159-66.（PMID）18279154

水疱性疾患 水疱

薬疹（SJS・TEN）

drug eruption

この本に3項目もある薬疹その1

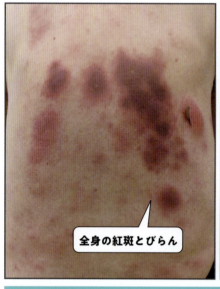
全身の紅斑とびらん

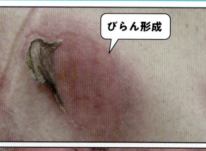
びらん形成

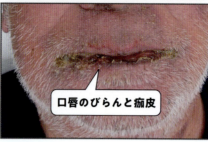
口唇のびらんと痂皮

Status

- 遭遇頻度
- かゆさ
- 痛さ
- 治りにくさ
- 危険度

診断 Diagnosis

〔A 確定診断，B 推定診断，C 参考所見〕

視診	C	皮疹：紅斑上に水疱，びらんが存在
		部位：全身に分布
検査	C	皮膚生検
	C	DLST，パッチテスト
病歴	B	薬剤の使用歴
その他	C	発熱，粘膜病変（眼，口腔，外陰）

全身に分布する紅斑と水疱，びらんをみたら薬疹を疑う。発熱を伴い，眼や口腔，外陰などの粘膜にびらん，出血，痂皮を生じる。診断は臨床症状と病理組織から総合的に行う。原因薬剤の推定にはDLSTやパッチテストが参考になるが，陽性率は低い。

治療例 Treatment

- 原因薬剤中止
- プレドニゾロン（プレドニン®）錠（5mg）：1回4～6錠，1日2回内服

発症後7日以内に原因薬剤を中止し，ステロイドの全身投与（プレドニゾロン0.5～1mg/kg/日）を開始する。重症例や急速に進行する症例では，ステロイドパルス療法を行う。

疾患基本データ

- スティーブンス・ジョンソン症候群（Stevens-Johnson Syndrome：SJS）と中毒性表皮壊死症（toxic epidermal necrolysis：TEN）は全身に紅斑，水疱，びらんを呈し，発熱と粘膜病変を伴う重症薬疹である。
- SJSとTENは一連の病態と考えられており，皮疹の重症度で分類されている。水疱とびらんの面積が体表の10％以下のものをSJS，病変が進行し10％を超えたものをTENとよぶ（図1）。
- 皮膚症状の重症化だけでなく，多臓器に及ぶ合併症によって死亡する症例もまれではない。SJSの死亡率は1～

5%，TENに進行した場合の死亡率は25〜35%と報告されている[1]。

- また粘膜病変は後遺症を残すおそれがある。8%の症例で眼後遺症（視力障害，ドライアイなど）を生じ[2]，特に急性期の眼障害が強い場合はリスクが高い[3]。発症後1週間以内に眼科的治療を開始した場合は，視力予後が良好と報告されており[4]，できるだけ早く眼科医の診療を受けることが望ましい。
- 治療の第一選択はステロイド全身投与である。しかし全身にびらんが拡大した段階でステロイドを投与すると，感染症を併発して逆に死亡率が上昇する可能性が指摘されている[5]。
- 発症から皮膚科受診までの日数と死亡率が相関する（生存群：5.4日，死亡群：13.5日）という報告もあり[6]，重症薬疹を見逃さずにできるだけ早く治療を開始することが重要である。病変が全身に広がるまでの平均期間は発症から約8日と報告されており[7]，日本皮膚科学会のガイドライン[8]は発症7日前後までに治療を開始することを推奨している（図2）。

図1　SJSとTENの違い

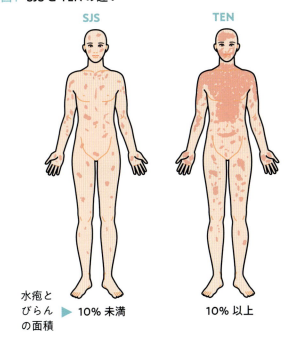

図2　SJS・TENの経過

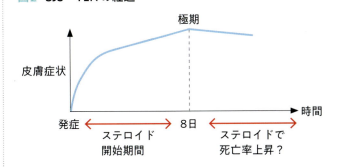

攻略記事

- 「薬疹（紅斑丘疹型・多形紅斑型）」の項（p.124）を参照。

文献

1) Harr T, French LE. Toxic epidermal necrolysis and Stevens-Johnson syndrome. Orphanet J Rare Dis 2010; 5: 39.（PMID）21162721
2) Sunaga Y, Kurosawa M, Ochiai H, et al. The nationwide epidemiological survey of Stevens-Johnson syndrome and toxic epidermal necrolysis in Japan, 2016-2018. J Dermatol Sci 2020; 100: 175-82.（PMID）33046331
3) Sotozono C, Ueta M, Nakatani E, et al: Predictive factors associated with acute ocular involvement in Stevens-Johnson Syndrome and toxic epidermal necrolysis. Am J Ophthalmol 2015; 160: 228-37.e2.（PMID）25979679
4) Sotozono C, Ueta M, Koizumi N, etc. Diagnosis and treatment of Stevens-Johnson syndrome and toxic epidermal necrolysis with ocular complications. Ophthalmology 2009; 116: 685-90.（PMID）19243825
5) Halebian PH, Corder VJ, Madden MR, et al. Improved burn center survival of patients with toxic epidermal necrolysis managed without corticosteroids. Ann Surg 1986; 204: 503-12.（PMID）3767483
6) 渡邊友也，山口由衣，相原道子，ほか．横浜市立大学附属2病院におけるStevens-Johnson症候群および中毒性表皮壊死症132例の検討．日皮会誌 2020; 130: 2059-67.（NAID）130007889713
7) Lee HY, Dunant A, Sekula P, et al. The role of prior corticosteroid use on the clinical course of Stevens-Johnson syndrome and toxic epidermal necrolysis: a case-control analysis of patients selected from the multinational EuroSCAR and RegiSCAR studies. Br J Dermatol 2012; 167: 555-62.（PMID）22639874
8) 重症多形滲出性紅斑ガイドライン作成委員会，編．重症多形滲出性紅斑スティーヴンス・ジョンソン症候群・中毒性表皮壊死症診療ガイドライン．日皮会誌 2016; 126: 1637-85.（NAID）130007040223

水疱性疾患　水疱

水疱性類天疱瘡

bullous pemphigoid

ものすごく高齢者に偏って発症，しかも増加傾向

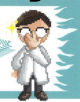

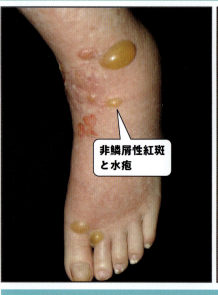

非鱗屑性紅斑と水疱

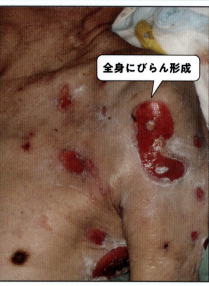

全身にびらん形成

Status

- 遭遇頻度
- かゆさ
- 痛さ
- 治りにくさ
- 危険度

診断 Diagnosis

〔A 確定診断，B 推定診断，C 参考所見〕

視診	C	皮疹：非鱗屑性紅斑と水疱・びらん
		部位：全身に分布
検査	A	皮膚生検（病理組織学的検査，蛍光抗体直接法）
	A	血液検査（抗BP180抗体，蛍光抗体間接法）
病歴	C	DPP-4阻害薬内服
その他	C	高齢者に好発

高齢者の全身にかゆみを伴う非鱗屑性紅斑と，水疱・びらんをみたら水疱性類天疱瘡を疑う．DPP-4阻害薬を内服している場合は発症リスクが高い．皮膚生検と血液検査で診断を確定する．

治療例 Treatment

【軽症（水疱新生5個／日未満）】
・プレドニゾロン（プレドニン®）錠（5mg）：1回1錠，1日2回内服

【中等症（水疱新生5個／日以上）】
・プレドニゾロン（プレドニン®）錠（5mg）：1回2～3錠，1日2回内服

ステロイドの全身投与を行う（軽症：0.2～0.3mg/kg/日，中等症以上：0.5～1.0mg/kg/日）．
DPP-4阻害薬を内服している場合は中止する．

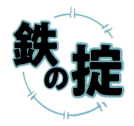

初期対応	⇒ 血液検査と皮膚生検で診断
皮膚科紹介	⇒ 疑った段階で紹介

疾患基本データ

- 水疱性類天疱瘡（類天疱瘡）は自己免疫性水疱症の一種である。自己免疫性水疱症は，自己抗体によって皮膚や粘膜に水疱・びらんを形成する疾患で，類天疱瘡の頻度が最も高い（表1）。

表1 自己免疫性水疱症の罹患率（/10万人年）[1]

水疱性類天疱瘡	4.3
尋常性天疱瘡	0.7

- 類天疱瘡は**70歳以上の高齢者に多い**のが特徴で，発症年齢の中央値は80歳と報告されている（図1）。これだけ高齢者に偏った自己免疫疾患はほかにはなく，海外では高齢化に伴い過去10年間で2～5倍に増加している[2]。
- また2型糖尿病の治療薬である**DPP-4阻害薬が発症リスクを上昇させる**ことが示されており[3]，近年DPP-4阻害薬誘発性の症例も増加している。
- 高齢者施設では入所者の1％に自己免疫性水疱症がみられ，そのほとんどが類天疱瘡であると推測される[4]。患者数は今後さらに増える可能性が高く，この疾患は老年内科領域にとって，もはやcommon diseaseといってよいのかもしれない。
- **類天疱瘡の37％は紅斑や丘疹のみで始まり，水疱がない期間が平均15.9カ月続く**と報告されている[5]。したがって高齢者の全身に非鱗屑性紅斑が出現した場合は，水疱がなくても類天疱瘡を疑う必要がある（「水疱性類天疱瘡（非水疱型）」の項〈p.135〉参照）。
- 類天疱瘡が進行すると，全身にびらんが拡大して広範熱傷のような厳重な全身管理を要する。したがって早期の段階で診断し，初期から積極的に治療を行い，重症化させないことが肝心である。

図1 年齢別の罹患率（/10万人年）[1]

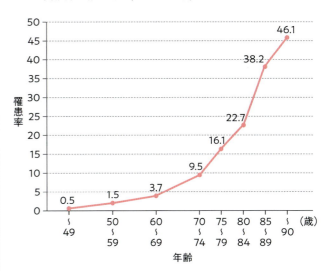

攻略記事（診断編）

Q1 患者がDPP-4阻害薬を内服していますが，薬剤誘発性ですか？

A1 薬剤の関与を明確にするのは難しいが，中止するのが望ましい。

- 近年，DPP-4阻害薬を内服中の患者に生じた類天疱瘡の報告が増加しており，DPP-4阻害薬が類天疱瘡の発症リスクを上昇させることが示されている[3]。
- 発症の病態は不明だが，薬剤が免疫状態を変化させて抗体産生を誘導する可能性が考えられている。
- DPP-4阻害薬は低血糖を起こしにくい安全性の高い薬剤として広く処方されており，薬剤関連類天疱瘡が増加している。
- ただし，DPP-4阻害薬は多くの糖尿病患者で使用されており，偶然内服していた可能性は否定できない。
- 通常の薬疹は内服開始後4日～2週間前後に好発する（「薬疹」の項〈p.126〉を参照）。ところが類天疱瘡の発症リスクは，内服開始後約20カ月でピークを迎え，その後5年を過ぎるまで高いと報告されている[6]。つまり，内服開始から数年以上経過していても発症する可能性があり，内服期間から薬剤の関連性を推測するのは難しい。
- また薬剤の中止のみで改善する症例が多い一方で，中止後も悪化する難治な症例もあり，中止後の経過から薬剤関与の有無を明確にするのも難しい。
- したがって類天疱瘡患者が発症時にDPP-4阻害薬を内服している場合は，一律に薬剤を中止するのが現時点では最も現実的な対応である。

Q2 どうやって診断すればよいですか？

A2 病理組織学的所見＋蛍光抗体直接法で診断を行うことが多い。

- 自己免疫性水疱症の診断は複雑なので，整理しておきたい。日本皮膚科学会のガイドライン[7]では，水疱性類天疱瘡を確定診断するためには，①病理組織学的所見，②蛍光抗体直接法，③蛍光抗体間接法 or 抗BP180抗体のうち，2つ以上の所見が必要である（表2, 3）。
- したがって確定診断のためには皮膚生検が必須であり，血液検査のみでは診断基準を満たさない。一般的に病理組織学的所見＋蛍光抗体直接法で診断を行うことが多い。

表2 診断に必要な検査所見

	検査所見	検体
1	病理組織学的所見	皮膚組織
2	蛍光抗体直接法	皮膚組織
3	蛍光抗体間接法 or 抗BP180抗体	血液

2項目以上を満たす

表3 検査の感度・特異度[8]

	感度	特異度
蛍光抗体直接法	91%	98%
蛍光抗体間接法	73%	100%
抗BP180抗体	72%	94%

Q3 皮膚生検ができないので診断がつきません。

A3 まず血液検査で抗BP180抗体を測定する。

- 類天疱瘡の確定診断には皮膚生検が必須である。とはいえ慢性期病院入院中，高齢者施設入所中の寝たきり患者の場合，皮膚科を受診することが難しく皮膚生検が行えないことも多いだろう。
- その場合は，まず血液検査で抗BP180抗体を測定するのが簡便である。特異度は94％と高く，類天疱瘡を疑う臨床症状があり，検査が陽性であれば診断はほぼ確実といえる（陽性尤度比12）[8]。
- ただし抗体検査が陽性でも診断基準は満たさない。また感度が72％と低く，陰性でも類天疱瘡の否定はできないことに注意が必要である（陰性尤度比0.3）[8]。

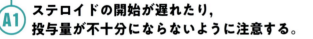

攻略記事（治療編）

Q1 治療の注意点は？

A1 ステロイドの開始が遅れたり，投与量が不十分にならないように注意する。

- 類天疱瘡の治療の主体はステロイドの全身投与である。一般的に自己免疫疾患ではプレドニゾロン1mg/kg/日の高用量が必要になることが多い。しかし類天疱瘡は比較的少量でもコントロールが可能であり，日本皮膚科学会のガイドライン[7]では軽症例では0.2〜0.3mg/kg/日，中等症以上の症例では0.5〜1.0mg/kg/日が推奨されている。
- しかしステロイドを使用すると重篤な副作用を併発する可能性がある。特に高齢者に好発する類天疱瘡では，できれば投与したくない，あるいは少量ですませたいという気持ちからステロイドの使用を躊躇してしまうケースは多い。
- ところがステロイドの投与が遅れたり，投与量が不十分であることで起こる問題のほうがむしろ大きい場合があることを理解しておきたい。
- 特に「少量で始めて，コントロールできないと症状に応じて増量する」という投与法は行わないように心掛けるべきである。治療初期に低用量のステロイドを投与し，少しずつ増量することでステロイド耐性が生じ効果が出にくくなるとされている[9]。

 軍事戦略の分野では「戦力の逐次投入は愚策」という格言がある。ステロイドの投与も同様であり，十分な用量で治療を開始し，投与量が足りないときは思い切って1.5〜2倍に増量するのが有効治療のポイントである。

Q2 ステロイド内服以外の治療法はありますか？

軽症なら①強力ステロイド全身外用療法，②テトラサイクリン系抗菌薬も有効。

- 類天疱瘡に対しては，強力ステロイド全身外用療法，テトラサイクリン系抗菌薬も有効である．ステロイド内服に比べて副作用の発生率は低く，軽症例ではこれらの治療を試みる価値がある（表4）．
- ただしステロイド内服開始のタイミングが遅れないように注意しておきたい．

表4 主な治療法

	推奨度（国内ガイドライン）
ステロイド内服	A〜B
強力ステロイド全身外用療法	C1
テトラサイクリン系抗菌薬＋ニコチン酸アミド	C1

（A：強く推奨する，B：推奨する，C1：行ってもよい）

①強力ステロイド全身外用療法

- ストロングストランクのステロイド外用薬を1日2回全身に塗布する治療法である．効果はステロイド内服と有意な差がなく，副作用の発生率は低いと報告されている[10]．
- ただし全身に外用薬を塗布する負担は大きく，連日確実に行える環境は限られている．

②テトラサイクリン系抗菌薬（＋ニコチン酸アミド）

- 類天疱瘡では顆粒球の活性化が重要な役割を果たしている．そのため抗菌作用以外にも抗炎症作用をもつテトラサイクリン系抗菌薬が類天疱瘡に対して有効である．
- 近年，ドキシサイクリンがステロイド内服に非劣性であり，副作用の発生率は低いことが示され[11]，治療の第一選択として使用されるケースが増加している．
- ただし自己抗体の産生を抑制する作用は乏しいため，ステロイド内服よりも再発率が高い可能性が示唆されている[12]．
- また抗炎症作用のあるビタミンB_3（ニコチン酸アミド）を併用するケースもあるが，単独での治療効果を示すエビデンスは乏しい[13]．

攻略雑感 類天疱瘡は高齢者に多く，DPP-4阻害薬が発症リスクを上げるため患者数が増加している．高齢者ではステロイドの使用を躊躇してしまうケースは多いが，早期の段階から積極的に治療を行い重症化させないことが肝心である．

文献

1) Langan SM, Smeeth L, Hubbard R, et al. Bullous pemphigoid and pemphigus vulgaris--incidence and mortality in the UK: population based cohort study. BMJ 2008; 337: a180.（PMID）18614511
2) 笹井 収，東條玄一，三井英俊，ほか．宮城県南部地域における水疱性類天疱瘡の罹患率推計．日皮会誌 2016; 126: 1923-7.（NAID）130005416206
3) Kridin K, Bergman R. Association of Bullous Pemphigoid With Dipeptidyl-Peptidase 4 Inhibitors in Patients With Diabetes: Estimating the Risk of the New Agents and Characterizing the Patients. JAMA Dermatol 2018; 154: 1152-8.（PMID）30090931
4) 今井龍介，栗原誠一，種田明生，ほか．高齢者における皮膚科医療の現状と問題点：II. 高齢者施設への訪問調査．日臨皮医誌 2004; 81: 252-7.（NAID）10013300352
5) Zhang Y, Luo Y, Han Y, et al. Non-bullous lesions as the first manifestation of bullous pemphigoid: A retrospective analysis of 181 cases. J Dermatol 2017; 44: 742-6.（PMID）28256743
6) Douros A, Rouette J, Yin H, et al. Dipeptidyl Peptidase 4 Inhibitors and the Risk of Bullous Pemphigoid Among Patients With Type 2 Diabetes. Diabetes Care 2019; 42: 1496-503.（PMID）31182489
7) 類天疱瘡（後天性表皮水疱症を含む）診療ガイドライン作成委員会：氏家英之，岩田浩明，山上 淳，ほか．類天疱瘡（後天性表皮水疱症を含む）診療ガイドライン．日皮会誌 2017; 127: 1483-521.（NAID）130007040263
8) Sárdy M, Kostaki D, Varga R, et al. Comparative study of direct and indirect immunofluorescence and of bullous pemphigoid 180 and 230 enzyme-linked immunosorbent assays for diagnosis of bullous pemphigoid. J Am Acad Dermatol 2013; 69: 748-53.（PMID）23969034
9) 青山裕美．天疱瘡の病態に応じた理論的な治療法の選び方．日皮会誌 2010; 120: 2561-63.（NAID）10027732472
10) Joly P, Roujeau JC, Benichou J, et al. A comparison of oral and topical corticosteroids in patients with bullous pemphigoid. N Engl J Med 2002; 346: 321-7.（PMID）11821508
11) Williams HC, Wojnarowska F, Kirtschig G, et al. Doxycycline versus prednisolone as an initial treatment strategy for bullous pemphigoid: a pragmatic, non-inferiority, randomised controlled trial. Lancet 2017; 389: 1630-8.（PMID）28279484
12) Schmidt E, Obe K, Bröcker EB, et al. Serum Levels of Autoantibodies to BP180 Correlate With Disease Activity in Patients With Bullous Pemphigoid. Arch Dermatol 2000; 136: 174-8.（PMID）10677092
13) Venning VA, Taghipour K, Mohd Mustapa MF, et al. British Association of Dermatologists' guidelines for the management of bullous pemphigoid 2012. Br J Dermatol 2012; 167: 1200-14.（PMID）23121204

膿疱性疾患

膿疱性疾患の鑑別診断

膿疱性疾患に分類される疾患

膿疱性疾患	毛包炎・尋常性ざ瘡	▶ p.57へ
	薬疹（急性汎発性発疹性膿疱症）	▶ p.63へ
	掌蹠膿疱症	▶ p.64へ

膿疱性疾患の頻度と危険度

- 膿疱とは，膿が溜まり白色から黄白色に見える皮疹です。膿は白血球の集合であり，原因として多いのは感染症です。
- 膿疱をみたときは，まず毛包の感染症（毛包炎・尋常性ざ瘡）を考えましょう。膿疱が毛包部に限局するため，視診のみで比較的容易に診断できます。
- ただし膿疱は必ずしも感染によるわけではなく，自己免疫によって無菌性の膿疱が形成される場合もあります。無菌性の膿疱は毛包と一致しないことから鑑別が可能です。膿疱を形成し発熱を伴う薬疹（急性汎発性発疹性膿疱症）は重症薬疹の一型なので注意を要します。
- また，頻度は低いものの掌蹠膿疱症も念頭に置いておく必要がありますが，病変の部位（膿疱が掌蹠に限局）から比較的容易に診断できます。

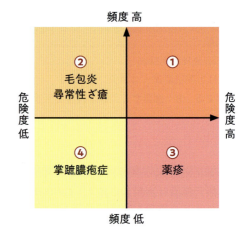

膿疱性疾患

毛包炎・尋常性ざ瘡

folliculitis・acne vulgaris

お顔の悩みのボス格

内容液が濁っている

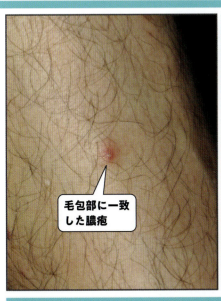

毛包部に一致した膿疱

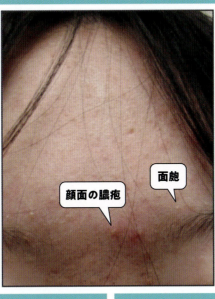

顔面の膿疱　面皰

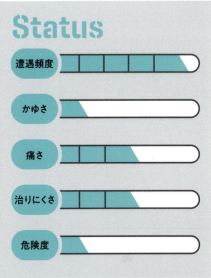

Status

- 遭遇頻度：■■■■□
- かゆさ：■□□□□
- 痛さ：■■■□□
- 治りにくさ：■■■□□
- 危険度：■□□□□

診断 Diagnosis

〔A 確定診断，B 推定診断，C 参考所見〕

視診	B	皮疹：毛包部に一致した膿疱
		部位：（毛包炎）なし，（尋常性ざ瘡）顔面
検査	ー	なし
病歴	ー	なし
その他	C	尋常性ざ瘡は10〜30代に好発

毛包部に一致した膿疱をみたら毛包炎・尋常性ざ瘡と診断する。顔面の病変で周囲に面皰（白色の丘疹）を伴う場合は尋常性ざ瘡，それ以外の場合は毛包炎と判断する。また好発年齢（尋常性ざ瘡は10〜30代に好発）も診断の参考になる。

治療例 Treatment

【毛包炎】
- オゼノキサシン（ゼビアックス®）ローション：1日1回外用，5日間

【尋常性ざ瘡】
- オゼノキサシン（ゼビアックス®）ローション：1日1回外用，2週間
- 過酸化ベンゾイル（ベピオ®）ローション：1日1回外用，最低3カ月間

基本的に外用抗菌薬で治療を行うが，尋常性ざ瘡では抗菌薬を単独では使用せず，面皰治療薬を併用する。重症例では内服抗菌薬を使用する。

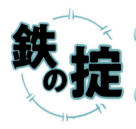

鉄の掟

- 初期対応 ⇒ 視診で診断
- ⇒ 外用抗菌薬（＋面皰治療薬）を開始
- 皮膚科紹介 ⇒ ざ瘡は皮膚科へ紹介（治療が長期になるため）

疾患基本データ

- 毛包炎と尋常性ざ瘡（ざ瘡）は，毛包の入口部の炎症によって生じる。毛包に一致した紅色丘疹で始まり，後に膿疱化する。多くは自覚症状を欠くが，軽い痛みを伴うことがある。
- 両者は発症機序が異なっており，区別されている（図1）。毛包炎は一般的に毛包へ菌が侵入することによって起こり，原因菌のほとんどが黄色ブドウ球菌である[1]。
- 一方，ざ瘡は俗に「にきび」とよばれ，毛穴（毛包の開口部）が閉塞して，毛包の中に皮脂が溜まることで始まる。この状態を面皰（めんぽう）とよび，面皰の中で常在菌であるアクネ菌が異常増殖して炎症を起こす。
- したがって毛包炎とざ瘡は，==面皰の有無で鑑別==できる。
- また毛包炎はどの年齢でも発症するが，ざ瘡は皮脂の分泌が活発な10〜30代の顔面に好発する（図2）。

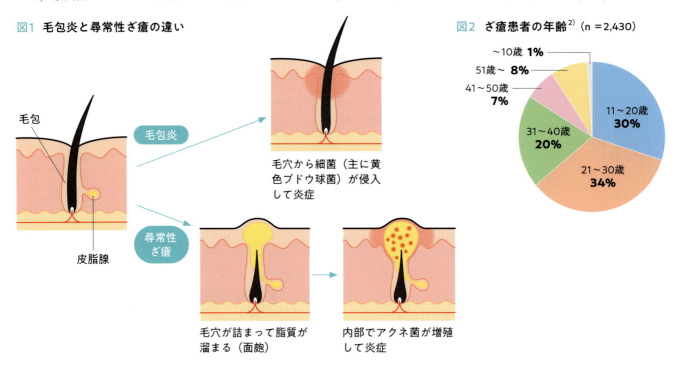

図1　毛包炎と尋常性ざ瘡の違い

図2　ざ瘡患者の年齢[2]（n＝2,430）

攻略記事（毛包炎）

Q1　毛包炎の治療は外用薬と内服薬，どちらがよいですか？

A1　通常は外用抗菌薬を使用するが，癤の場合は内服抗菌薬で治療を行う。

- 通常の毛包炎では，炎症は毛包入口部に限局しており，外用抗菌薬で治療を行う。
- ただし病変が毛根部まで進行し，さらに周囲の組織にまで炎症が拡大したものは==癤==（せつ）とよばれ，内服抗菌薬を使用するのが望ましい（図3）。
- 癤がさらに進行すると膿瘍を形成することがあり，その場合は切開排膿が必要である（「膿瘍」の項〈p.85〉を参照）。

図3　毛包炎と癤

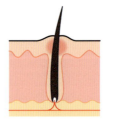
毛包炎（浅在）
毛包入口部の炎症

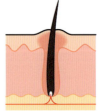
毛包炎（深在）
炎症が毛根部まで進行

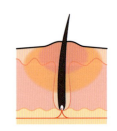
癤
炎症が周囲の組織まで拡大

Q2 抗菌薬はどれを選べばよいですか？

A2 外用薬はナジフロキサシン／オゼノキサシン，内服薬はセファレキシンが有効。

- 毛包炎の原因菌のほとんどが黄色ブドウ球菌である[1]。したがって抗菌薬は黄色ブドウ球菌に感受性があるものを使用する。

> ガイドラインで推奨されている薬剤はないが，著者は伝染性膿痂疹に準じて外用薬はナジフロキサシン／オゼノキサシン，内服薬はセファレキシンを使用することが多い（「伝染性膿痂疹」の項〈p.38〉を参照）。

- ただし癤はMRSAの陽性率が高い（48％）という報告があるため，MRSAのカバーが必要かもしれない[3]。
- また治療に反応しない場合は，黄色ブドウ球菌以外の菌による毛包炎も疑う必要がある（表1）。

表1 黄色ブドウ球菌以外の原因菌

細菌	緑膿菌
真菌	マラセチア
	白癬菌
寄生虫	毛包虫

攻略記事（尋常性ざ瘡）

Q1 ざ瘡に抗菌薬は効きますか？

A1 抗菌薬の外用，内服が有効だが，単独では使用せず，面皰治療薬と併用する。

- 抗菌薬はアクネ菌を減少させ，ざ瘡の炎症性病変を改善させる効果がある。軽症例では外用薬，片顔の紅色丘疹が20個を超える重症例では，内服薬を使用する。
- ただし抗菌薬は一時的に炎症を抑えることしかできず，再発を繰り返してしまう。そのため，再発を防止する効果がある面皰治療薬との併用が基本となる（Q2を参照）。

①外用薬（表2）
- 米国皮膚科学会（AAD）のガイドライン[4]で推奨されている外用抗菌薬はクリンダマイシンである。また国内のガイドライン[5]ではキノロン系のナジフロキサシン，オゼノキサシンも推奨されている。

表2 外用抗菌薬の種類と推奨度

		推奨度（国内ガイドライン）
リンコマイシン系	クリンダマイシン	A
キノロン系	ナジフロキサシン	A
	オゼノキサシン	A

A：行うよう強く推奨する

②内服薬（表3）
- 内服薬の第一選択はAAD，国内のガイドラインともにテトラサイクリン系抗菌薬である。テトラサイクリン系は抗菌作用以外に抗炎症作用をもち，毛包の炎症に対する直接的な効果も期待できる。
- ドキシサイクリンとミノサイクリンの効果に有意な差はないと報告されているが[6]，ミノサイクリンはめまいや色素沈着などの副作用の頻度が高いため，一般的に==ドキシサイクリン==が使用されることが多い。
- テトラサイクリン系が使用できない場合の第二選択は，抗炎症作用をもつマクロライド系である。国内のガイドラインでは==ロキシスロマイシン==の推奨度が高い。

> 国内のガイドラインではファロペネムの推奨度も高いが，AADのガイドラインには記載されておらず，著者は使用することは少ない。

表3 内服抗菌薬の種類と推奨度

		推奨度（国内ガイドライン）
テトラサイクリン系	ドキシサイクリン	A
	ミノサイクリン	A
マクロライド系	ロキシスロマイシン	B
	クラリスロマイシン	C1

A：行うよう強く推奨する，B：行うよう推奨する，C1：選択肢の1つとして推奨する

Q2 面皰治療薬はどんな外用薬ですか？

A2 ざ瘡の原因となる毛穴の詰まり（面皰）を改善し、皮疹の再発を防止する。

- 面皰治療薬は、ざ瘡の原因となる毛穴の詰まり（面皰）を改善する外用薬で、皮疹の再発を防止する効果がある。
- ざ瘡に対して抗菌薬のみで治療を行うと、再発を繰り返してしまう。そのため、抗菌薬と面皰治療薬の併用で治療を開始し、==症状が軽快してからも維持療法として面皰治療薬を継続することが推奨されている==（図4）。

図4 抗菌薬と面皰治療薬の併用

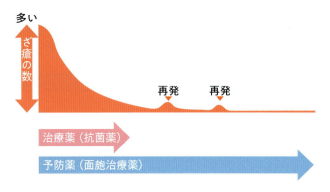

- 面皰治療薬には過酸化ベンゾイル、アダパレンと、両者の配合薬の3種類がある（表4）。ただしこれらの薬剤には副作用（乾燥や刺激症状）があり、使い方が難しい。使用の際は十分な外用指導が必要である（Q3を参照）。

表4 面皰治療薬の種類と特徴

	商品名	特徴
過酸化ベンゾイル	ベピオ®ゲル／ローション	・殺菌作用あり ・副作用の頻度は比較的低いが、アレルギーで強い症状が起こることがある
アダパレン	ディフェリン®ゲル	・殺菌作用なし ・副作用の頻度は高いが、アレルギーは少なく対策がしやすい
配合薬	エピデュオ®ゲル	・効果は最も高いが、副作用の頻度は非常に高い

①過酸化ベンゾイル

- 過酸化ベンゾイルは酸化剤の一種で、ピーリング作用によって毛穴の詰まりを改善させる。さらに殺菌作用もあり、抗菌薬と併用することで治療効果が上昇し[7]、アクネ菌の耐性獲得も阻止することが示されている[8]。
- 過酸化ベンゾイルと抗菌薬の配合薬も発売されており（デュアック®配合ゲル）、アドヒアランスの向上に有用である。

> 著者は過酸化ベンゾイルを第一選択にしている。単純に比較はできないが、添付文書によると副作用出現頻度はアダパレンで79％、過酸化ベンゾイルで44％と記載され、実地の印象でも過酸化ベンゾイルのほうが刺激症状の出現頻度は低いように感じる。

- ただし約3％の患者でアレルギー性接触皮膚炎を発症する点に注意が必要である[9]。副作用が出現した際の症状の程度はアダパレンより強く、使用継続が困難になる。

②アダパレン

- アダパレンはビタミンA誘導体の一種で、毛穴の入り口の細胞分化を抑制し、毛穴の詰まりを改善させる。
- 過酸化ベンゾイルと比べて刺激症状の出現頻度は高いが、アダパレンにはアレルギー性接触皮膚炎はほとんどない。また保湿剤を併用することで、治療脱落例が減るというエビデンスが出ており、対策をすれば克服しやすい一面もある（Q4を参照）。

③過酸化ベンゾイル・アダパレン配合薬

- 過酸化ベンゾイルとアダパレンには相乗効果があり、併用することで効果が上昇することが示されている[10]。
- しかし単剤と比べて副作用の出現頻度が高く、初診時に配合薬を処方した患者の38％が通院を中断してしまうという報告がある[11]。そのため最初は単剤で治療を開始して、効果と副作用の状況をみながら切り替えていくのが望ましいだろう。

Q3 面皰治療薬の注意点は？

A3 ①顔全体に塗る、②刺激症状がある、③効果発現まで時間がかかる。

①顔全体に塗る

- ざ瘡の皮疹の周囲には、肉眼で確認できないレベルの微小面皰が存在する。そのため皮疹の新生予防のためには皮疹部分だけでなく、顔全体へ面皰治療薬を塗布する必要がある。

- 具体的には，顔全体に毎日1FTUを外用し，1カ月で15gチューブを使い切るといった目安を提示するとよい（FTUについては「白癬（足白癬）」の項〈p.35〉Q2 を参照）。

②刺激症状がある
- 面皰治療薬は高い効果がある一方，乾燥や刺激症状などの副作用があり，使いにくい外用薬でもある。
- しかし刺激症状は多くの場合，1カ月を過ぎると発現頻度が減少していく。したがって初期の丁寧な説明が重要であり，治療開始〜1カ月間は頻回に受診させて，副作用による脱落を防ぐ必要がある（Q4 を参照）。

③効果発現まで時間がかかる
- 患者の約60％が，治療に要する期間を2週間以内と想定している[12]。しかし面皰治療薬を使用して皮疹の数が半分になるまで1カ月，7割減少するのに3カ月かかる（図5）
- したがって十分な効果が出るまでには，3カ月以上必要なことを初診時に説明しておくことが肝心である。説明がなければ，十分な治療効果が出る前に治療をやめてしまう患者が多い。

Q4 刺激症状の対策はありますか？

A4 ①塗布量の調整，②塗布範囲の調整，③塗布時間の調整，④保湿剤の併用。

- 面皰治療薬は刺激症状からの治療脱落例が多いため，患者の許容範囲に効果を調整する方法が有用である。具体的には，①塗布量，②塗布範囲，③塗布時間のいずれかを調整する（図6）。また④保湿剤の併用で副作用が軽減するという報告がある。

著者は④に加えて①か②を行うことが多い。

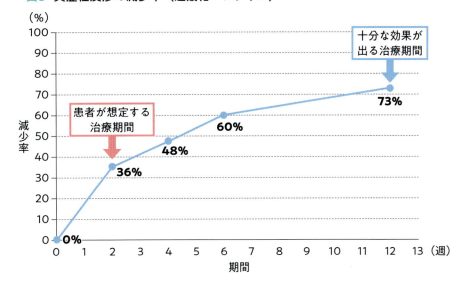

図5 炎症性皮疹の減少率（過酸化ベンゾイル）[13]

①塗布量の調整
- 1回の基本使用量は1FTUだが，外用量を少量から開始し，次第に増量することで忍容される場合がある。具体的には塗布量を1/8FTU程度より開始し，副作用を確認しながら1/4FTU→1/2FTU→1FTUと徐々に増量していく。

②塗布範囲の調整
- 顔面全体に塗るのが基本だが，使用開始直後は皮疹の部分のみにスポットで使用する。その後，副作用を確認しながら徐々に範囲を広げていき，全顔塗布を目指す。

③塗布時間の調整
- 夜外用し，朝洗顔で流し落とすのが基本の使用方法だが，塗布後すぐに洗い流すショートコンタクトセラピーでも効果があり，刺激症状が出にくいことが示されている[14]。15〜30分から開始し，刺激症状がなくなれば時間を延長していく。

④保湿剤の併用
- アダパレンについては，保湿剤（ヘパリン類似物質）の併用によって副作用が軽減されることが示されている[15]。外用前に保湿剤を使用するように指導すると，脱落例を減らすことができる。
- 過酸化ベンゾイルの刺激症状に対する保湿剤の有用性については，まだ十分なエビデンスがないが，有効な印象がある。

図6 刺激症状の対策

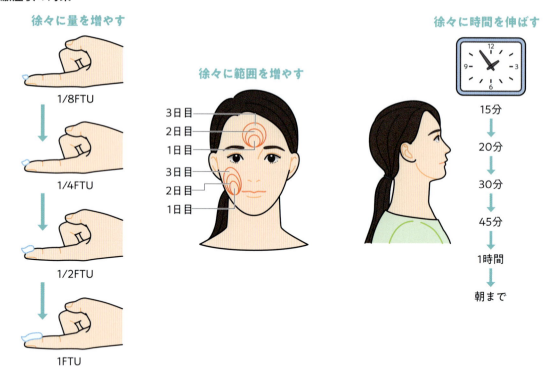

攻略雑感	毛包炎とざ瘡は治療方針が異なる．ざ瘡に対して抗菌薬のみで治療を行うと再発を繰り返すため，面皰治療薬を併用する．ただし面皰治療薬は効果が出るまでに時間がかかり，乾燥や刺激症状などの副作用があるため，使いにくい面がある．使用法を工夫して治療からの脱落を防ぐ必要があり，初期の丁寧な説明を心掛けたい．

文献

1) Luelmo-Aguilar J, Santandreu MS. Folliculitis: recognition and management. Am J Clin Dermatol 2004; 5: 301-10. (PMID) 15554731
2) Furue M, Yamazaki S, Jimbow K, et al. Prevalence of dermatological disorders in Japan: a nationwide, cross-sectional, seasonal, multicenter, hospital-based study. J Dermatol 2011; 38: 310-20. (PMID) 21426384
3) Nakaminami H, Ozawa K, Sasai N, et al: Current status of Panton-Valentine leukocidin-positive methicillin-resistant Staphylococcus aureus isolated from patients with skin and soft tissue infections in Japan. J Dermatol 2020; 47: 1280-6. (PMID) 32696497
4) Reynolds RV, Yeung H, Cheng CE, et al. Guidelines of care for the management of acne vulgaris. J Am Acad Dermatol 2024; 90: 1006. (PMID) 38300170
5) 山﨑研志，赤松浩彦，大森遼子，ほか．尋常性痤瘡・酒皶治療ガイドライン2023．日皮会誌 2023; 133: 407-50.
6) Harrison PV. A comparison of doxycycline and minocycline in the treatment of acne vulgaris. Clin Exp Dermatol 1988; 13: 242-4. (PMID) 2977578
7) Eichenfield LF, Alió Sáenz AB. Safety and efficacy of clindamycin phosphate 1.2%-benzoyl peroxide 3% fixed-dose combination gel for the treatment of acne vulgaris: a phase 3, multicenter, randomized, double-blind, active-and vehicle-controlled study. J Drugs Dermatol 2011; 10: 1382-96. (PMID) 22134562
8) Cunliffe WJ, Holland KT, Bojar R, et al. A randomized, double-blind comparison of a clindamycin phosphate/benzoyl peroxide gel formulation and a matching clindamycin gel with respect to microbiologic activity and clinical efficacy in the topical treatment of acne vulgaris. Clin Ther 2002; 24: 1117-33. (PMID) 12182256
9) 飯島茂子，角田孝彦．過酸化ベンゾイルによる接触皮膚炎の7例．日皮会誌 2017; 127: 23-30. (NAID) 130005295872
10) Adapalene-benzoyl peroxide, a unique fixed-dose combination topical gel for the treatment of acne vulgaris: a transatlantic, randomized, double-blind, controlled study in 1670 patients. Br J Dermatol 2009; 161: 1180-9. (PMID) 19466959
11) 服部友保．アダパレン・BPOを使いこなす．Visual Dermatol 2021; 20: 121-5.
12) 川島裕平．若手皮膚科医が考えるこれからのニキビ治療．Visual Dermatology 2021; 20: 141-4.
13) 川島 眞，佐藤伸一，古川福実，ほか．過酸化ベンゾイルゲルの尋常性ざ瘡を対象とした第II/III相臨床試験─プラセボ対照，ランダム化，二重盲検並行群間比較，多施設共同試験─．臨医薬 2014; 30: 651-68.
14) Veraldi S, Barbareschi M, Benardon S, et al. Short contact therapy of acne with tretinoin. J Dermatolog Treat 2013; 24: 374-6. (PMID) 23167277
15) Hayashi N, Kawashima M. Study of the usefulness of moisturizers on adherence of acne patients treated with adapalene. J Dermatol 2014; 41: 592-7. (PMID) 24930436

膿疱性疾患

薬疹（急性汎発性発疹性膿疱症）

drug eruption

この本に3項目もある薬疹 その2

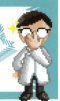

内容液が渇っている

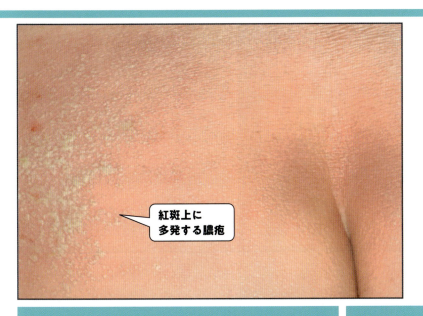

紅斑上に多発する膿疱

Status

- 遭遇頻度
- かゆさ
- 痛さ
- 治りにくさ
- 危険度

診断 Diagnosis

〔A 確定診断，B 推定診断，C 参考所見〕

視診	C	皮疹：紅斑上に多発する膿疱，膿疱は毛包と一致しない
		部位：全身に分布
検査	C	血液検査，皮膚生検
	C	DLST，パッチテスト
病歴	B	薬剤の使用歴
その他	C	発熱

毛包と一致しない膿疱が紅斑上に多発していたら薬疹（急性汎発性発疹性膿疱症）を疑う。発熱を伴い，血液検査では好中球優位の白血球増加とCRP上昇を認める。診断は臨床症状と血液検査，病理組織から総合的に行う。

治療例 Treatment

- 原因薬剤中止
- プレドニゾロン（プレドニン®）錠（5mg）：1回2〜3錠，1日2回内服

原因薬剤の中止のみで改善する場合もあるが，重症例ではステロイドの全身投与（プレドニゾロン0.5mg/kg/日）を行う。

疾患基本データ

- 急性汎発性発疹性膿疱症（acute generalized exanthematous pustulosis：AGEP）は，①**急速に出現・拡大する紅斑**，②**紅斑上に多発する膿疱**，③**好中球増多**，④**発熱**を特徴とする重症薬疹である。膿疱が毛包に限局する毛包炎とは異なり，AGEPの膿疱は無菌性で**毛包とは一致しない**。

- 17％の症例で腎障害，肝障害などの臓器症状を伴う[1]。
- 原因薬剤の中止のみで改善することもあるが，高熱による倦怠感が強く，患者の負担が大きい場合や，臓器障害を伴う重症例ではステロイドの全身投与を行う。

攻略記事

「薬疹（紅斑丘疹型・多形紅斑型）」の項（p.124）を参照。

文献

1) Hotz C, Valeyrie-Allanore L, Haddad C, et al. Systemic involvement of acute generalized exanthematous pustulosis: a retrospective study on 58 patients. Br J Dermatol 2013; 169: 1223-32. (PMID) 23855377

Ⅲ 3つにカテゴリ分けする皮膚疾患

膿疱性疾患

掌蹠膿疱症

palmoplantar pustulosis

禁煙と歯科治療が大事

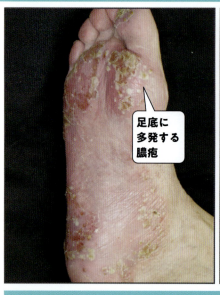

足底に多発する膿疱

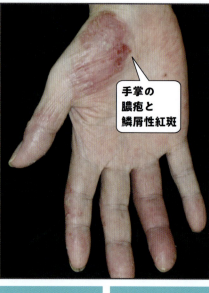

手掌の膿疱と鱗屑性紅斑

Status

- 遭遇頻度
- かゆさ
- 痛さ
- 治りにくさ
- 危険度

診断 Diagnosis

〔A 確定診断，B 推定診断，C 参考所見〕

視診	B	皮疹：鱗屑性紅斑の上に多発する膿疱
		部位：手掌，足底
検査	C	真菌検査
	A	皮膚生検
病歴	C	喫煙歴
その他	−	なし

手掌と足底に膿疱が多発し，鱗屑性紅斑を伴う場合は掌蹠膿疱症を疑う。通常は視診のみで診断できる。また喫煙歴を有することが多く，診断の参考になる。鱗屑性紅斑が主体で診断が難しい場合は，真菌検査で真菌症を否定し，皮膚生検で診断を確定する（「鱗屑性紅斑」の項〈p.94〉を参照）。

治療例 Treatment

- 禁煙指導
- 病巣感染の治療
- Ⅱ群ステロイド（アンテベート®）軟膏：1日2回外用

まず禁煙を指導し，病巣感染の検索と治療を行う。皮膚症状に対してはステロイドを外用する。

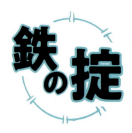

鉄の掟

- 初期対応 ⇒ 視診で診断
  ⇒ 外用ステロイドを開始
- 皮膚科紹介 ⇒ 診断に迷う場合，難治例，重症例

疾患基本データ

- 掌蹠膿疱症は手掌や足底に無菌性の膿疱が多発する疾患である。最初は小水疱で始まり，急速に膿疱化する。膿疱は2〜4週間で繰り返し発生して慢性に経過する。
- 小水疱のでき始めにかゆみを伴うことが多いが，膿疱が完成すると軽減する。炎症反応を繰り返すうちに周囲に鱗屑性紅斑が目立つようになり，亀裂を伴い痛みが出現する。この場合，一見すると湿疹などとの鑑別が難しい（「鱗屑性紅斑」の項〈p.94〉を参照）。
- また10〜30％[1]に胸鎖関節炎などの骨関節症状を合併し，掌蹠膿疱症性骨関節炎とよばれる（表1）。
- 中年以降に発症することが多く，平均発症年齢は44歳[2]と報告されている。
- 病因は不明だが，80％以上の患者が喫煙歴を有することから[3]，喫煙が掌蹠膿疱症の発症や症状の悪化にかかわっていると考えられている。
- また病巣感染が発症に深くかかわっており，掌蹠膿疱症の約3/4は病巣感染によるという報告がある（図1）。病巣感染とは，限局した無症状の慢性炎症（慢性扁桃炎や歯周病など）によって自己炎症や自己免疫が活性化し，ほかの臓器に障害を起こすことである。
- そのため，まずは生活指導として禁煙，並行して病巣感染の検索と治療が重要となる。

表1 骨関節症状の発症部位（複数部位の合併例を含む）[2]

胸鎖関節	76%
肋骨	20%
手指	12%

図1 病巣感染の種類と頻度[4] （n＝513）

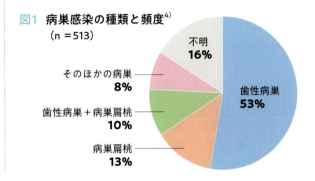

攻略記事（治療編）

Q1 タバコをやめれば治りますか？

A1 症状が改善するエビデンスは乏しいが，喫煙は治療効果を低下させる。

- 掌蹠膿疱症患者には喫煙者が多く，発症や症状の悪化に喫煙がかかわっていると考えられている。ただし禁煙をすることで症状が改善するというエビデンスは乏しく，皮疹の改善効果に関しては疑問がもたれている。実際，禁煙のみで治癒する患者はまれである。
- しかし喫煙を継続している患者では治療の効果が低いと報告されている（表2）。また病巣感染治療を行って一時的に症状が軽快しても，喫煙によって再燃することが多い[5]。

 そのため著者は全例で禁煙を勧めている（とはいえ実際は禁煙がうまくいかないケースも多い）。

表2 喫煙と治療効果[2]

	治療の著効率（治療期間2年）
喫煙継続	38%
禁煙 or 喫煙歴なし	86%

（p＝0.02）

Q2 病巣感染の治療は必要ですか？

A2 掌蹠膿疱症には病巣感染が深くかかわっており，病巣を除去することで治癒しうる。

- 掌蹠膿疱症には病巣感染が深くかかわっており，病巣を除去することで寛解状態に達することも多い。ただし病巣は基本的に無症状であり患者は自覚していない。そのため積極的に病巣の有無を検索する必要がある。
- 最も多い原因は歯性病巣（歯性感染症）であり（図1），全例で歯科受診が望ましい。次に多い原因は病巣扁桃（慢性扁桃炎）で，歯性感染症がない場合や歯科治療を行っても症状が改善しない場合は扁桃摘出術を考慮する。
- ただし原病巣の治療後すぐに膿疱の出現が停止するのではなく，数カ月〜数年の間，くすぶりながら軽快していくことが多い（図3）。効果判定には2年の経過観察を要

するという意見もあり[6]，治療の効果を見極めるのには十分な経過観察が必要である。

図3 病巣治療（扁桃摘出）から皮疹消失までの期間[5]
（n＝110）

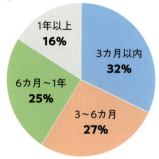

- 3カ月以内 32%
- 3～6カ月 27%
- 6カ月～1年 25%
- 1年以上 16%

①歯性病巣（歯性感染症）

- 掌蹠膿疱症に対する歯性病巣（歯性感染症）治療の有効率は70〜90％と報告され，効果は高い[1]。病巣感染で最も多い原因なので全例で検索を行うのが望ましいだろう。
- 歯性感染症は，う蝕症と歯周病に分類される。掌蹠膿疱症の誘因となるのは，う蝕症が進行した根尖病巣と，中等度以上の歯周病とされている。

> ただし歯性感染症に対する治療のスタンスは歯科医によって幅があるため，積極的に治療を行ってほしい旨を伝える必要がある。また歯科治療が終了しても，3カ月に1回程度の歯科検診，クリーニングを継続し，口腔衛生を保つことが重要である。

②病巣扁桃（慢性扁桃炎）

- 掌蹠膿疱症に対する扁桃摘出術の有効率は60〜90％と報告され，効果は高い[1]。しかし病巣扁桃は耳鼻科の通常診察では検出できず[7]，通常は扁桃摘出術の対象にはならない。
- 皮膚疾患と原病巣との関連性を証明する検査として扁桃誘発試験がある。しかし扁桃摘出術が有効な症例に対する感度は48％と低く偽陰性が多い（表3）。したがって扁桃摘出の適応を決める判断材料にはなりえず，最近は行われないことが多い。

表3 扁桃誘発試験の感度・特異度[8]

感度	特異度
48%	65%

- このように手術の有効性をあらかじめ判断できる客観的な方法はなく，手術後に治癒するか否かで扁桃炎の関与を判定する治療後診断の域を出ていないのが現状である。
- また扁桃摘出を行ったとしても，喫煙によってほかの扁桃組織（咽頭扁桃や舌扁桃）が代償的に活性化され，再燃すると推測されている。したがってほかの要因の治療を終え，禁煙を達成した症例が扁桃摘出術の適応になるだろう。

Q3 どんな治療法がありますか？

A3 第一選択は局所療法。難治な症例では全身療法を併用する。

- 欧米では掌蹠膿疱症は乾癬の亜型とみなされている。掌蹠膿疱症に対してエビデンスレベルの高い治療法は少ないため，一般的に乾癬に準じて治療が行われる（「乾癬」の項〈p.112〉を参照）。
- 治療は局所療法と全身療法に大別される。第一選択は局所療法で主にステロイド外用薬が使用される。
- 一方，難治な症例では全身療法を併用する。全身療法には紫外線療法，内服療法，生物学的製剤による注射療法がある。

Q4 外用薬は何を使えばよいですか？

A4 第一選択はステロイド外用薬。効果が乏しい場合は密封療法やビタミンD_3外用薬の併用を考慮する。

- 掌蹠膿疱症の皮疹に対してはステロイド外用薬が有効である。ただし掌蹠の角層はほかの部位より厚いため皮膚透過性が低く，外用薬が効きにくい。ストロンゲストランクのステロイドを1日2回使用しても，4週後の皮疹の消退率は21％である[9]。
- そのため外用薬の効果が乏しい場合は，①密封療法や，②ビタミンD_3外用薬の併用を考慮する。

> ただしステロイド外用薬を漫然と継続すると，掌蹠の皮膚が萎縮し痛みを生じるようになるため，難治な症例では全身療法の併用を念頭においておきたい。

①密封療法
- 密封療法は外用薬を塗布した後にラップなどで密封する方法で、薬剤の浸透性を増すことができる。掌蹠膿疱症の皮疹に対しても密封療法の有効性が示されている[9]。

②ビタミンD₃外用薬の併用
- ビタミンD₃外用薬は掌蹠膿疱症に対して有効であり、ステロイドと併用することで治療効果が上昇するという報告がある[10]。ただし乾癬で使用されているステロイドとビタミンD₃の配合薬（ドボベット®軟膏など）は掌蹠膿疱症への保険適用がなく、別々に処方する必要がある。

Q5 全身療法にはどんなものがありますか？

A5 紫外線療法、内服療法、生物学的製剤による注射療法がある。

- 掌蹠膿疱症に有効な全身療法には、乾癬と同様に①紫外線療法、②内服療法、③生物学的製剤による注射療法がある（表4）。

表4 掌蹠膿疱症に有効な全身療法（※保険適用なし）

		重篤な副作用	効果
①紫外線療法		少ない	マイルド
②内服療法	PDE阻害薬※		
	ビタミンA誘導体		
	免疫抑制剤※	あり	高い
③注射療法	生物学的製剤		

①紫外線療法
- 紫外線療法にはナローバンドUVBとエキシマライトがあり、エキシマライトの有効性が示されている[11]。
- 紫外線療法は週1～2回の通院が必要になり、効果発現まで時間がかかることが欠点だが、重篤な副作用がないため使いやすく著者は全身療法の第一選択と考えている。

②内服療法
- PDE阻害薬と免疫抑制剤は掌蹠膿疱症への有効性は示されているが保険適用がない。また保険適用があるビタミンA誘導体のエトレチナートは皮膚菲薄化の副作用が必発で、患者の満足が得られないことが多いのが悩ましいところである。

③注射療法
- 乾癬ではTNF-α、IL-23、IL-17の3つのサイトカインを抑える生物学的製剤がそれぞれ使用可能だが、掌蹠膿疱症に保険適用があるのは==抗IL-23と抗IL-17製剤の一部のみ==である。

 生物学的製剤は効果は高いが高額なので、使用に踏み切る前に何か感染病巣を見落としていないか再度検索するのが望ましい。

攻略雑感　掌蹠膿疱症治療の第一選択はステロイド外用薬だが、掌蹠の角層が厚いため外用薬が効きにくく治療に苦労する。しかし掌蹠膿疱症には病巣感染が深くかかわっており、病巣を除去することで寛解状態に達することも多い。そのため病巣感染を積極的に検索する必要がある。

文献
1) 日本皮膚科学会掌蹠膿疱症診療の手引き策定委員会. 掌蹠膿疱症診療の手引き 2022. 日皮会誌 2022; 132: 2055-113.（CRID）1390856130157270656
2) 藤城幹山, 坪井良治, 大久保ゆかり. 当科における過去3年間の掌蹠膿疱症111例の統計学的検討. 日皮会誌 2015; 125: 1775-82.（NAID）130005094491
3) 橋本喜夫, 飯塚 一. 旭川医科大学最近17年間の掌蹠膿疱症の統計. 臨床皮膚科 2006; 60: 633-7.（NAID）40007350389
4) 小林里実. 本邦における掌蹠膿疱症患者の併存疾患. 皮膚病診療 2019; 41: 708-13.
5) 形浦昭克. 扁桃病巣感染症の臨床. 耳鼻咽喉科臨床 2002; 95: 763-72.（NAID）10009497916
6) 藤原啓次, 山本良一, 林 泰弘, ほか. 掌蹠膿疱症—扁摘群と非扁摘群における治療成績を中心として—. 耳鼻咽喉科臨床 1999; 92: 119-22.（NAID）10005265008
7) 藤原啓次, 林 正樹, 山中 昇. 掌蹠膿疱症に対する扁桃摘出術の効果とその適応. 口腔・咽喉科 2009; 22: 39-42.（NAID）10025163234
8) 浜本 誠, 久々湊靖, 坪田 大, ほか. 扁桃打消試験の意義. 口腔・咽喉科 1993; 6: 9.（NAID）10009350697
9) Kragballe K, Larsen FG. A hydrocolloid occlusive dressing plus triamcinolone acetonide cream is superior to clobetasol cream in palmo-plantar pustulosis. Acta Derm Venereol 1991; 71: 540-2.（PMID）1685841
10) Muro M, Kawakami H, Matsumoto Y, et al. Topical combination therapy with vitamin D3 and corticosteroid ointment for palmoplantar pustulosis: A prospective, randomized, left-right comparison study. J Dermatolog Treat 2016; 27: 51-3.（PMID）26108445
11) Furuhashi T, Torii K, Kato H, et al. Efficacy of excimer light therapy (308 nm) for palmoplantar pustulosis with the induction of circulating regulatory T cells. Exp Dermatol 2011; 20: 768-70.（PMID）21672034

紅色病変

紅色病変の分類

紅色病変の分類（図1）

図1 紅色病変

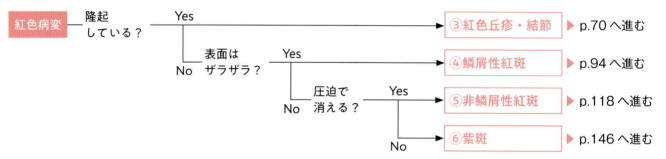

1：隆起している？

- 紅色病変の分類法は病態に深くかかわっています。皮疹の見た目と病態の関連については著者『誰も教えてくれなかった皮疹の診かた・考えかた』（医学書院）で詳しく解説しているのでぜひ参考にしてください。
- 紅色病変はまず皮疹が隆起しているか，それとも平坦なのかを確認します（図2）。皮疹がはっきりと隆起している場合は紅色丘疹・結節のグループに分類します。ただし，浮腫や角質の肥厚によるごくわずかな隆起は平坦な病変と判断してください。

図2 紅色丘疹・結節と紅斑

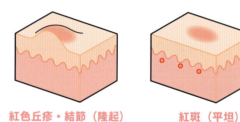

2：表面はザラザラ？

- 次に平坦な病変は表面の性状に注目しましょう。皮疹の表面が薄く剥がれてザラザラしている場合は鱗屑性紅斑です。皮膚の表面が剥がれて白く浮いている状態のことを鱗屑とよびます（図3）。そして鱗屑がない表面がツルツルした紅斑が非鱗屑性紅斑です。

図3 鱗屑性紅斑と非鱗屑性紅斑

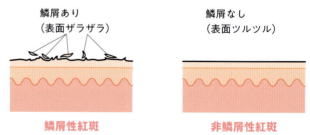

68

3：圧迫で消える？

- 最後に皮疹の表面が剥がれておらずツルツルしている場合は，紅斑（非鱗屑性紅斑）と紫斑の鑑別を行います（図4）。皮膚の中で出血が起こった場合，肉眼的に組織内の赤血球を確認することができ，この皮疹を<mark>紫斑</mark>とよびます。紫斑は必ずしも紫色というわけではありません。色調は出血の部位によって異なり，表皮に近い浅い出血は赤みが強く，深いものは紫色になります。

- 赤みが強い紫斑は，紅斑と見た目では区別が難しいことがあり，圧迫（硝子圧法）で鑑別を行います（図5）。<mark>圧迫して消えるものが紅斑，消えないものが紫斑</mark>です。紅斑の赤みは血流の増加によるものなので圧迫すると血管がつぶれて色調が消えてしまいますが，紫斑の赤みは出血によるものなので圧迫では消えません。

図4 紅斑と紫斑

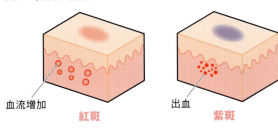

図5 圧迫（硝子圧法）での鑑別

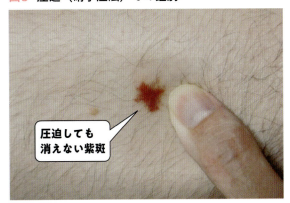

圧迫しても消えない紫斑

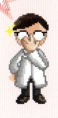
4つの皮疹を分類してみよう

図6 紅色病変の分類

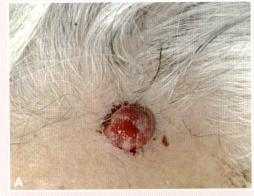
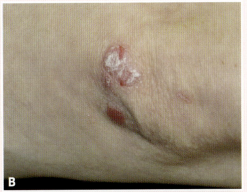
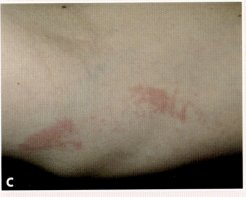
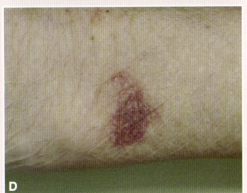

図6の4つの皮疹を分類してみよう。まずはっきりと隆起している**A**は紅色丘疹・結節である。次に表面に鱗屑が付着してザラザラしている**B**は鱗屑性紅斑。そして見た目のみでは判断できないが，圧迫で消える**C**は非鱗屑性紅斑，消えない**D**は紫斑となる。

Ⅲ　3つにカテゴリ分けする皮膚疾患

紅色丘疹・結節の鑑別疾患

紅色丘疹・結節に分類される疾患

- 隆起性の病変は5〜10mm以下の丘疹と5〜10mmを超える結節に分類されています。紅色丘疹・結節に分類される疾患は多いため、大きさで2つに分けて鑑別を行うのがよいでしょう。

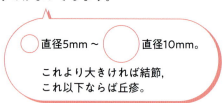

直径5mm 〜 直径10mm。
これより大きければ結節、これ以下ならば丘疹。

紅色丘疹	帯状疱疹（初期病変）	▶ p.71 へ
	虫刺症	▶ p.72 へ
	毛包炎・尋常性ざ瘡	▶ p.75 へ
	老人性血管腫	▶ p.76 へ
	疥癬	▶ p.77 へ
紅色結節	粉瘤（炎症性粉瘤）	▶ p.82 へ
	膿瘍	▶ p.85 へ
	毛細血管拡張性肉芽腫	▶ p.90 へ
	汗孔腫	
	有棘細胞癌	▶ p.92 へ

紅色丘疹の頻度と危険度

- 紅色丘疹をみたときは、まず帯状疱疹の初期病変を考えます。皮疹の分布や痛みから診断しますが、難しい場合は数日間経過を観察して水疱が出現しないかを確認しましょう。
- 帯状疱疹が除外できれば虫刺症、毛包炎、血管腫の3つの病変を考えます。肉眼的には鑑別が難しいことが多く、自覚症状がヒントになります。虫刺症はかゆみを伴い、毛包炎は軽い痛みを伴うか無症状、血管腫は無症状です。
- また頻度は低いですが、集団感染のリスクがある疥癬は常に念頭においておく必要があります。手の皮疹（疥癬トンネル）が特徴的なので、手の診察を行うように心掛けるとよいでしょう。

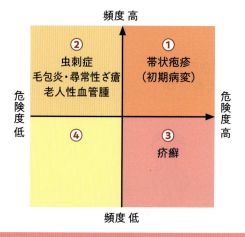

紅色結節の頻度と危険度

- 紅色結節をみたら、まず炎症性粉瘤と膿瘍を考えます。これらの疾患は視診と触診から比較的容易に診断できますが、難しい場合は画像検査を参考にするとよいでしょう。
- 粉瘤と膿瘍が除外できたら、良性腫瘍（血管拡張性肉芽腫、汗孔腫など）と悪性腫瘍（有棘細胞癌など）の鑑別を行います。これらは視診で区別するのは難しく、皮膚生検で診断を確定します。

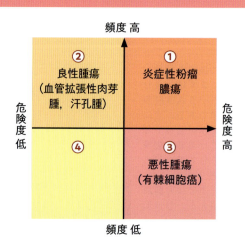

紅色丘疹・結節　紅色丘疹

帯状疱疹

herpes zoster

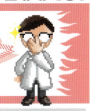

こちらは紅色丘疹型

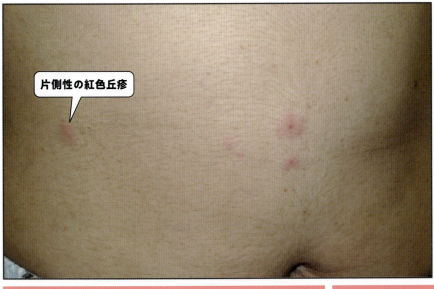

片側性の紅色丘疹

Status
- 遭遇頻度
- かゆさ
- 痛さ
- 治りにくさ
- 危険度

隆起している

診断 Diagnosis

〔A 確定診断，B 推定診断，C 参考所見〕

視診	B	皮疹：片側性で神経分布に沿った紅色丘疹
		部位：なし
検査	－	なし
病歴	C	皮疹出現の数日前から痛みが先行
その他	－	なし

片側性で神経分布に沿った紅色丘疹をみたら帯状疱疹を疑う．皮疹が出現する数日前から痛みが先行することが多い．数日以内に水疱が出現することが多いため，診断が難しい場合は 1～2 日後に再診し判断する．

治療例 Treatment

- バラシクロビル（バルトレックス®）錠（500mg）：1回2錠，1日3回内服，7日間
- アセトアミノフェン（カロナール®）錠（500mg）：1回1～2錠，1日4回内服，7日間

皮膚症状出現後できるだけ早く抗ヘルペスウイルス薬を 7 日間投与する．急性期の痛みに対しては NSAIDs やアセトアミノフェンを使用する．

疾患基本データ

- 人間に感染するヘルペスウイルスは 9 種類あるが，一般にヘルペスというと単純ヘルペスと帯状疱疹のことを指す．
- 小児期に水痘に感染した後，水痘帯状疱疹ウイルスは感覚神経節に潜在感染する．その後，加齢などによって細胞性免疫が低下するとウイルスが活性化して帯状疱疹が発症する．
- 活性化した神経節のウイルスは感覚神経に沿って広がり，神経から表皮細胞にウイルスが波及し水疱形成に至る．
- 帯状疱疹の特徴は痛みである．70～80％の患者で，皮疹が出現する 2～3 日前から痛みや知覚過敏が先行する．その後，紅色丘疹や紅斑が出現し，1～2 日で水疱となる．丘疹や紅斑の時期は見逃されやすいので注意を要する．

攻略記事

水疱性疾患「帯状疱疹」の項（p.24）を参照．

紅色丘疹・結節　紅色丘疹

虫刺症

insect bite

何に刺されたのかは意外とわからない

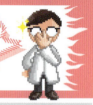

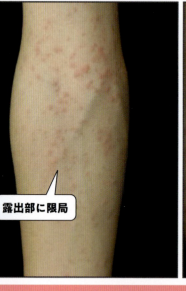

露出部に限局

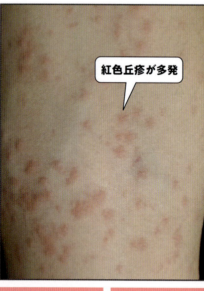

紅色丘疹が多発

Status

- 遭遇頻度
- かゆさ
- 痛さ
- 治りにくさ
- 危険度

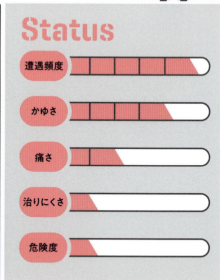

診断 Diagnosis

〔A 確定診断，B 推定診断，C 参考所見〕

視診	B	皮疹：左右非対称で偏在する紅色丘疹
		部位：原因虫によって異なる
検査	—	なし
病歴	A	原因となった虫を確認する
その他	C	かゆみを伴う

かゆみを伴う紅色丘疹をみたら虫刺症を疑う．左右非対称で偏在するのが特徴．確定診断には原因となった虫を確認する必要がある．しかし実際には刺咬に気づいていないことが多く，視診と病歴からの推定診断になることがほとんど．

治療例 Treatment

- II群ステロイド（アンテベート®）軟膏：1日2回外用，7日間
- フェキソフェナジン（アレグラ®）錠（60mg）：1回1錠，1日2回内服，7日間

ステロイド外用薬が治療の基本となる．かゆみが強い場合は抗ヒスタミン薬の内服を併用する．

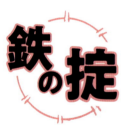

初期対応 ⇒ 視診と病歴で診断
⇒ 外用ステロイドを開始

皮膚科紹介 ⇒ 診断に迷う場合，重症例

疾患基本データ

- 病名は虫刺症だが，節足動物によって生じる皮膚炎がすべて含まれている。「刺す虫」のハチのほかに，「吸血する虫」の蚊，ノミ，シラミ，「咬む虫」のムカデ，「触れることで皮膚炎を起こす虫」の毛虫などが皮膚炎の原因になる。
- 好発部位は虫の種類によって異なる。虫によって露出部を好むもの，被服部を好むものなどさまざまである。
- 皮疹の形成には，刺咬や接触の際に皮膚に注入される有毒物質や，吸血の際に皮膚に注入される唾液腺物質に対するアレルギー反応が関与している（図1）。

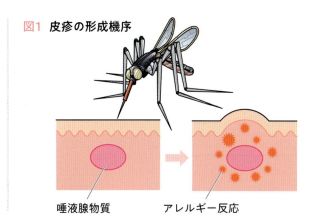

図1　皮疹の形成機序

攻略記事（診断編）

Q1 原因虫はどうやって推測しますか？

A1 皮疹の分布や患者の行動範囲などを総合する。

- 虫刺症と診断すると，原因虫は何かという質問を受けることが多い。しかし何に刺されたのかを患者自身が見ていないことが多く，臨床的に虫刺症と診断できても原因虫が不明になりがちである。そこで原因虫を推定するためには，皮疹の分布や患者の行動範囲などを総合する必要がある（図2）。

- 屋外の原因として多いのは蚊とネコノミで，露出部に皮疹を認める。ネコノミは地面に待機している成虫が飛びついて吸血するため，特に下肢が中心となる。
- また毛虫は毒針毛に触れることによって皮膚炎を生じるため，皮疹がみられるのは主に露出部である。ただし接触がなくても，脱皮殻に残った毒針毛が風に飛ばされて被害を受ける可能性もある。毒針毛が衣服の中に入った場合，被服部にも皮疹を生じる。
- 屋内で多いのはトコジラミとイエノミによる皮膚炎である。トコジラミ刺症は手足などの露出部，イエノミは腋窩や腹部，大腿部など皮膚の柔らかい部位に好発する。

Q2 家族には症状がありません。

A2 症状の表れ方は人によって違う。

- 虫刺症と診断すると，「家の中で刺咬されたはずなのに同居の家族には症状がない」と言われることがある。その理由は虫に起因する皮膚炎にはアレルギー反応が関与しており，症状の表れ方が人によって違っているからである（表1）。

表1　毛虫に対するアレルギー反応[1]（n＝10）

①無反応	30%
②遅延型反応のみ	50%
③即時型＋遅延型反応	10%
④即時型反応のみ	10%

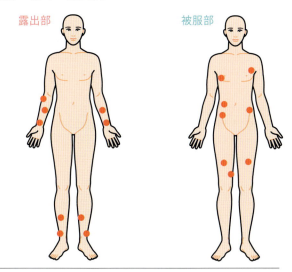

図2　皮疹の分布と原因虫

屋外	蚊，ネコノミ（下肢が中心），毛虫	毛虫
屋内	蚊，トコジラミ	イエノミ

III　3つにカテゴリ分けする皮膚疾患

- アレルギー反応には即時型と遅延型の2種類があり，前者は抗原が皮膚に侵入して15分前後で生じる反応，後者は1〜2日後に生じる反応である。どちらの反応が起こるかは，生体側の感作の成立状態によって異なる。
- 具体的には，最初は感作が成立していないので「①無反応」だが，何度か刺されるとまず「②遅延型反応」が生じる。その後刺咬回数が増えると「③即時型反応」が加わり，さらに刺されると遅延型反応が減弱して「④即時型反応だけ」になる。そして最終的には「①無反応」に戻る（図3）。

図3　アレルギー反応の表れ方

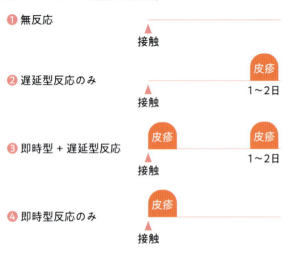

Q3 虫に刺された覚えがありません。

A3 数日経ってから症状が生じるため，刺咬に気づかない場合が多い。

- 遅延型反応のみ起こる人の場合，刺咬や吸血を受けたときには皮膚症状はほとんど認められず，数日経ってから炎症反応が生じるため，刺咬に気づかない場合が多い。
- そのため虫刺症と診断しても，「虫に刺された覚えがない」という患者が多い印象がある。実際，毛虫による皮膚炎を疑う患者について調べると，毛虫との接触を自覚していた症例はわずか28％だったという研究がある[2]。
- また刺咬や吸血を受けて1〜2週間後に炎症反応が生じる場合もある。これは局所に残存した微量の抗原に対する感作成立に伴う現象と考えられている[3]。
- したがって原因のわからない虫刺症を診察する場合には，==1〜2週間前までの生活を確認する==ように心掛けたい。

攻略雑感　治療に関しては特別な注意点はないが，診療自体は意外と苦労することが多い。確定診断が難しく，患者に断定的な説明ができないからである。また患者が刺咬に気づいていないことが多く，診断に納得されないこともある。「たかが虫刺され」と侮らず，皮疹形成の機序や虫の生態を理解しておく必要があるだろう。

文献
1) 夏秋　優. チャドクガ皮膚炎の発症機序. 臨皮 2001; 55: 21-4. (NAID) 40020003093
2) 中川　登, 夏秋　優, 荒木徹也. 市立伊丹病院における毛虫皮膚炎患者の統計. 皮膚の科学 2004; 3: 541-5. (NAID) 130005436751
3) 大滝倫子. 動物性皮膚症の再燃, 遅発反応：昆虫，クラゲ，サンゴによる. 西日皮 1998; 60: 46-9. (NAID) 10019106349

紅色丘疹・結節　紅色丘疹　**folliculitis・acne vulgaris**

毛包炎・尋常性ざ瘡

お顔の悩みの
ボス格
（登場2回目）

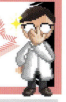

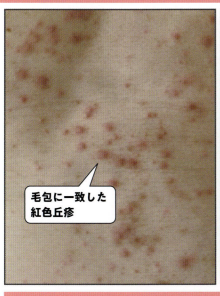
毛包に一致した紅色丘疹

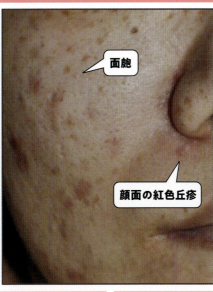
面皰
顔面の紅色丘疹

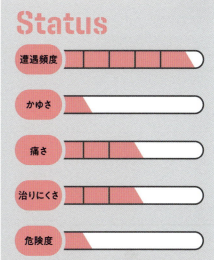
Status
遭遇頻度
かゆさ
痛さ
治りにくさ
危険度

隆起している

診断 Diagnosis

〔A 確定診断，B 推定診断，C 参考所見〕

視診	B	皮疹：毛包部に一致した紅色丘疹
		部位：（毛包炎）なし，（尋常性ざ瘡）顔面
検査	―	なし
病歴	―	なし
その他	C	尋常性ざ瘡は10〜30代に好発

毛包部に一致した紅色丘疹をみたら毛包炎・尋常性ざ瘡と診断する。顔面の病変で周囲に面皰（白色の丘疹）を伴う場合は尋常性ざ瘡，それ以外の場合は毛包炎と判断する。また好発年齢（尋常性ざ瘡は10〜30代に好発）も診断の参考になる。

治療例 Treatment

【毛包炎】
・オゼノキサシン（ゼビアックス®）ローション：1日1回外用，5日間

【尋常性ざ瘡】
・オゼノキサシン（ゼビアックス®）ローション：1日1回外用，2週間
・過酸化ベンゾイル（ベピオ®）ローション：1日1回外用，最低3カ月間

基本的に外用抗菌薬で治療を行うが，尋常性ざ瘡では抗菌薬単独では使用せず，面皰治療薬を併用する。重症例では内服抗菌薬を使用する。

疾患基本データ

- 毛包炎と尋常性ざ瘡（ざ瘡）は，毛包の入口部の炎症によって生じる。毛包に一致した紅色丘疹で始まり，後に膿疱化する。多くは自覚症状を欠くが，軽い痛みを伴うことがある。
- 両者は発症機序の違いで区別されている。毛包炎は一般的に毛包へ菌が侵入することによって起こり，原因菌のほとんどが黄色ブドウ球菌である。
- 一方，ざ瘡は俗に「にきび」とよばれ，毛穴（毛包の開口部）が閉塞して毛包の中に皮脂が溜まることで始まる。この状態を面皰（めんぽう）とよび，面皰の中で常在菌であるアクネ菌が異常増殖して，炎症を起こす。
- したがって，毛包炎とざ瘡は面皰の有無で鑑別できる。

攻略記事

膿疱性疾患「毛包炎・尋常性ざ瘡」の項（p.57）を参照。

紅色丘疹・結節　紅色丘疹

老人性血管腫

senile angioma

若年でも中高年でも結構罹患

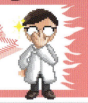

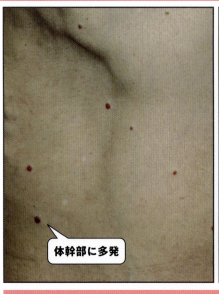
体幹部に多発

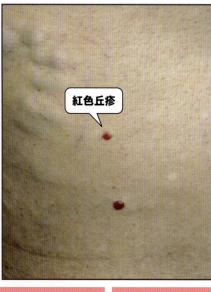
紅色丘疹

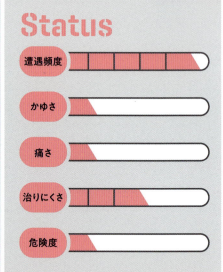

Status
- 遭遇頻度
- かゆさ
- 痛さ
- 治りにくさ
- 危険度

診断 Diagnosis

〔A 確定診断，B 推定診断，C 参考所見〕

視診	B	皮疹：多発する紅色丘疹
		部位：体幹・上肢
検査	−	なし
病歴	−	なし
その他	B	自覚症状がない

体幹，上肢に多発する自覚症状がない紅色丘疹をみたら，老人性血管腫と診断する。

治療例 Treatment

・経過観察

生涯にわたって持続するが，良性の病変であり，治療は必要ない。

疾患基本データ

- 老人性血管腫は毛細血管の拡張，増殖によって生じる良性腫瘍である。詳細な機序は不明だが，毛細血管の反応性増殖と考えられている。
- 加齢性変化の一種であり，年齢とともに増加する。10代から発生するため，老人性血管腫の名称は不適当であるという意見もある（図1）。
- 発生部位は胸部に最も多く，次いで背面，腹部，上肢の順に好発する[2]。自覚症状は特にない。

図1　年齢別の発生頻度[1]

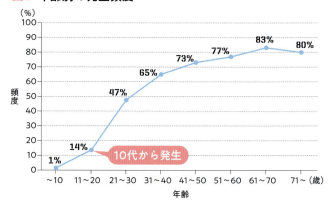

文献
1）村　弥，飯岡昭子，森田美智子，ほか．皮膚血管腫の統計的観察 第2報老人性血管腫について．皮膚 1982; 24: 726-31.（NAID）40003266953
2）中村絹代．老人性血管腫の臨床並びに病理組織学的研究．臨床皮膚泌尿器科 1962; 16: 275-83.（NAID）40018622617

紅色丘疹・結節 / 紅色丘疹

疥癬

scabies

あなたのかゆみはダニから

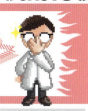

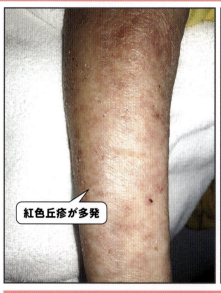

紅色丘疹が多発

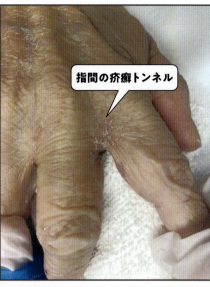

指間の疥癬トンネル

Status

- 遭遇頻度
- かゆさ
- 痛さ
- 治りにくさ
- 危険度

隆起している

診断 Diagnosis

[A 確定診断, B 推定診断, C 参考所見]

視診	C	皮疹：多発する紅色丘疹，手の線状の皮疹（疥癬トンネル）
		部位：顔面・頭部以外の全身に分布
検査	A	ヒゼンダニの検出
病歴	B	疥癬患者との接触歴
その他	C	かゆみを伴う

全身にかゆみを伴う紅色丘疹が多発するときは疥癬を疑う。手の線状の皮疹（疥癬トンネル）が疥癬の特徴的な所見である。顕微鏡検査でヒゼンダニを検出できれば，診断が確定する。また検出できなくても，疥癬患者との接触機会があり，臨床所見で疥癬の疑いが濃厚であれば，治療を開始する場合がある。

治療例 Treatment

①，②のいずれか

① イベルメクチン（ストロメクトール®）錠：
　1回200μg/kg，空腹時に1回内服
② フェノトリン（スミスリン®）ローション：
　頸部以下の全身に1回外用

殺虫薬の内服あるいは外用で治療を行う。虫卵には薬剤が無効なので，卵が確実に孵化する1週間後に再投与を行う必要がある。

（症例写真は埼玉医科大学国際医療センター 中村泰大先生のご厚意による）

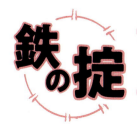

鉄の掟

- 初期対応 ⇒ 疥癬トンネルを確認
- ⇒ 直接鏡検で診断
- 皮膚科紹介 ⇒ 直接鏡検ができない場合

III 3つにカテゴリ分けする皮膚疾患　77

疾患基本データ

- 疥癬とはヒゼンダニ（図1）が皮膚に寄生することによって発症する感染症で，皮疹やかゆみは虫体や糞などに対するアレルギー反応である。感染後，約1～2カ月の潜伏期の間に感作が成立し，症状が出現する[1]。
- **感染経路は肌と肌との直接接触**である。皮膚から離れると数時間で感染力が低下するため，短時間の接触や衣類・リネンなどの間接的接触を介して感染することは少ないと考えられている[1]。

図1 ヒゼンダニ

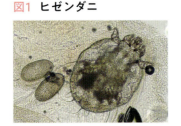

- 主な皮疹は体幹，四肢の紅色丘疹であり，激しいかゆみを伴う。また男性の陰茎，陰嚢では，やや大型の皮疹（疥癬結節）を生じることがある。これらの皮疹はヒゼンダニに対するアレルギー反応なので，非特異的である。一般的に顔面や頭部には皮疹は生じない。
- 疥癬に特異的な唯一の皮疹は疥癬トンネルで，メス虫が産卵しながら角質層内を掘り進んでいる道筋が，線状の皮疹として肉眼で観察できる。**疥癬トンネルは手や手首に好発し，トンネル内には虫体，虫卵が存在している**（図2）。
- ヒゼンダニの寄生数は，多くの症例でメス成虫が5匹以下とされる[1]。しかし免疫の低下した状態では100～200万匹まで増殖し，手掌や足底に厚い黄褐色の痂皮が付着する。この状態は角化型疥癬とよばれ，感染力が非常に強く，間接的接触を介して感染が拡大する。

図2 疥癬トンネルの部位[2] (n = 78)

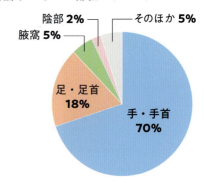

- 陰部 2%
- そのほか 5%
- 腋窩 5%
- 足・足首 18%
- 手・手首 70%

攻略記事（診断編）

Q1 なぜ疥癬の診断は難しいのですか？

A1 ①皮疹が非特異的で見逃しやすい，②検査の陽性率が低い。

- 疥癬の診断は難しい。その理由として，①皮疹が非特異的で見逃しやすいことと，②検査の陽性率が低いことが挙げられる。

①皮疹が非特異的で見逃しやすい

- 疥癬は非常に見逃しやすい疾患である。その理由は，疥癬の皮疹が非特異的であり，虫刺症などとの区別がつかないからである。
- 患者から「職場で疥癬が流行っていて，疥癬ではないでしょうか」という申告があり，念のために検査を実施して診断がつくというケースもまれではない。

②検査の陽性率が低い

- 疥癬の確定診断は，採取した皮膚中の虫体や虫卵を顕微鏡で確認することで行う。しかし疥癬患者のうち，鏡検で虫体や虫卵が検出できるのは50～70%程度と報告されている（表1）。この検出率の低さが，疥癬の診断を難しくしている。

表1 ヒゼンダニの検出感度

報告者	Walterら[3]	甲原ら[4]	石井ら[5]
検出感度	46%	60%	68%

Q2 疥癬を見逃さないためにはどうしたらよいですか？

A2 日常的に疥癬の可能性を念頭において，手の診察を行う。

- 疥癬を誤診しないためには，見逃しやすい状況を知っておく必要がある。まず湿疹などの既存疾患がある患者の場合，途中で疥癬に罹患していたとしても，疥癬でないという先入観から誤診してしまう可能性がある。特に発

症初期は疥癬の皮疹が目立たず，既存疾患の皮疹のみがみられるため，気づきにくい。
- またステロイド外用でいったんは軽快するのも厄介な点である。その後再発し，次々に紅色丘疹が新生してくるが，ステロイド外用でいったん軽快した経過があることから，漫然と治療が続けられることが多い。
- そこで診断の一番のポイントとなるのが疥癬トンネルである。疥癬の可能性を常に念頭におき，疥癬トンネルが見つかりやすい手の診察を，日常的に行うように心掛けておきたい。

Q3 検査のコツはありますか？

A3 ①疥癬トンネルを探す，②ダーモスコピーを併用する。

- ヒゼンダニを効率よく検出するためには，①疥癬トンネルを探すことと，②ダーモスコピーを併用することが重要である。

①疥癬トンネルを探す

- 疥癬では全身に紅色丘疹が生じるが，この皮疹は虫体に対するアレルギー反応なので，ヒゼンダニが検出されることはまずない。一方，疥癬トンネルはメス虫が産卵しながら皮膚を掘り進めている道筋なので，虫体や虫卵が検出されやすい（図3）。

図3　疥癬トンネル

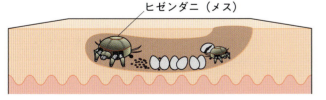

ヒゼンダニ（メス）

- したがって疥癬トンネルを探すのが重要となる。疥癬トンネルが多いのは手であり（図2），まず手を重点的に探し，次に足や腋窩を探すとよいだろう。
- また男性の陰部に生じる疥癬結節の表面に疥癬トンネルが存在することがあるため，**男性の場合は必ず陰部の診察も行う**ようにしている。

②ダーモスコピーを併用する

- ダーモスコピーで疥癬トンネルを観察すると，虫体を確認できることがある。ヒゼンダニを効率よく見つけるためには，ダーモスコープを見ながら皮膚を採取するとよい。ダーモスコピーと顕微鏡検査を併用すると，検出感度が上昇すると報告されている[6]。

 ダーモスコピーのみで診断することも可能ではあるが，特異度が低いため，著者は顕微鏡検査と併用するようにしている（表2）。

表2　疥癬検査の感度，特異度[3]

	感度	特異度
顕微鏡検査	46%	100%
ダーモスコピー	83%	46%

Q3 疥癬を疑いましたが，検査が陰性でした。

A3 感染機会が濃厚で，臨床症状が典型的な場合は，治療を開始する。

- 疥癬の治療は原則的には，ヒゼンダニが検出され，確定診断された患者に対して行う。ただし疥癬患者のうち，虫体や虫卵が検出できるのは50〜70%程度である。そのため疥癬を疑う皮疹があっても，ヒゼンダニを検出できない患者が出てくる。
- したがって検査が陰性であっても，1回の診察で疥癬ではないと断定することはできず，再度間隔をおいて検査を実施する必要がある。
- また，感染機会が濃厚で臨床症状が典型的な場合は，検査が陰性でも治療を開始することができる（表3）。

表3　疥癬の治療適応（国内ガイドライン[1]）

1	ヒゼンダニが検出された患者
2	①確定診断された患者との接触機会がある患者 かつ ②疥癬の臨床症状を明らかに呈する患者

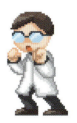

攻略記事（治療編）

Q1 治療法はどれを選べばよいですか？

A1 患者の状況に応じて，内服療法か外用療法を選択する。

- 疥癬の治療には内服療法と外用療法があり，国内のガイドライン[1]で推奨されているのは**イベルメクチンとフェノトリンローション**である。有効性を比較した研究はないが，どちらも効果が高いので，患者の状況に応じて選択を行えばよいだろう。
- 健常人であればどちらも使用可能だが，体重15kg未満の小児や，妊婦・授乳婦ではイベルメクチンが使用できないため，フェノトリンを使用する（表4）。
- ただし重症例（角化型疥癬）に対しては，単剤では十分な治療効果が上げられない可能性がある。そのため，国内のガイドライン[1]では，イベルメクチンとフェノトリンの併用が推奨されている。

表4 治療法の選択

	内服療法 （イベルメクチン）	外用療法 （フェノトリン）
体重15kg 以上	○	○
体重15kg 未満	×	○
妊婦・授乳婦	×	○

①イベルメクチン

- イベルメクチンは寄生虫の神経細胞を過分極させて，神経伝達を遮断することによって殺虫効果を示す。内服薬なので，投与が簡便なのがメリットである。
- 添付文書には「重症型の場合に2回目の投与を考慮する」と記載されているが，虫卵には効果がないため単回投与では治癒率が低い（表5）。そのため，著者は全例で2回目の投与を行っている。

表5 イベルメクチンの投与回数と治癒率[7]

投与回数	治癒率
1回	51%
2回	90%
3回	97%

- また2回目投与の時期は添付文書では1〜2週間以内とされているが，ヒゼンダニの生活環（3〜5日で卵が孵化し，10〜14日後に成虫になる）から考えると，1週間が妥当である。

②フェノトリン

- フェノトリンは寄生虫の神経細胞を脱分極させて，一過性に興奮させることで殺虫作用を示す。外用薬なので重篤な副作用が少ないのがメリットであり，体重15kg未満の小児や妊婦・授乳婦では第一選択となる。
- ただし，全身（頭部以外）にくまなく外用する必要があるため，集団感染などでは負担が大きく，現実的に使用が難しい場合がある。
- 虫卵には効果がないため，1週間隔で2回使用する必要があり，2回使用後の治癒率は93%と報告されている[2]。

③イベルメクチン，フェノトリン併用

- 重症例（角化型疥癬）ではイベルメクチンとフェノトリンの併用を考慮する。ただし，併用時の有効性や安全性に関するエビデンスは乏しい。
- また神経細胞に対する作用は，イベルメクチンが過分極，フェノトリンが脱分極と逆であり，同時使用による作用減弱の可能性は否定できない。そのため国内のガイドライン[8]では，まず半減期の短いフェノトリンを外用し，12時間以上経過した後に入浴して，空腹時にイベルメクチンを内服する方法が示されている。

Q2 治療の注意点はありますか？

A2 ①治療開始後に一時的に症状が悪化する，②治療終了後も症状が続く。

①治療開始後に一時的に症状が悪化する

- イベルメクチンやフェノトリンで治療を行うと，治療初期にかゆみや皮疹が一過性に悪化することがある。その理由として，薬剤によりヒゼンダニが死滅することで一過性に虫体成分が多量に放出され，アレルギー反応が強く出現するためと推測されている。
- そのため，患者が驚いて治療を自己中断しないように，**増悪の可能性をあらかじめ伝えておく**必要がある。
- 初回投与後の一時的な増悪は，治療薬が奏効している証拠ともとらえられるため，抗ヒスタミン薬内服や保湿剤の外用などで対応するのが一般的である。

②治療終了後も症状が続く

- 治療終了後，1週間隔で2回連続してヒゼンダニを検出できず，皮疹の新生がない場合に治癒と判定する。
- ただし，治療によってヒゼンダニが死滅しても，皮疹やかゆみはしばらく続くことがある（疥癬後掻痒：post-scabietic pruritus）。したがって症状が改善しないからといって治癒していないわけではなく，疥癬の治療を長期間続ける必要はない。

 著者は皮疹が残存していても，治癒判定の時点で新生がなくヒゼンダニが検出されなければ，いったん疥癬の治療を終了するようにしている。

- 通常は6週以内に症状は改善するとされており[9]，それ以上続く場合は再感染や再発を疑って再度検査を行う。ただし個人差も大きく，症状が3カ月〜1年間続くこともある[1]。

攻略雑感　疥癬は非常に見逃しやすい疾患である。日常的に疥癬の可能性を念頭におき，疥癬トンネルが見つかりやすい手の診察を行うように心掛けたい。また検査の陽性率が低いことも，疥癬の診断を難しくしている。検査が陰性であっても，1回の診察で疥癬ではないと断定することはできず，再度間隔をおいて検査を実施するようにしている。

文献

1) 日本皮膚科学会疥癬診療ガイドライン策定委員会：石井則久，浅井俊弥，朝比奈昭彦，ほか．疥癬診療ガイドライン（第3版）．日皮会誌 2015; 125: 2023-48.（NAID）130005105303
2) 根本 治，大野晶子，高橋隆二．フェノトリンローション剤の疥癬患者を対象とした第II/III相試験 −一般臨床試験−．臨床医薬 2016; 32: 119-33.
3) Walter B, Heukelbach J, Fengler G, et al. Comparison of dermoscopy, skin scraping, and the adhesive tape test for the diagnosis of scabies in a resource-poor setting. Arch Dermatol 2011; 147: 468-73.（PMID）21482897
4) 甲原資秀，佐藤則子，木村俊次．疥癬の統計的観察．臨皮 1979; 33: 155-9.（NAID）40003792984
5) 石井則久，宮沢めぐみ，川口 博史，ほか．疥癬の統計的観察．STD 1989; 70: 19-21.（NAID）80006315688
6) Park JH, Kim CW, Kim SS. The diagnostic accuracy of dermoscopy for scabies. Ann Dermatol 2012; 24: 194-9.（PMID）22577271
7) 定平知江子，天谷雅行，石河 晃．疥癬に対するイベルメクチン内服療法の臨床的検討．日皮会誌 2009; 119: 1845-50.（NAID）130004708688
8) 日本皮膚科学会疥癬診療ガイドライン策定委員会：石井則久，浅井俊弥，朝比奈昭彦，ほか．疥癬診療ガイドライン（第3版追補）．日皮会誌 2018; 128: 2791-801.（NAID）130007536860
9) Johnston G, Sladden M. Scabies: diagnosis and treatment. BMJ 2005; 331: 619-22.（PMID）16166133

≋ 紅色丘疹・結節 ≋ 紅色結節 ≋　　　　　　　　　　atheroma

粉瘤（炎症性粉瘤）

速やかに
切るべし
切るべし

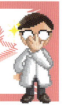

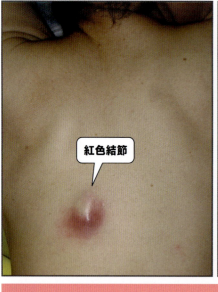

紅色結節

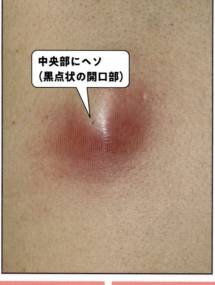

中央部にヘソ
（黒点状の開口部）

Status

- 遭遇頻度
- かゆさ
- 痛さ
- 治りにくさ
- 危険度

診断 Diagnosis

〔A 確定診断，B 推定診断，C 参考所見〕

視診	B～C	皮疹：中央に黒点状の開口部（ヘソ）がみられる紅色結節
		部位：顔面，頸部，体幹に多い
検査	B	超音波検査
病歴	B	炎症が起きる前から病変が存在する
その他	A	切開して囊腫壁，角質を確認する

紅色結節をみたら炎症性粉瘤を疑う。中央に囊腫内につながる黒点状の開口部（ヘソ）がみられることが多い。視診のみで診断できるが，はっきりしない場合は，炎症が起きる前から病変が存在しているかどうかを確認する。また超音波検査も有用である。切開して内部の囊腫壁，角質を確認できれば，診断が確定する。

治療例 Treatment

- 切開排膿

切開排膿が治療の基本。細菌感染ではないことがほとんどなので，一般的に抗菌薬の効果は乏しい。

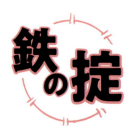

初期対応 ⇒ 視診と病歴（＋画像検査）で診断
　　　　　⇒ 切開して囊腫壁と角質を確認

皮膚科紹介 ⇒ 診断に迷う場合，切開ができない場合

疾患基本データ

- 粉瘤は毛包由来の腫瘍で，外来診療で最も遭遇頻度が高い良性腫瘍である（「粉瘤（常色病変）」の項〈p.174〉を参照）。
- 慢性的な刺激などによって嚢腫の壁が破れると，異物反応によって強い炎症を起こす。急性炎症を起こした場合，発赤，疼痛，熱感を伴い，==炎症性粉瘤==とよばれる（図1）。炎症は粉瘤患者の約50％に生じるとされている[1]。
- さらに炎症が進行すると嚢腫は破壊され，膿が溜まった状態（膿瘍）になる（「膿瘍」の項〈p.85〉を参照）。膿の貯留が顕著になると，表面を押したり離したりすることで，内部の液体が波打つように触れるようになる（波動を触れる）。

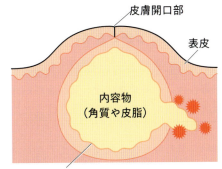

図1 炎症性粉瘤の発症機序

攻略記事（診断編）

Q1 細菌感染による膿瘍との鑑別法は？

A1 視診と病歴，超音波検査から鑑別する。わからなければ，切開のときに嚢腫壁と角質を確認する。

- 炎症性粉瘤の炎症が進行すると膿瘍を形成し，細菌感染症との鑑別が必要になる。中央部にヘソを認めれば鑑別は容易だが，ヘソがみられないときは，外観のみでの鑑別は難しい。
- その場合は，炎症をきたす前から病変があったかどうかの病歴を確認するとよいだろう。以前から存在する結節に炎症が生じた場合は，炎症性粉瘤の可能性が高い。
- また粉瘤に超音波検査を行うと，嚢腫壁に超音波が当たり，無エコー帯（側方陰影）が観察される（「粉瘤（常色病変）」の項〈p.174〉を参照）。ただし，炎症で嚢腫壁が完全に破壊されると側方陰影は消失するので，診断が難しくなる。
- わからなければ切開を行って，内部の嚢腫壁，角質の存在を確認することで粉瘤の診断を確定するしかない。

攻略記事（治療編）

Q1 抗菌薬で治療できますか？

A1 基本的に抗菌薬は無効。

- 炎症性粉瘤は従来「感染性粉瘤」とよばれ，細菌感染症の1つとしてとらえられていた。そのため臨床現場では，まず抗菌薬を投与して経過をみて，効果がなければ切開を行うという対応が行われることも多い。
- だが，==粉瘤の炎症はほとんどが細菌感染によるものではなく，内容物に対する異物反応である==。実際，培養検査の細菌検出率は，炎症の有無で差はないという結果が出ている[2]。そのため，米国皮膚科学会[3]は，ルーチンの抗菌薬投与は推奨しておらず，治療の第一選択は切開排膿である。

とはいえ，受診当日には切開が行えず，数日間待機せざるをえないこともある。その場合に抗菌薬を投与して経過をみることはありうるだろう。しかしセファロスポリン系の抗菌薬は効果が乏しいと考えられる。もし使用するのであれば，抗炎症作用のあるテトラサイクリン系やマクロライド系を選択するのがよいかもしれない[2]。

Q2 排膿の方法は？

A2 切開で排膿を行うが，くり抜き法も有用。
排膿時に囊腫も排出できれば，
摘出術を兼ねることができる。

①切開

・一般的な教科書には，切開排膿を行って炎症を抑えた後に，改めて囊腫を摘出する二段階の治療を行うと記載されていることが多い。

・しかし，切開時に膿だけでなく囊腫も排出できれば，摘出術を兼ねることができる。「膿が出そうなところ」ではなくて，「囊腫壁を取り出しやすいところ」を切開し，排膿時に可能な限り囊腫壁を除去するのがコツである。

・ただし，切開のタイミングが早すぎると排膿できず，囊腫さえ排出できないことがある。そのため，粉瘤内腔に液状物が触知できるくらい柔らかくなるのを待ってから，切開するケースもある。

②くり抜き法

・くり抜き法は囊腫の摘出を行う際に用いられる方法だが，摘出を兼ねて排膿も行うことができる[「粉瘤（常色病変）」の項〈p.174〉を参照]。簡便で整容的なので，切開よりもこちらが用いられることも多い。

・ただし，炎症で壁が破壊されて境界が不明瞭になっているので，囊腫壁を取り残して再発する可能性がある点には注意しておきたい。

攻略雑感 粉瘤は外来診療で最も遭遇頻度が高い良性腫瘍であり，炎症を伴った粉瘤をみることも多い。従来「感染性粉瘤」とよばれ，細菌感染症の1つとしてとらえられていたが，ほとんどが細菌感染によるものではないことを理解しておきたい。

文献

1) Leppard BJ, Sanderson KV. The natural history of trichilemmal cysts. Br J Dermatol 1976; 94: 379–90.（PMID）1268052
2) Diven DG, Dozier SE, Meyer DJ, et al. Bacteriology of inflamed and uninflamed epidermal inclusion cysts. Arch Dermatol 1998; 134: 49–51.（PMID）9449909
3) Choosing Wisely: Recommendations about treatments, tests, and procedures. https://www.aad.org/member/clinical-quality/clinical-care/wisely

≫ 紅色丘疹・結節 ≫ 紅色結節

膿瘍

abscess

切開排膿だけでは治らない膿瘍に注意

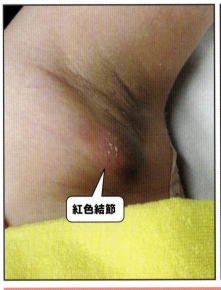
紅色結節

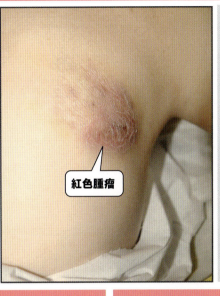
紅色腫瘤

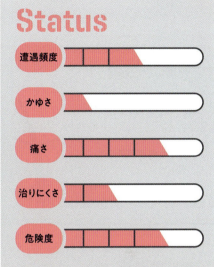
Status
- 遭遇頻度
- かゆさ
- 痛さ
- 治りにくさ
- 危険度

隆起している

診断 Diagnosis

〔A 確定診断，B 推定診断，C 参考所見〕

視診	C	皮疹：紅色結節
		部位：なし
検査	B	画像検査（超音波，CT）
病歴	−	なし
その他	B	触診で柔らかく，波動を触れる
	A	肉眼で膿を確認（穿刺，切開）

紅色結節をみたら膿瘍を疑う．触診で柔らかく，波動を触れるのが特徴．穿刺や切開を行い肉眼で膿を確認できれば診断が確定する．超音波や CT などの画像検査も有用．

治療例 Treatment

- 切開排膿
- セファレキシン（ケフレックス®）カプセル（250mg）：1回1〜2錠，1日4回内服，7日間

切開排膿を行い，抗菌薬を投与する．

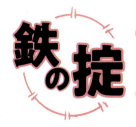

初期対応 ⇒ 視診と触診（＋画像検査）で診断
⇒ 切開して膿を確認

皮膚科紹介 ⇒ 診断に迷う場合，切開ができない場合

III 3つにカテゴリ分けする皮膚疾患 85

疾患基本データ

- 膿瘍とは化膿性炎症によって組織が破壊され，その空間に膿が貯留した状態を指す。皮膚や皮下の膿瘍では，炎症を反映して表面の皮膚に発赤を認めることが多い。
- 膿の貯留が顕著になると，表面を押したり離したりすることで内部の液体が波打つように触れるようになる（波動を触れる）。
- 一般的に局所の細菌感染症が原因となり，癤（せつ：毛包の細菌感染症）や蜂窩織炎が進行して膿瘍が形成される（図1）。
- また感染症以外にも炎症性粉瘤が進行して膿瘍が生じる場合もあるが，そちらは別項で扱う（「粉瘤（炎症性粉瘤）」の項〈p.82〉を参照）。

図1 膿瘍の形成機序

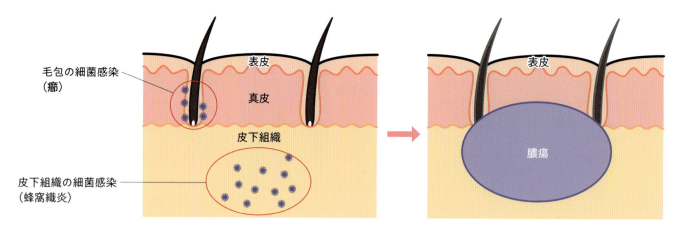

攻略記事（診断編）

Q1 視診だけで診断できますか？

A1 診断がはっきりしない場合は穿刺吸引で膿の存在を確認する。

- 膿瘍の診断は一般的に視診と触診によって行われる。しかし臨床的に診断がはっきりしない場合は膿の存在を肉眼で確認する必要がある。
- 膿を確認する方法として，まず切開よりも侵襲の少ない穿刺吸引を行う場合が多い。18ゲージの針と10mL以上の注射器を用いて膿を吸引する。
- ただし深在性の血管腫や動静脈瘻などと診断を間違えると，出血などの予期せぬトラブルに見舞われる可能性がある。場合によっては，穿刺を行う前に超音波やCTなどの画像検査を行うのが望ましいだろう。

Q2 炎症性粉瘤との鑑別法は？

A2 視診と病歴から鑑別する。わからなければ切開のときに嚢腫壁と角質を確認する。

「粉瘤（炎症性粉瘤）」の項〈p.82〉を参照。

Q3 注意が必要な鑑別疾患はありますか？

A3 切開排膿では治癒しない疾患に注意。

- 皮膚や皮下に膿瘍を生じるもののなかには，切開排膿では治癒しない特殊な局所疾患がある。想起できないと診断が難しく，その存在を知らないと対応を誤ることになる。発症部位に特徴があるため，これらの場所の膿瘍には注意しておきたい（図2）。

図2 注意が必要な部位

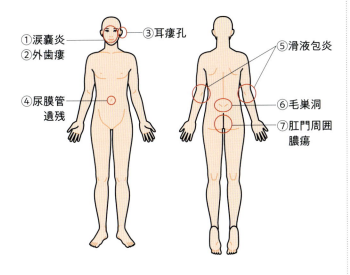

① 涙嚢炎
② 外歯瘻
③ 耳瘻孔
④ 尿膜管遺残
⑤ 滑液包炎
⑥ 毛巣洞
⑦ 肛門周囲膿瘍

① 涙嚢炎

- 涙嚢から鼻へと続く鼻涙管が閉塞し，涙嚢に貯留した分泌物に感染を起こして発症する。鼻涙管閉塞に対する処置（涙嚢鼻吻合術）を眼科に依頼する。

② 外歯瘻

- 歯根部に起因する炎症が顔面皮膚との間に交通路を作り，皮膚表面に瘻孔を形成したもの。まず歯科治療を行う必要がある。顔面の膿瘍は口腔内と連続している可能性を念頭におき，歯科治療歴を確認することが重要である。

③ 耳瘻孔

- 耳介の発生異常で耳前部に生じる瘻孔。感染すると瘻孔からやや離れた位置に膿瘍を形成する。根治には瘻孔の上皮管を全摘出する必要がある。

④ 尿膜管遺残

- 胎児のときに膀胱と母体をつないでいた管（尿膜管）が，生後も閉じずに残っている状態。感染を起こすと臍部に膿瘍を形成することがある。根治には臍から膀胱に至る尿膜管遺残組織を腹腔鏡を用いて完全に切除する必要がある。

⑤ 滑液包炎

- 関節の周囲にある少量の滑膜を含んだ袋（滑液包）が炎症を起こすと，発赤，腫脹が生じて疼痛を伴う。細菌感染や外傷，慢性の刺激などが原因で生じる。皮膚の膿瘍のようにみえるが整形外科に紹介するのが望ましい。

⑥ 毛巣洞

- 臀裂部の毛が皮膚に突き刺さり瘻孔を形成したもの。腰部付近の膿瘍を主訴に受診するが，臀裂に開口する瘻孔が皮下でつながっている。根治には病巣全体を摘出する必要がある。

⑦ 肛門周囲膿瘍（痔瘻）

- 肛門歯状線に存在する肛門小窩に細菌が侵入すると，肛門周囲に皮下膿瘍を形成する。この膿瘍が皮膚に開口すると痔瘻になる。切開処置にあたって括約筋損傷に注意が必要なので，外科に紹介するのが望ましい。

攻略記事（治療編）

 穿刺吸引で治療できませんか？

 穿刺吸引は侵襲は小さいが治癒率が低い。

- 穿刺吸引は診断のために行うほかに，治療の1つとして排膿目的で行う場合がある。切開は皮膚に傷をつけることになり，その後の創処置が必要になってしまうが，穿刺は侵襲が少なく処置が必要ないことが長所である。
- 忙しい外来では穿刺吸引で治療したくなってしまうが，==穿刺による膿瘍の治癒率は切開排膿と比べて低い==ことにも注意が必要である（表1）。もし穿刺吸引を試みて最初はうまくいったとしても，後に切開が必要になる可能性があることは意識しておきたい。

表1 穿刺吸引と切開排膿治療率の比較[1]

	治癒率
穿刺吸引	26%
切開排膿	80%

両群間の差（95% CI）：54（35-69）%

Q2 切開排膿の方法は？

A2 皮膚が最も菲薄化している部位を切開する。膿を圧出した後は洗浄を行い、ドレナージ用のガーゼを詰める。

- 切開は皮膚が最も菲薄化している部位を選ぶ。まずは最小限の短めの切開を行い、膿瘍の範囲が広ければ切開線を延長するとよいだろう。
- 貯留していた膿を圧出した後は、内部の膿がなくなるまで生理食塩水で洗浄を行い、ドレナージ用のガーゼを詰める（ガーゼパッキング）。術後は膿汚染がなくなるまで毎日ガーゼの交換を行う。

> ただし5cm以下の膿瘍では、ガーゼパッキングを行わなくても治癒率に有意差はないというデータがある[2]。著者は基本的にガーゼパッキングを行うようにしているが、小さな膿瘍に対してガーゼを詰めるかどうかは意見が分かれているようだ。

Q3 抗菌薬は必要ですか？

A3 不要という記載もあるが、意見が分かれる。

- 蜂窩織炎の合併がない膿瘍は、切開排膿だけで85％が治癒するとされている[3]。
- 抗菌薬使用の有無で治癒率に有意な差がないという研究もあり[4]、米国感染症学会（Infectious Diseases Society of America：IDSA）のガイドライン[5]には、基本的に（発熱などの全身症状を伴う場合を除いて）抗菌薬は不要と記載されている（表2）。
- しかし2cm以上の膿瘍では抗菌薬を投与したほうが治癒率が有意に高いという研究もあり[6]、抗菌薬の投与に関しては意見が分かれている。

> 著者は基本的に抗菌薬を投与しているが、2cm以下の小さな膿瘍で蜂窩織炎の合併がない場合は切開排膿のみでもよいかもしれない。

表2 抗菌薬が必要な膿瘍（IDSA ガイドライン）[5]

1	Signs or symptoms of systemic infection（全身性炎症の所見）
2	Severely impaired host defenses（免疫不全状態）
3	Multiple abscesses（多発性の膿瘍）
4	Extremes of age（超高齢者）
5	Lack of response to incision and drainage alone（切開排膿が無効）

Q4 抗菌薬はどれを選べばよいですか？

A4 黄色ブドウ球菌に感受性がある抗菌薬を使用する。

- 細菌培養の結果がわかるまで数日かかるので、抗菌薬の選択は過去の文献を基に行う必要がある。
- 皮膚の膿瘍の原因菌は約80％が黄色ブドウ球菌である[3]。そのため黄色ブドウ球菌に感受性がある抗菌薬を使用するのが望ましい。
- 米国では耐性菌が増加しており、MRSA（CA-MRSA）が63％を占めると報告されている[7]。そのためIDSAのガイドライン[5]では、CA-MRSAに対して活性をもつ薬剤（表3）が第一選択として推奨されている（CA-MRSAについては「伝染性膿痂疹」の項〈p.38〉を参照）。
- ただ、日本でも初期治療からMRSAのカバーが必須かどうかは明確な指針がない。

> 著者はまずMSSA（メチシリン感受性黄色ブドウ球菌）に対して有効な第一世代セファロスポリン（内服薬セファレキシン、注射薬セファゾリン）を使用し、改善が乏しい場合は培養検査の結果を参考にして抗菌薬を変更している。

表3 CA-MRSAに感受性がある抗菌薬[3]

一般名	商品名
ST合剤	バクタ®
クリンダマイシン	ダラシン®
ミノサイクリン	ミノマイシン®
ドキシサイクリン	ビブラマイシン®

攻略雑感	一般的な皮膚科の教科書ではあまり触れられていないが，膿瘍は日常診療でよく遭遇する疾患である。治療の基本は切開排膿で処置法に精通しておく必要がある。また発症部位によっては特殊な局所疾患の可能性があるため注意しておきたい。

文献

1) Gaspari RJ, Resop D, Mendoza M, et al. A randomized controlled trial of incision and drainage versus ultrasonographically guided needle aspiration for skin abscesses and the effect of methicillin-resistant Staphylococcus aureus. Ann Emerg Med 2011; 57: 483-91.（PMID）21239082

2) O'Malley GF, Dominici P, Giraldo P, et al. Routine packing of simple cutaneous abscesses is painful and probably unnecessary. Acad Emerg Med 2009; 16: 470-3.（PMID）19388915

3) Singer AJ, Talan DA. Management of skin abscesses in the era of methicillin-resistant Staphylococcus aureus. N Engl J Med 2014; 370: 1039-47.（PMID）24620867

4) Schmitz GR, Bruner D, Pitotti R, et al. Randomized controlled trial of trimethoprim-sulfamethoxazole for uncomplicated skin abscesses in patients at risk for community-associated methicillin-resistant Staphylococcus aureus infection. Ann Emerg Med 2010; 56: 283-7.（PMID）20346539

5) Stevens DL, Bisno AL, Chambers HF, et al. Practice guidelines for the diagnosis and management of skin and soft tissue infections: 2014 update by the infectious diseases society of America. Clin Infect Dis 2014; 59: 147-59.（PMID）24947530

6) Talan DA, Mower WR, Krishnadasan A, et al. Trimethoprim-Sulfamethoxazole versus Placebo for Uncomplicated Skin Abscess. N Engl J Med 2016; 374: 823-32.（PMID）26962903

7) Talan DA, Krishnadasan A, Gorwitz RJ, et al. Comparison of Staphylococcus aureus from skin and soft-tissue infections in US emergency department patients, 2004 and 2008. Clin Infect Dis. 2011; 53: 144-9.（PMID）21690621

紅色丘疹・結節　紅色結節　**granuloma telangiectaticum**

毛細血管拡張性肉芽腫

見た目での診断は意外と難しい

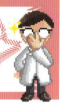

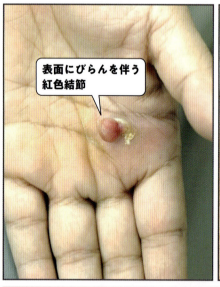

表面にびらんを伴う紅色結節

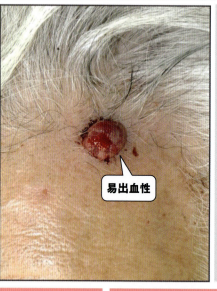

易出血性

Status

- 遭遇頻度
- かゆさ
- 痛さ
- 治りにくさ
- 危険度

診断 Diagnosis

〔A 確定診断，B 推定診断，C 参考所見〕

視診	C	皮疹：易出血性の紅色結節
		部位：（成人）体幹・上肢，（小児）頭頸部
検査	A	皮膚生検
病歴	C	外傷の既往
その他	−	なし

表面がもろく出血しやすい紅色結節をみたら毛細血管拡張性肉芽腫を疑う。外傷が原因になることがあるため既往歴が参考になる。確定診断は病理組織学的に行う。

治療例 Treatment

①，②のいずれか
①外科的切除
②凍結療法

外科的切除を行い病理組織学的検査で診断を確定する。切除できない場合は凍結療法も有効だが，病理組織を確認できないのが欠点。

疾患基本データ

- 毛細血管拡張性肉芽腫（granuloma telangiectaticum）は毛細血管の増殖を主体とする良性の血管腫である。化膿性肉芽腫（pyogenic granuloma）や小葉性毛細血管腫（lobular capillary hemangioma）とよばれることもある。しばしば（26％）[1]外傷が原因になることから，反応性の病変であって血管腫ではないという意見もある。

- 腫瘍は2～3週間で急速に増大し，表面にびらんを形成して出血する。体のどこにでも発生するが，成人は体幹と上肢に多く（60％）[2]，小児は頭頸部に多い（62％）[1]と報告されている。

- 視診でも診断は不可能ではないが，有棘細胞癌などとの鑑別が難しい場合も少なくない。視診での診断感度は皮膚科医で88％，皮膚科医以外で28％と報告されており[2]，可能な限り切除して病理組織学的に診断を確認するのが望ましい。

- したがって治療の基本は外科的切除である。確実に病変を除去することが重要で，メスを用いて皮下脂肪層まで切除した場合の再発率は4％だが，電気メスなどで表面だけを切除した場合の再発率は10％と報告されている[3]。

- 切除が難しい場合は液体窒素を用いた凍結療法が有効で，5mm程度の病変であれば2～3回の治療で治癒することが多い（表1）。

- またエビデンスは乏しいがステロイドの外用[5]や局所注射[6]の有効性を示した症例報告も散見される。これらは主にステロイドの血管収縮作用によって効果を発揮すると考えられている。

表1 凍結療法の回数と治癒率（病変の長径：平均5.7mm）[4]

1回	58%
2回	88%
3回	96%

文献

1) Patrice SJ, Wiss K, Mulliken JB. Pyogenic granuloma（lobular capillary hemangioma）：a clinicopathologic study of 178 cases. Pediatr Dermatol 1991；8：267-76.（PMID）1792196

2) Harris MN, Desai R, Chuang TY, et al. Lobular capillary hemangiomas：An epidemiologic report, with emphasis on cutaneous lesions. J Am Acad Dermatol 2000；42：1012-6.（PMID）10827405

3) Giblin AV, Clover AJP, Athanassopoulos A, et al. Pyogenic granuloma − the quest for optimum treatment: audit of treatment of 408 cases. J Plast Reconstr Aesthet Surg 2007；60：1030-5.（PMID）17478135

4) Mirshams M, Daneshpazhooh M, Mirshekari A, et al. Cryotherapy in the treatment of pyogenic granuloma. J Eur Acad Dermatol Venereol 2006；20：788-90.（PMID）16898898

5) Miller RA, Ross JB, Martin J. Multiple granulation tissue lesions occurring in isotretinoin treatment of acne vulgaris-successful response to topical corticosteroid therapy. J Am Acad Dermatol 1985；12：888-9.（PMID）3159762

6) Niiyama S, Amoh Y, Katsuoka K. Pyogenic granuloma that responded to local injection of steroid. J Plast Reconstr Aesthet Surg 2009；62：e153-4.（PMID）19103519

紅色丘疹・結節　紅色結節　**squamous cell carcinoma**

有棘細胞癌

近年増加傾向の皮膚癌

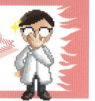

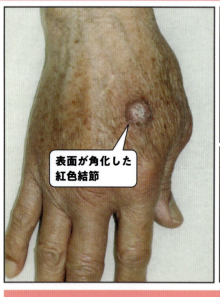
表面が角化した紅色結節

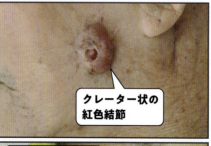
クレーター状の紅色結節

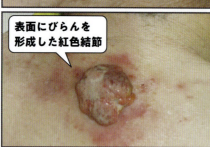
表面にびらんを形成した紅色結節

Status

- 遭遇頻度
- かゆさ
- 痛さ
- 治りにくさ
- 危険度

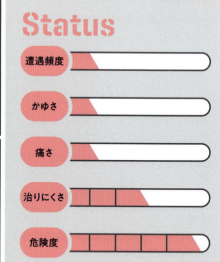

診断 Diagnosis

〔A 確定診断，B 推定診断，C 参考所見〕

視診	C	皮疹：角化を伴う紅色結節。クレーター状になったり，表面にびらんを形成することもある
		部位：なし
検査	A	皮膚生検
病歴	−	なし
その他	−	なし

表面の角化を伴う紅色結節をみたら有棘細胞癌を疑う。増大すると中央が潰瘍化してクレーター状になることや，表面にびらんを形成して滲出液や出血を伴うことがある。確定診断は病理組織学的に行う。

治療例 Treatment

・外科的切除

外科的切除が治療の第一選択。進行例に対しては放射線療法や化学療法を行う。

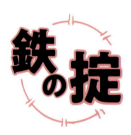

| 初期対応 | ⇒ 皮膚生検で診断 |
| 皮膚科紹介 | ⇒ 疑った段階で紹介 |

疾患基本データ

- 表皮のケラチノサイトが由来の悪性腫瘍で，日本では基底細胞癌に次いで多い皮膚癌である（表1）。
- 高齢者に多く，患者の平均年齢は77.8歳で，70歳以上が約8割を占める[2]。
- 体のどこにでも発生するが半数が頭頸部であり（図1），紫外線によって発症リスクが高まると考えられている。
- さまざまな前駆症から生じ，日光角化症やBowen病などが発生母地になることが多い（図2）。近年，高齢化に伴い日光角化症由来の有棘細胞癌が増加している。
- 早期の段階で治療を行えば長期の予後が見込めるが，転移をきたした進行期の治療は容易ではない。高齢者では侵襲的な治療が十分に実施できないことが少なくないため，早期段階での適切な治療が望まれる。

表1 日本人の皮膚悪性腫瘍罹患率[1]

1	基底細胞癌	3.34人/10万人
2	有棘細胞癌	2.87人/10万人
3	悪性黒色腫	0.93人/10万人

図1 有棘細胞癌の発生部位[2]

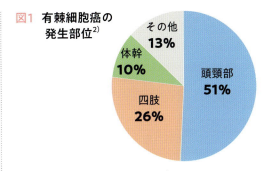

- 頭頸部 51%
- 四肢 26%
- 体幹 10%
- その他 13%

図2 有棘細胞癌の発生母地[3]（n＝1,247）

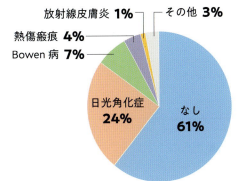

- なし 61%
- 日光角化症 24%
- Bowen病 7%
- 熱傷瘢痕 4%
- 放射線皮膚炎 1%
- その他 3%

攻略記事

Q 高齢なので治療はせずに経過観察しようと思います。

A 高齢でも積極的に治療介入を行ったほうがよい。

- 高齢化に伴い皮膚癌患者は増加しており，90歳を超える超高齢者も多くみられるようになっている。「寿命も近いし自然の流れに任せたい」と家族から切り出され，治療適応と判断されずに経過観察となるケースも少なくない。
- しかし厚生労働省の「簡易生命表（令和4年版）」によると，90歳でも男性なら4.14年，女性なら5.47年の平均余命がある。著者の経験上，経過観察中に腫瘍が急速に増大して，出血や二次感染による悪臭などからQOLを著しく損なうケースを目にすることが多い。
- 高齢だからと放置するとますます状態は悪化することが多く，最初の段階で手術していれば根治できたのにと悔いが残る結果となる。著者は積極的に治療介入を行ったほうが結果的に最小限の治療で収まると考えている。

攻略雑感 有棘細胞癌は早期の段階で治療を行えば長期の予後が見込めるが，進行期の治療は容易ではない。発生母地となる日光角化症やBowen病の段階で治療を行うのが重要である。近年，超高齢の患者が増えているが，高齢だからといって経過観察せずに積極的に治療を行ったほうがよいだろう。

文献

1) Tamaki T, Dong Y, Ohno Y, et al. The burden of rare cancer in Japan: application of the RARECARE definition. Cancer Epidemiol 2014; 38: 490-5.（PMID）25155209
2) 皮膚悪性腫瘍診療ガイドライン改訂委員会（有棘細胞癌ガイドライングループ）：皮膚悪性腫瘍ガイドライン第3版 有棘細胞癌診療ガイドライン2020．日皮会誌 2020；130：2501-33．（NAID）130007941666
3) 藤澤康弘．皮膚悪性腫瘍の疫学．日皮会誌 2012；122：3321-3．

鱗屑性紅斑

鱗屑性紅斑の鑑別診断

鱗屑性紅斑に分類される疾患

鱗屑性紅斑	白癬（体部白癬・股部白癬）	▶ p.95へ
	湿疹	▶ p.98へ
	日光角化症	▶ p.106へ
	Bowen病	▶ p.110へ
	乾癬	▶ p.112へ

鱗屑性紅斑の頻度と危険度

- 鱗屑性紅斑をみたら，まず白癬と湿疹を考えましょう。ただし白癬と湿疹は視診で区別するのは難しく，<mark>真菌検査</mark>で鑑別を行います。
- 白癬が除外できれば湿疹と考えて治療を開始しますが，湿疹と悪性腫瘍（日光角化症やBowen病）を視診で区別するのは難しい場合があります。そのため治療への反応が乏しい場合は<mark>皮膚生検</mark>で診断を確定します。
- また頻度と危険度は低いですが乾癬の可能性も念頭においておく必要があります。特徴的な臨床像と好発部位が診断の参考になります。

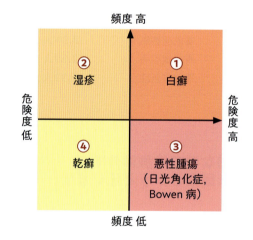

鱗屑性紅斑

白癬（体部白癬・股部白癬）

tinea

見た目だけでは湿疹との鑑別はムリ

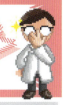

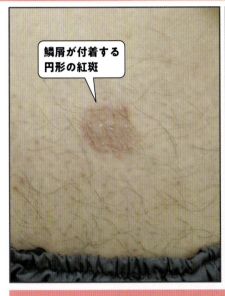

鱗屑が付着する円形の紅斑

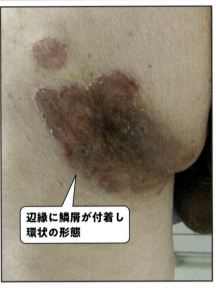

辺縁に鱗屑が付着し環状の形態

Status

- 遭遇頻度
- かゆさ
- 痛さ
- 治りにくさ
- 危険度

隆起していない

鱗屑がある

診断 Diagnosis

〔A 確定診断，B 推定診断，C 参考所見〕

視診	C	皮疹：鱗屑が付着する円形の紅斑，辺縁の炎症が強い
		部位：体幹部
検査	A	真菌検査（直接鏡検）
病歴	C	スポーツ活動，ペットの飼育歴
その他	−	なし

鱗屑が付着する円形の紅斑でかゆみが強い。周辺に広がるにつれて中心部は炎症が改善し，環状の形態になる。診断には真菌の証明が必須で，視診で断定すると誤診につながる。真菌検査で白癬菌が見つかれば診断が確定する。

治療例 Treatment

【軽症〜中等症】
- ルリコナゾール（ルリコン®）クリーム：1日1回外用，2週間

【重症】
- テルビナフィン（ラミシール®）錠（125mg）：1回1錠，1日1回内服，2週間

外用抗真菌薬で治療を行い，治療期間は2週間が目安とされている[1]。重症例では内服治療を行うこともある（ただし肝障害がある患者への投与は禁忌で，投与前の血液検査が義務づけられている）。足白癬や爪白癬を合併している場合は，同時にそれらの治療も行う必要がある。

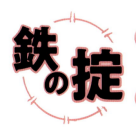

鉄の掟

- 初期対応 ⇒ 真菌検査で診断
  ⇒ 外用抗真菌薬を開始
- 皮膚科紹介 ⇒ 真菌検査ができない場合

III 3つにカテゴリ分けする皮膚疾患

疾患基本データ

- 白癬は皮膚糸状菌（白癬菌）というカビによって生じる感染症である。体幹・四肢などの生毛部にできたものが体部白癬で，俗に「たむし」とよばれる。また陰部周囲にできるものは体部白癬から区別され股部白癬，俗に「いんきんたむし」とよばれている（図1）。
- 感染経路にはほかの白癬患者やペットからの接触感染と，患者自身の足白癬からの拡大がある。感染源の特定のために，格闘技などのスポーツ活動や，ペット飼育についての情報が重要である。

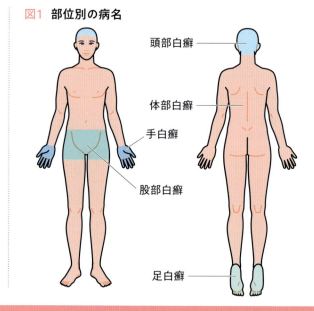

図1 部位別の病名

攻略記事（診断編）

Q1 見た目が白癬っぽいので抗真菌薬を処方したいのですが？

A1 視診で断定すると誤診につながる。白癬は視診で診断するべからず。

- 白癬と湿疹を見た目だけで区別するのは難しく，湿疹が白癬と誤診されて抗真菌薬の外用が行われているケースを目にすることが多い。文献によると，視診による皮膚真菌症の診断感度は81％，特異度は45％で，陽性的中率はわずか24％である（視診で皮膚真菌症と診断した患者の76％が皮膚真菌症ではない）[2]。
- したがって診断確定のためには真菌の証明が必須である。真菌の存在を証明する方法には直接鏡検（水酸化カリウム法〈KOH法〉）と真菌培養がある（表1）。培養検査には2週間以上かかるため，その場で診断を確定することができて感度が高いKOH法（感度88％，特異度95％[2]）が臨床現場では用いられている。

表1 真菌検査法の比較

	結果判定までの時間	診断感度
直接鏡検（KOH法）	その場で判定	88％[2]
真菌培養	2週間以上	体部白癬：79％ 股部白癬：67％[3]

Q2 真菌検査ができないので診断がつきません。

A2 まず湿疹としてステロイド外用を行う。

- 実際の現場では，皮膚科医の診療をすぐに受けられる環境になく，真菌検査を行わずに治療を開始しなければならないケースもあるだろう。湿疹と白癬の鑑別ができない場合はどうしたらよいだろうか。
- その場合，まず湿疹としてステロイド外用薬で治療を行うのがよいだろう[4]。その理由は外用抗真菌薬には刺激性があるため，湿疹に対して使用すると悪化させる危険性があるからである。また先に抗真菌薬を使用してしまうと，その後の真菌検査の検出率が低下して診断が困難になってしまう。
- しかしステロイド外用薬による白癬の悪化を心配し，外用抗真菌薬を使用してしまうケースもしばしばみられる。確かにステロイドは感染症を増悪させるが，すぐには悪化しないため，白癬であったとしても治療は焦らなくてもよい。症状が改善しない場合は皮膚科医の診察を受け，真菌検査で真菌の有無を確認する。

攻略記事（治療編）

Q1 外用薬はどれを選べばよいですか？

A1 選択の指標となるエビデンスはない。迷う場合は MIC や系統を参考にする。

・「足白癬」の項の **Q1**（p.34）参照。

Q2 治療しても再発を繰り返します。

A2 感染源の治療が必要。スポーツ活動やペット飼育についての情報を確認し，足の診察も行う（図2）。

・体部白癬・股部白癬治療の重要なポイントは感染経路を特定することである。ほかの患者や猫などの動物からの感染の場合，感染源も同時に治療しないと再発，再感染を繰り返してしまう。治療開始前に格闘技などのスポーツ活動や，ペット飼育についての情報を確認しておきたい。

・また患者自身の足白癬や爪白癬が感染源になっていることも多く，==体部白癬患者の74％が足白癬を合併している==という報告がある[5]。

> 足白癬・爪白癬は自覚症状がないことも多く，著者は体部白癬・股部白癬をみたときは足も診察するようにしている。

図2 体部白癬，股部白癬の感染源

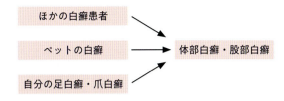

Q3 内服薬を使うのはどんなときですか？

A3 外用薬を塗りにくい場所に発症したときや，範囲が広すぎて塗れないとき。

・体部白癬・股部白癬治療の第一選択は外用薬である。しかし重症例では内服薬を使用することもある。日本皮膚科学会の『皮膚真菌症診療ガイドライン』[6]に内服薬を考慮する条件が示されているので参考にするとよいだろう（表2）。

表2 経口抗真菌薬の投与を考慮する条件

1	外用薬を塗布しにくい部位に発症（眼周囲，被髪部との境界部など）
2	患者自身が塗布できない部位に発症（高齢，手が届かないなど）
3	白癬病巣が多発あるいは汎発化している症例
4	再発を繰り返している症例
5	毛に対する親和性が高いトリコフィトン・トンズランス（*Trichophyton tonsurans*）感染症

攻略雑感 皮膚真菌症を視診だけで診断することは不可能であり，診断確定のためには直接鏡検を行う必要がある。感染源の治療を行わないと再発を繰り返すので，スポーツ活動やペット飼育についての確認と足の診察も忘れないようにしたい。

文献

1) 渡辺晋一, 望月 隆, 五十棲 健, ほか. 皮膚真菌症診断・治療ガイドライン. 日皮会誌 2009; 119: 851-62.（NAID）130004708665
2) Thomas B. Clear choices in managing epidermal tinea infections. J Fam Pract 2003; 52: 850-62.（PMID）14599377
3) Sei Y. 2006 Epidemiological survey of dermatomycoses in Japan. Med Mycol J 2012; 53: 185-92.（PMID）23149353
4) 常深祐一郎, 福田亮子, 出口亜紀子. 高齢者のいわゆる「おむつ皮膚炎」に対する治療アルゴリズムの提案. 看護研究 2015; 48: 180-8.（NAID）40020415500
5) 岡 毅, 西本勝太郎. 診療所における過去7年間の体部白癬の実態調査. 皮膚科の臨床 2018; 60: 1217-9.（NAID）40021637255
6) 日本皮膚科学会皮膚真菌症診療ガイドライン改訂委員会：望月 隆, 坪井良治, 五十棲 健, ほか. 日本皮膚科学会皮膚真菌症診療ガイドライン 2019. 日皮会誌 2019; 129: 2639-73.（NAID）130007769904

湿疹

鱗屑性紅斑 / eczema

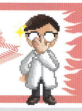

外来の4割を占める **キングオブ皮膚疾患**

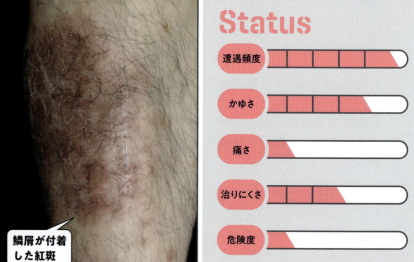

鱗屑が付着した紅斑

鱗屑が付着した紅斑

Status

- 遭遇頻度
- かゆさ
- 痛さ
- 治りにくさ
- 危険度

診断 Diagnosis

〔A 確定診断，B 推定診断，C 参考所見〕

視診	C	皮疹：鱗屑が付着した紅斑
		部位：なし
検査	B	感染症の否定（真菌検査）
病歴	−	なし
その他	−	なし

鱗屑が付着した紅斑をみたら湿疹を疑う。原則として除外診断が必要で，特に真菌感染症を否定しなければならない。診断後は発症部位，作用機序，臨床像などによって固有の病名がつけられる。

治療例 Treatment

【体幹・四肢の病変（成人）】

- Ⅱ群ステロイド（アンテベート®）軟膏：1日2回外用，7日間
- フェキソフェナジン（アレグラ®）錠（60mg）：1回1錠，1日2回内服，7日間

治療の基本はステロイドの外用であり，部位によってランクを使い分ける（Ⅱ章〈p.10〉を参照）。かゆみが強い場合は，抗ヒスタミン薬を併用する。

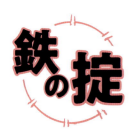

- 初期対応 ⇒ 真菌検査で真菌感染症を除外
- ⇒ 外用ステロイドを開始
- 皮膚科紹介 ⇒ 診断に迷う場合，難治例，重症例

疾患基本データ

- 湿疹は皮膚炎ともよばれる。皮膚疾患のなかでも最もよく耳にする病名であり，皮膚科外来患者の約40%を占める，非常にcommonな疾患である[1]。
- 湿疹は皮膚に侵入した異物を皮膚の外に排除しようとする炎症反応（湿疹反応）によって生じる（図1）。原因物質が明らかな湿疹を接触皮膚炎とよぶが，特定できないことも多い。
- ひとことに湿疹といっても単一の疾患ではなく，分類される疾患は多岐にわたる。種々雑多な疾患が混在しており，一般的な教科書では，それぞれの疾患が個別に解説されていることが多い。
- しかし実際の臨床現場では，まず大きなくくりとして，湿疹と診断した後に分類を考えたほうが理解しやすいだろう（図2）。仮に分類できなかったとしても，湿疹と診断できていれば，治療の方向性としては間違いはない。
- 湿疹の分類は複雑だが，原因となる異物が明確かどうかに基づいて分類するとわかりやすい（図3）。まず，原因がはっきりしているものを「接触皮膚炎」という。原因物質がわからない場合は，年齢，発症部位，病因，特徴的臨床所見によって，「脂漏性皮膚炎」などの固有の病名がつけられる。これらの分類に入らない原因がわからない湿疹反応は，病名がつけられないので，単なる「湿疹」になる。
- 例えば，湿布によってかぶれたことが明らかであれば，「湿布による接触皮膚炎」の診断になる。また，特定の年齢に現れるものとして「乳児湿疹」や，部位ごとの特色で固有の診断名がつけられているものとして「おむつ皮膚炎」，「手湿疹」などがある（表1）。
- しかし，実際の外来で最も多い疾患は分類不能な湿疹，つまり名前のつけようがない湿疹症例である。おそらく摩擦，乾燥による皮膚のダメージ，汗による皮膚の刺激などが複雑に絡み合っているのだろう。

図1 湿疹の発症機序

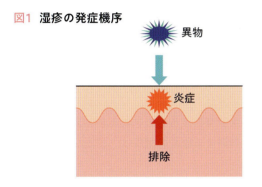

図2 診断のステップ

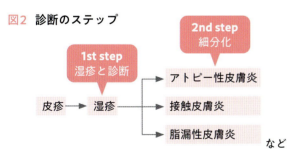

表1 固有の病名がつけられる湿疹

年齢による病名	乳児湿疹
部位による病名	手湿疹，おむつ皮膚炎，口囲湿疹，間擦性湿疹，汎発性湿疹
病因による病名	皮脂欠乏性湿疹，うっ滞性皮膚炎
特徴的な臨床像による病名	アトピー性皮膚炎，脂漏性皮膚炎，貨幣状湿疹，異汗性湿疹，Vidal 苔癬

図3 湿疹の分類

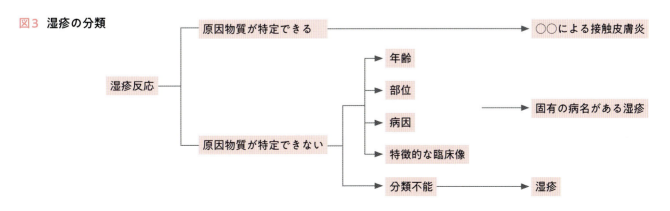

攻略記事（診断編）

Q1 湿疹の原因は何ですか？

A1 職業や生活に関する問診から，原因物質を推測する。

- 湿疹と診断すると，患者から「原因は何ですか」という質問を受けることが多い。ところが原因物質を特定できないことが多く，返答に困ってしまう。
- とはいえ，原因を追求することは非常に重要である。接触皮膚炎は原因を確定し，その原因との接触を断つことができれば根治できる疾患だが，特定を怠ると難治化してしまう。
- 原因物質は患者が自ら気づいていることもあるが，まったく心当たりがないと答える場合も少なくない。そのため，湿疹病変は常に接触皮膚炎を疑い，原因物質を推測しなければならない。

> 原因物質は多岐に及ぶが，日常的に使用する日用品，趣味，薬剤使用歴など，生活に関する問診が重要になる。患者の職業や趣味などを聴取し，接触源となる頻度の高いものを具体的に挙げながら，皮疹の出現部位に接触した可能性のあるものを問診していく。また，接触源が推定できなくても，生活を見直してみるように伝えておくと，後に患者側が気づくことがある。

- 原因物質の見当がつかないときは，==ジャパニーズスタンダードアレルゲン==（日本人で陽性率が高い24種類の原因物質セット）の==パッチテスト==によって特定できることがある。まったく推定できなかった原因が判明することもあり，有用な検査である。

Q2 原因物質は何が多いですか？

A2 化粧品・薬用化粧品と医薬品が多い。

- 接触皮膚炎の原因として多いのは，化粧品・薬用化粧品と医薬品である（図4）。化粧品・薬用化粧品のなかでは化粧下地，化粧水などの化粧品と染毛剤，シャンプーが多い（表2）。原因物質として，まずこれらを考えるのが一般的である。

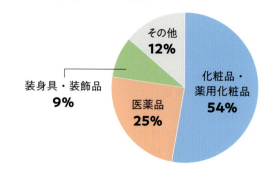

図4 接触皮膚炎の原因物質[2]（n＝423）

表2 化粧品・薬用化粧品の内訳[2]（n＝228）

1	化粧品（化粧下地，化粧水，美容液，フェイスクリーム，ファンデーション，乳液，美白剤）	40%
2	染毛剤	13%
3	シャンプー	12%
4	その他	34%

- 特に顔面の接触皮膚炎は，化粧品が原因のことが多い。しかし，額部や頭髪の生え際ではシャンプー，目の周りでは点眼薬や眼軟膏によるものを考える必要がある。また春先や秋に増悪する顔面の湿疹は，花粉が原因のこともある。
- ただし化粧品自体ではなく，洗いすぎ，擦りすぎという物理的な刺激が原因になっていることもあり，注意しておきたい。

Q3 固有の病名のつけ方がわかりません。

A3 それぞれの好発部位が，診断の手掛かりになる。

- 特定の原因物質がない場合は，年齢，発症部位，病因，特徴的臨床所見によって，固有の病名がつけられる。しかし，多種多様な疾患があり，固有の病名をつけるのは敷居が高いと感じることが多いのではないだろうか。ここでは，遭遇頻度が高い6つの疾患（図5）について解説する。
- 湿疹を分類するためには，病変の部位に注目するとよい。それぞれの好発部位が診断の大きな手掛かりになる（図6）。

図5 遭遇頻度が高い6つの疾患

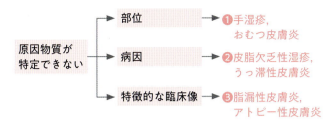

図6 好発部位

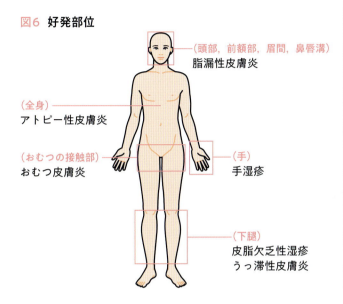

図7 下腿に生じる湿疹

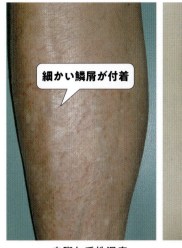
a 皮脂欠乏性湿疹

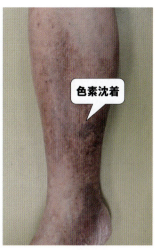
b うっ滞性皮膚炎

図8 脂漏性皮膚炎

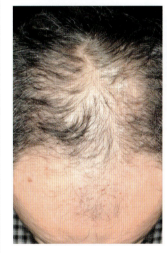

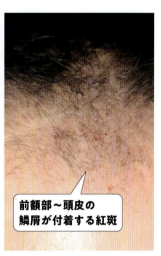

- ①まず皮疹の部位が手の場合は手湿疹，おむつに覆われている部分の場合はおむつ皮膚炎と診断する．
- ②次に皮疹の部位が下腿の場合は，下腿に好発する皮脂欠乏性湿疹と，うっ滞性皮膚炎の可能性を考える．これらは病因に基づいて診断名がつけられる．皮脂欠乏性湿疹はドライスキンが原因で，病変の周りの皮膚に亀裂や白い粉を吹いたような，細かい鱗屑がみられるのが特徴である（図7a）．うっ滞性皮膚炎は静脈還流障害が原因で，病変の周りにヘモジデリン沈着による色素沈着などの皮膚症状がみられる（図7b）．
- ③特徴的な臨床像によって病名がつけられる疾患は，脂漏性皮膚炎とアトピー性皮膚炎である．脂漏性皮膚炎は皮脂の過分泌による湿疹で，皮脂の分泌が過剰な頭部や前額部，眉間，鼻唇溝などの部位に左右対称に分布する（図8）．アトピー性皮膚炎はドライスキンとアトピー素因による湿疹で，慢性に繰り返す全身の左右対称性の病変が特徴である．

III 3つにカテゴリ分けする皮膚疾患　101

攻略記事（治療編）

Q1 病名の違いで治療法は変わりますか？

A1 治療法は大きくは変わらないが，予防法が異なっている。

・湿疹の治療法はステロイド外用である。しかし，湿疹の原因はそれぞれ異なっており，原因に対する対応を行わないと再燃を繰り返す。原因別の再発予防法を表3にまとめた。

表3 原因別の再発予防法

原因	病名	予防法
①ドライスキン	アトピー性皮膚炎	保湿剤
	手湿疹	
	皮脂欠乏性湿疹	
②排泄物の刺激	おむつ皮膚炎	洗浄・保湿剤
③静脈還流障害	うっ滞性皮膚炎	圧迫療法，下肢静脈の精査
④皮脂の過剰分泌	脂漏性皮膚炎	抗真菌薬

①アトピー性皮膚炎・手湿疹・皮脂欠乏性湿疹

・ドライスキンの状態ではかゆみ過敏が生じ，皮膚を掻きむしることで皮膚のバリアが障害される。その結果，皮膚に抗原が侵入しやすくなり，湿疹が生じる。アトピー性皮膚炎，手湿疹，皮脂欠乏性湿疹はドライスキンが原因であり，保湿剤の併用が有効である（保湿剤の使い方はQ5参照）。

②おむつ皮膚炎

・おむつ内の皮膚は常に高温多湿の環境にあり，バリア機能が低下している。そこに尿や便の刺激が加わり生じるのが，おむつ皮膚炎である。

・洗浄で排泄物を除去することが大切だが，擦りすぎが悪化の原因になる。そのため，汚染物の拭き取りや洗浄の際に擦りすぎないように注意する必要がある。また，洗浄後に保湿剤やバリアクリームを使用することが，予防に有効である。

③うっ滞性皮膚炎

・うっ滞性皮膚炎は，静脈還流障害による皮膚バリア機能の障害が原因である。静脈のうっ滞を改善するために，弾性包帯や弾性ストッキングによる圧迫療法を行うのが望ましい。また，下肢静脈の精査を行い，還流障害の原

因となる静脈瘤や深部静脈血栓の有無を検索する必要がある。

④脂漏性皮膚炎

・脂漏性皮膚炎は皮脂の過分泌が原因である。皮膚の常在菌（マラセチア）によって，皮脂が刺激性の脂肪酸などに分解され，皮膚の炎症を引き起こす。そのため，抗真菌薬の外用によるマラセチアのコントロールが有効である。

・抗真菌薬のケトコナゾールはマラセチアを減少させ，再発を防止するのに効果的であることが示されている。頭皮の脂漏性皮膚炎患者に対してケトコナゾール入りのシャンプーを週1回使用した群では，プラセボと比較して再発率が低い（表4）。

表4 脂漏性皮膚炎の再発率[3]

	再発率（6カ月間）
プラセボシャンプー：週1回使用	**47%**
ケトコナゾールシャンプー：週1回使用	**19%**

（$p \leqq 0.0001$）

・ただし，日本ではケトコナゾール入りのシャンプーは販売されていないため，ケトコナゾールクリーム（ニゾラール®クリーム）や，ケトコナゾールローション（ニゾラール®ローション）を使用する。まず，ステロイドで炎症を収束させてから，ケトコナゾールに切り替えていくのが一般的である。また，エビデンスは劣るが医薬部外品として発売されているミコナゾール配合シャンプーを使用するのもよいだろう。

Q2 ステロイド外用以外の治療法はありますか？

A2 抗ヒスタミン薬内服や，保湿剤の併用が有効な場合がある。症状が強い場合は，短期間だけステロイド内服を併用する。

・ステロイド外用薬と併用できる薬剤として，①抗ヒスタミン薬と②保湿剤がある。抗ヒスタミン薬は皮膚症状の改善効果は乏しいが，かゆみを軽減できる。保湿剤も皮膚炎そのものに対する直接的な効果は期待できないが，湿疹の原因となるドライスキンを改善する。

・また症状が強い場合は，③ステロイド内服の併用が有効だが，短期間のみの使用にとどめる。

①抗ヒスタミン薬

Q3 湿疹に内服抗ヒスタミン薬は有効ですか？

A3 ステロイド外用薬との併用でかゆみを軽減できる。

- かゆみは，ヒスタミンが神経に作用することで誘発される（図9a）。抗ヒスタミン薬は神経のヒスタミン受容体を阻害することで，かゆみを抑制する薬剤である。アトピー性皮膚炎の研究では，ステロイド外用薬との併用でかゆみの軽減効果が示されている[4]。（抗ヒスタミン薬の選択については「蕁麻疹」の項〈p.121〉を参照）

> かゆみによる掻破行動は，皮膚症状の増悪をもたらす可能性がある。そのため，著者は患者のかゆみの程度に応じて，抗ヒスタミン薬を併用している。

- ただし抗ヒスタミン薬単独での効果は限定的である[5]。したがって，抗ヒスタミン薬はあくまでもステロイド外用の補助療法として使用するのが望ましい。
- また，湿疹のかゆみを起こす物質はヒスタミン以外にも数多い（図9b）。抗ヒスタミン薬が抑制するのはヒスタミン依存性のかゆみだけなので，普段の診療のなかでは思ったほどの効果を得られないことも多く，過信は禁物である。

図9　かゆみの誘発機序

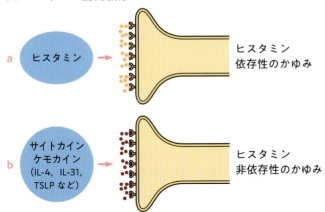

②保湿剤

Q4 保湿剤は有効ですか？

A4 湿疹の原因となるドライスキンを改善し，再燃を予防することができる。

- 保湿剤は皮膚炎そのものに対する直接的な効果は期待できないが，ドライスキンを改善することができる。
- 湿疹の原因としてドライスキンがある場合（アトピー性皮膚炎，手湿疹，皮脂欠乏性湿疹）は，症状が改善した後も保湿剤を続けることで，再燃を予防する効果が期待できる。実際にアトピー性皮膚炎と手湿疹の研究では，保湿剤の再燃予防効果が示されている（表5）。
- また，ステロイド外用薬と保湿剤を併用することで，症状をより改善することができる可能性がある。手湿疹の研究では，ステロイド外用1日2回より，ステロイド外用1回＋保湿剤1回のほうが効果的であることが示されている[8]。

表5　保湿剤の再燃予防効果

	保湿剤の効果	出典
アトピー性皮膚炎	再燃までの期間が約6倍に延長	文献6
手湿疹	再燃までの期間が約10倍に延長	文献7

Q5 保湿剤の使い方は？

A5 1日2回使用する。ステロイドと併用する場合は，どちらを先に塗ってもよい。

- 保湿剤の使用回数は，添付文書には1日1〜数回と記載されていて不明瞭である。1日1回よりも2回のほうが効果的という研究があり[9]，著者は朝と入浴後の1日2回使用するように指示している。
- また，保湿剤とステロイド外用薬を併用する場合に，どちらを先に塗ったらよいか聞かれることが多い。先に保湿剤を塗ったら，後で塗るステロイドがあまり吸収されないという意見もあるが，アトピー性皮膚炎の研究[10]では塗る順番による効果の差は示されていない。

> 著者は先に広めに保湿剤を塗ってから，病変の部位にステロイド外用薬を塗るように指示している。先にステロイド外用薬を塗ってから保湿剤を塗ると，ステロイド外用薬が塗る必要のない部分まで広がってしまうからである。

III　3つにカテゴリ分けする皮膚疾患

Q6 保湿剤の選び方は？

A6 モイスチャライザーを使用する。

- 保湿剤には「エモリエント」と「モイスチャライザー」の2つの種類がある(表6)。

表6 保湿剤の種類

	役割	製剤
エモリエント	皮脂膜	ワセリン
モイスチャライザー	皮脂膜＋保水成分	尿素製剤
		ヘパリン類似物質製剤
		セラミド製剤

- エモリエントは水分蒸発を防ぐことで間接的に角層の水分増加をもたらし、モイスチャライザーは保水成分が水を引き寄せることで角層の水分を増加させる。
- エモリエントよりもモイスチャライザーのほうが保湿効果が高いという研究があり[11]、著者は主にモイスチャライザーを使用している。
- 保険で使用できるモイスチャライザーの成分には、尿素とヘパリン類似物質の2種類がある。尿素製剤は刺激の副作用が多いという研究があるため[12]、著者はヘパリン類似物質を使用することが多い。
- また市販の製品にはさまざまな保水成分が配合されており、セラミド配合のクリームの効果は、尿素、ヘパリン類似物質と有意な差がなかったという研究がある[13,14]。市販の製剤では、セラミド配合のものがよいかもしれない。

③内服ステロイド

Q7 内服ステロイドは、どんなときに使いますか？

A7 重症の急性病変に対して、短期間だけ使用する。

- 症状が重篤な急性の湿疹では、短期間内服ステロイドを使用する場合がある。日本の接触皮膚炎ガイドライン[15]では重症の場合に限り、プレドニゾロン20mg/日を1週間程度使用することが示されている。
- 重症な皮疹というとイメージがつきにくいが、範囲が広い場合と考えてよいだろう。米国の接触皮膚炎ガイドライン[16]では、病変が体表面積の20％を超える場合に、ステロイド内服が推奨されている。
- また顔面の症状が強く、速やかに皮疹を軽快させる必要があるときもステロイド内服の適応である。
- ただし、アトピー性皮膚炎などの慢性の湿疹に漫然とステロイド内服を開始することは、長期内服に陥る危険性を含んでいる。ステロイド内服によって症状は軽快するが、内服中止によって再燃することが多く、一度治療を始めると、中止できなくなる可能性がある。
- 長期投与されている患者に中止を勧めても受け入れてもらえず、漫然と投与を継続せざるをえないこともよく経験する。1日数回飲むだけで治ってくるというのは、毎日時間をかけて薬を外用するより簡便である。ステロイド内服によって外用がおろそかになることも、内服を中止できなくなる要因になっているのだろう。
- 特にセレスタミン®は、抗ヒスタミン薬(ポララミン®)とステロイド(リンデロン®)との合剤であるが、名称からは抗ヒスタミン薬のような印象を受けるため、安易に投与が行われがちである。
- ステロイド内服は切れ味が鋭い治療法である一方、安易な長期投与を行うと副作用を生じさせてしまう。したがって適応をよく考え見極める必要があるだろう。

攻略雑感 湿疹は外来患者の約40％を占め、分類される疾患は多岐にわたる。実際の臨床現場ではまず大きなくくりとして、湿疹と診断した後に分類を考えるのがよいだろう。治療の基本はステロイド外用だが、原因に応じた対応も意識しておきたい。

文献

1) 古江増隆, 秋山真志, 相馬良直, ほか. 本邦における皮膚科受診患者の多施設横断四季別全国調査. 日皮会誌 2009; 119: 1795-809. (NAID) 130004708682

2) 日本皮膚科学会接触皮膚炎診療ガイドライン改定委員会：高山かおる, 横関博雄, 松永佳世子, ほか. 接触皮膚炎診療ガイドライン 2020. 日皮会誌 2020; 130: 523-67. (NAID) 130007833597

3) Peter RU, Richarz-Barthauer U. Successful treatment and prophylaxis of scalp seborrhoeic dermatitis and dandruff with 2% ketoconazole shampoo: results of a multicentre, double-blind, placebo-controlled trial. Br J Dermatol 1995; 132: 441-5. (PMID) 7718463

4) Kawashima M, Tango T, Noguchi T, et al. Addition of fexofenadine to a topical corticosteroid reduces the pruritus associated with atopic dermatitis in a 1-week randomized, multicentre, double-blind, placebo-controlled, parallel-group study. Br J Dermatol 2003; 148: 1212-21. (PMID) 12828751

5) Grob JJ, Castelain M, Richard MA, et al. Antiinflammatory properties of cetirizine in a human contact dermatitis model. Clinical evaluation of patch tests is not hampered by antihistamines. Acta Derm Venereol 1998; 78: 194-7. (PMID) 9602225

6) Wirén K, Nohlgård C, Nyberg F, et al. Treatment with a barrier-strengthening moisturizing cream delays relapse of atopic dermatitis: a prospective and randomized controlled clinical trial. J Eur Acad Dermatol Venereol 2009; 23: 1267-72. (PMID) 19508310

7) Lodén M, Wirén K, Smerud K, et al. Treatment with a barrier-strengthening moisturizer prevents relapse of hand-eczema. An open, randomized, prospective, parallel group study. Acta Derm Venereol 2010; 90: 602-6. (PMID) 21057743

8) Lodén M, Wirén K, Smerud KT, et al. The effect of a corticosteroid cream and a barrier-strengthening moisturizer in hand eczema. A double-blind, randomized, prospective, parallel group clinical trial. J Eur Acad Dermatol Venereol 2012; 26: 597-601. (PMID) 21605175

9) 大谷真理子, 大谷道輝, 野澤 茜, ほか. 保湿剤の効果に及ぼす塗布量および塗布回数の検討. 日皮会誌 2012; 122: 39-43. (NAID) 130004708841

10) Ng SY, Begum S, Chong SY. Does Order of Application of Emollient and Topical Corticosteroids Make a Difference in the Severity of Atopic Eczema in Children? Pediatr Dermatol 2016; 33: 160-4. (PMID) 26856694

11) 野澤 茜, 大谷道輝, 松元美香. 保湿剤の効果に及ぼす入浴と塗布時期の関係. 日皮会誌 2011; 121: 1421-6. (NAID) 10031164973

12) van Zuuren EJ, Fedorowicz Z, Christensen R, et al. Emollients and moisturisers for eczema. Cochrane Database Syst Rev 2017; 2: CD012119. (PMID) 28166390

13) 秦 まき, 戸倉新樹, 瀧川雅浩, ほか. アトピー性皮膚炎に対する合成疑似セラミド含有クリームの有用性の検討—尿素含有クリームとの比較—. 西日皮 2002; 64: 606-11. (NAID) 130004474836

14) アトピー性皮膚炎に対する合成疑似セラミドクリームの有用性及び安全性の検討—ヘパリン類似物質含有軟膏との比較—. 西日皮 2002; 64: 606-11. (NAID) 130004474576

15) 日本皮膚科学会接触皮膚炎診療ガイドライン改定委員会. 日皮会誌 2009; 119: 1757-93. (NAID) 130004708681

16) American Academy of Allergy, Asthma and Immunology; American College of Allergy, Asthma and Immunology. Contact dermatitis: a practice parameter. Ann Allergy Asthma Immunol 2006; 97: S1-38. (PMID) 17039663

鱗屑性紅斑

日光角化症

actinic keratosis

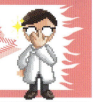

放置してると癌になるよ

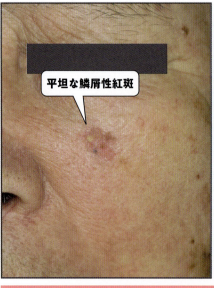

平坦な鱗屑性紅斑

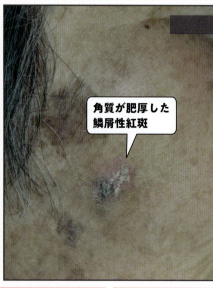

角質が肥厚した鱗屑性紅斑

Status

- 遭遇頻度
- かゆさ
- 痛さ
- 治りにくさ
- 危険度

診断 Diagnosis

〔A 確定診断，B 推定診断，C 参考所見〕

視診	C	皮疹：鱗屑性紅斑
		部位：露光部（特に顔面）
検査	B	ダーモスコピー
	A	皮膚生検
病歴	—	なし
その他	C	高齢者に好発

高齢者の顔面に鱗屑性紅斑をみたら日光角化症を疑う。ダーモスコピーで特徴的所見がみられ，確定診断は病理組織学的に行う。

治療例 Treatment

①〜③のいずれか
① 外科的切除
② 凍結療法
③ イミキモド（ベセルナ®）クリーム：週3回外用（就寝前に外用し起床後に洗い流す），1カ月間

外科的切除が確実な方法だが，凍結療法やベセルナ®クリーム外用も有効。

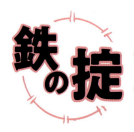

初期対応	⇒ 皮膚生検で診断
皮膚科紹介	⇒ 疑った段階で紹介

疾患基本データ

- 日光角化症（actinic keratosis）は光線角化症（solar keratosis）や老人性角化症（senile keratosis）ともよばれ、長年の紫外線刺激によって表皮のケラチノサイトが悪性化して生じる。有棘細胞癌の早期段階の病変（上皮内有棘細胞癌）であり、露光部（特に顔面）に好発する（図1）。また30％の症例で病変が多発すると報告されている[1]。

図1　日光角化症の発生部位[1]（n＝1,819）

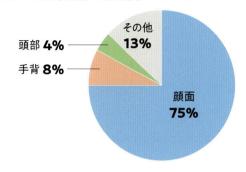

図2　日光角化症患者の年齢[1]（n＝1,495）

0〜39歳	40〜49歳	50〜59歳	60〜69歳	70歳〜
1%	3%	9%	19%	68%

- 病変は紅斑として始まり、進行すると角質が増殖して肥厚する。角化が著しい場合は角質がツノ状に突出して皮角を形成することもある（図3）（「皮角」の項〈p.164〉を参照）。
- Bowen病との鑑別は皮疹の形状のみからでは困難であり、組織学的所見と併せて判断する。

図3　皮角

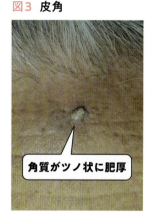

角質がツノ状に肥厚

- 加齢に伴って増加し、70歳以上の患者が多数を占める（図2）。人口の高齢化に伴って患者数は増加しており、1987〜2001年の間に約2倍になっている[1]。
- 日光角化症は放置すると有棘細胞癌へ進行する。有棘細胞癌の原因の24％が日光角化症であり[2]、進行する確率は10年間で約10％程度と見積もられている[3]。

攻略記事（診断編）

Q1　湿疹との鑑別法は？

A1　ダーモスコピーが有用。ステロイド外用の反応をみてもよい。

- 初期の日光角化症は湿疹との鑑別が難しい場合が多い。視診のみでの診断精度（陽性的中率）は皮膚科医であっても70％程度である[4]。
- 鑑別にはダーモスコピーが有用である。日光角化症に特徴的な所見がみられ（表1）、診断感度は99％、特異度は95％（陽性尤度比19.7）と報告されている。特に、1、4の所見の有用性が高く、これら2つから構成される外観をstrawberry patternとよぶ。

表1　日光角化症のダーモスコピー診断基準[5]

1	erythematous pseudonetwork
2	surface scale
3	linear-wavy vessels surrounding hair follicles
4	follicular openings with keratotic plugs

（2つ以上で日光角化症と診断）

> ダーモスコピーが利用できない場合はどうしたらよいだろうか？　生検を行うのが確実だが、すべての症例で検査を行うのは現実的に難しい。その場合はまず頻度が高い湿疹を考えてステロイド外用を行うのがよいと著者は考えている。湿疹であればステロイド外用で2週間以内に症状が改善する。もし日光角化症であれば改善しないため、その時点で生検を検討すればよい。

隆起していない　鱗屑がある

Q2 Bowen 病との鑑別点は？

A2 組織学的所見で鑑別するのが一般的だが，区別できない場合もある。

- Bowen病と日光角化症はともに有棘細胞癌の早期段階の病変である。皮疹の形状のみでは鑑別は困難で，一般的に病理組織学的所見で判断する。
- 病理組織上，Bowen病では表皮全層に腫瘍細胞を認めるが，日光角化症では表皮基底層を中心に腫瘍が分布する（図4）。
- しかし日光角化症が進行すると，腫瘍細胞が表皮の全層を占めるようになりBowen病に類似する。これを類Bowen型（Bowenoid type）とよぶ。
- つまり類Bowen型日光角化症とBowen病は，組織学的に鑑別ができないことになる。その場合は，臨床的に病変が露光部かどうかで判断するしかないだろう。

日光角化症とBowen病を連続する病変としてとらえ，明確に区別しないという考え方もあり[6]，著者は必ずしも正確な鑑別にこだわる必要性はないのではと考えている。

図4 腫瘍細胞の分布

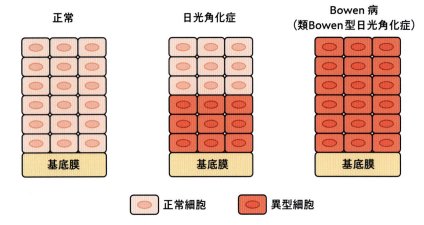

攻略記事（治療編）

Q1 治療法はどれを選べばよいですか？

A1 病変の数や性状によって選択する。

- 日光角化症の治療法には外科的切除，凍結療法，イミキモドクリーム外用があり，病変の数や性状によって選択する。
- 強く角化して肥厚した病変では凍結療法，イミキモドの効果が乏しい場合が多く，外科的切除が第一選択となる。
- 病変が多発している場合は，外科的切除や凍結療法を行うのが困難なのでイミキモドが望ましい。
- 肥厚性病変が多発している場合は決め手がなく，治療法を組み合わせる必要がある。

著者は病変の数と性状から図5のように治療法を選択している。

図5 治療法の選択

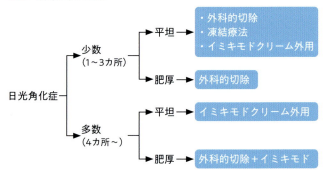

①外科的切除

- 外科的切除は最も確実な治療法である。切除断端が陰性であれば病変消失率は理論上100%となる。
- しかし実際の臨床現場では，多発性の病変や，認知症があって局所麻酔が行えない場合など，外科的切除が実施困難なケースもよく経験する。

②凍結療法

- 凍結療法は冷却による腫瘍細胞の変性と破壊を目的とした治療法である（凍結療法の詳細は「ウイルス性疣贅」の項〈p.160〉を参照）。
- 手技が簡便で短時間に行えるため使い勝手がよく，**20～40秒の凍結を行った場合の病変消失率は70%前後**と報告されている[7,8]。
- ただし処置時に痛みを伴うことと，複数回の治療が必要なこと，再発率が高いこと（59%）[8]が短所である。

③イミキモドクリーム

- イミキモドは樹状細胞やマクロファージに作用して自然免疫を活性化する外用薬である。サイトカインの分泌を誘導することによって抗腫瘍作用を発揮する。週3回の外用を1～2クール行い（1クール：1カ月外用，1カ月休薬），病変消失率は60～85%と報告されている[8,9]。
- 広範囲に存在する病変を同時に治療できるため，**多発性の病変では治療の第一選択**である。また肉眼では確認できない潜在病変にも効果がある（フィールド治療）ので，**凍結療法よりも再発率が低い**（表2）。

表2 治療法ごとの再発率（治療後1年間）

外科的切除	4%[10]
凍結療法	59%[8]
イミキモド	14%[8]

- 自宅で治療が行えるという手軽さが魅力だが，週3回の外用や起床後に洗い流すなど使用方法の注意事項が多い点に留意しておきたい。著者の経験上，高齢者では理解が不十分で治療を途中で放棄してしまうケースもみられる。
- また作用機序から**塗布面の紅斑などの副作用はほぼ必発**である。患者が驚いてしまい治療継続が困難になることが少なくないため，十分な説明を心掛けたい。

攻略雑感　日光角化症は有棘細胞癌の早期病変だが，湿疹との鑑別が難しいことも多い。放置すると有棘細胞癌に進行するため，正確な診断と早期の治療が重要である。治療法にはいくつかの選択肢があるため，それぞれの長所，短所をよく理解しておきたい。

文献

1) 斎田俊明. 日光角化症の診断と治療. Skin Cancer 2010; 25: 214-31.（NAID）10027731759
2) 藤澤康弘. 皮膚悪性腫瘍の疫学. 日皮会誌 2012; 122: 3321-3.
3) Dodson JM, DeSpain J, Hewett JE, et al. Malignant potential of actinic keratoses and the controversy over treatment. A patient-oriented perspective. Arch Dermatol 1991; 127: 1029-31.（PMID）2064402
4) 廣瀬寮二，武石恵美子，神尾芳幸，ほか. 日光角化症の臨床診断の不確かさと危険性. Skin Cancer 2014; 29: 33-7.（NAID）130004688962
5) Huerta-Brogeras M, Olmos O, Borbujo J, et al. Validation of dermoscopy as a real-time noninvasive diagnostic imaging technique for actinic keratosis. Arch Dermatol 2012; 148: 1159-64.（PMID）23069952
6) Cockerell CJ. Histopathology of incipient intraepidermal squamous cell carcinoma（"actinic keratosis"）. J Am Acad Dermatol 2000; 42: 11-7.（PMID）10607351
7) Szeimies RM, Karrer S, Radakovic-Fijan S, et al. Photodynamic therapy using topical methyl 5-aminolevulinate compared with cryotherapy for actinic keratosis: A prospective, randomized study. J Am Acad Dermatol 2002; 47: 258-62.（PMID）12140473
8) Krawtchenko N, Roewert-Huber J, Ulrich M, et al. A randomised study of topical 5% imiquimod vs. topical 5-fluorouracil vs. cryosurgery in immunocompetent patients with actinic keratoses: a comparison of clinical and histological outcomes including 1-year follow-up. Br J Dermatol 2007; 157 Suppl 2: 34-40.（PMID）18067630
9) 斎田俊明，川島 眞. 日光角化症患者を対象としたイミキモド5%クリームのランダム化二重盲検並行群間比較基剤対照多施設共同試験. Skin Cancer 2011; 26: 364-77.（NAID）130002149395
10) 廣瀬寮二，富村沙織，武石恵美子，ほか. 日光角化症の側方断端陽性例についての検討. Skin Cancer 2010; 25: 85-9.（NAID）10026549881

Ⅲ　3つにカテゴリ分けする皮膚疾患　109

Bowen 病

鱗屑性紅斑　　　Bowen's disease

日光角化症と区別できない場合も

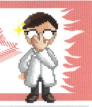

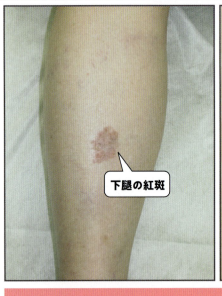
下腿の紅斑

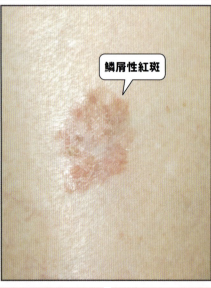
鱗屑性紅斑

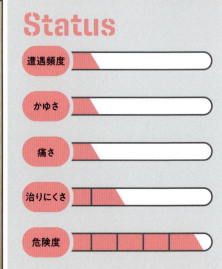

Status
- 遭遇頻度
- かゆさ
- 痛さ
- 治りにくさ
- 危険度

診断 Diagnosis

〔A 確定診断，B 推定診断，C 参考所見〕

視診	C	皮疹：鱗屑性紅斑，表面に厚い角質塊が固着する例もある
		部位：体幹，四肢
検査	A	皮膚生検
病歴	−	なし
その他	C	単発のことが多い

体幹，四肢に鱗屑が付着した単発性の紅斑をみたらBowen病を疑う。進行した病変では表面に厚い角質塊が固着する。確定診断は病理組織学的に行う。

治療例 Treatment

・外科的切除
（・凍結療法）
（・イミキモドクリーム）

原則として外科的切除を行う。手術ができない場合は凍結療法やイミキモドクリーム外用（保険適用外）の選択肢もある。

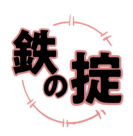

鉄の掟

- 初期対応 ⇒ 皮膚生検で診断
- 皮膚科紹介 ⇒ 疑った段階で紹介

疾患基本データ

- Bowen病は**有棘細胞癌の早期段階の病変**（上皮内有棘細胞癌）である。原因は不明だがヒトパピローマウイルス（HPV）との関連性が報告されている。
- 体幹や四肢などの**非露光部**に好発する（図1）。単発のことが多いが、まれに（8％）多発する場合もある[1]。
- Bowen病は放置すると有棘細胞癌に進行する。有棘細胞癌の原因の約7％がBowen病であり[2]，進行する確率は3〜5％と見積もられている[3]。
- 病変は境界が比較的明瞭な紅斑で鱗屑や痂皮が付着する。進行すると角質が増殖して表面に**角質塊**が付着する（図2）。
- 初期の病変は湿疹との鑑別が難しい場合が多い（「日光角化症」の項のQ1〈p.107〉を参照）。
- また日光角化症との鑑別は皮疹の形状のみからでは困難であり，組織学的所見と併せて判断する（「日光角化症」の項のQ2〈p.108〉を参照）。

図1 Bowen病の発生部位[1]

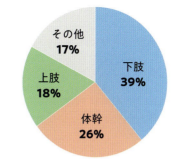

図2 進行したBowen病

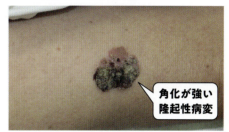

角化が強い隆起性病変

攻略記事（治療編）

Q1 治療法はどれを選べばよいですか？

A1 第一選択は外科的切除だが，凍結療法やイミキモドクリーム外用も有効。

- Bowen病の腫瘍細胞は毛包や汗管上皮に進展している場合が多く（56％）[4]，**毛包・汗腺を完全に摘除するためには外科的切除が最も確実な治療法**である。

- 外科的切除が行えない場合は，凍結療法やイミキモドクリーム外用（保険適用外）も有効である。凍結療法の病変消失率は67％[5]，イミキモドクリームは73％[6]と報告されている。ただしこれらの治療法では組織学的に病変が治癒したことが確認できないため，再発リスクがある点には留意しておきたい。

攻略雑感 Bowen病は湿疹との鑑別が難しい場合がある。放置すると有棘細胞癌に進行するため，確実に診断し治療を行うことが重要である。

文献

1) 皮膚悪性腫瘍診療ガイドライン改訂委員会（有棘細胞癌ガイドライングループ）：皮膚悪性腫瘍ガイドライン第3版 有棘細胞癌診療ガイドライン2020. 日皮会誌 2020；130：2501-33.（NAID）130007941666
2) 藤澤康弘. 皮膚悪性腫瘍の疫学. 日皮会誌 2012；122：3321-3.
3) Neagu TP, Tiglis M, Botezatu D, et al. Clinical, histological and therapeutic features of Bowen's disease. Rom J Morphol Embryol 2017；58：33-40.（PMID）28523295
4) 岡島加代子，木村鉄宣，安齋眞一. Bowen病の附属器上皮内進展に関する病理組織学的検討. 日皮会誌 2005；115：2389-93.（NAID）130004714750
5) Morton C, Horn M, Leman J, et al. Comparison of topical methyl aminolevulinate photodynamic therapy with cryotherapy or Fluorouracil for treatment of squamous cell carcinoma in situ: Results of a multicenter randomized trial. Arch Dermatol 2006；142：729-35.（PMID）16785375
6) Patel GK, Goodwin R, Chawla M, et al. Imiquimod 5% cream monotherapy for cutaneous squamous cell carcinoma in situ (Bowen's disease): a randomized, double-blind, placebo-controlled trial. J Am Acad Dermatol 2006；54：1025-32.（PMID）16713457

乾癬

鱗屑性紅斑 / psoriasis

「かんせん」だけど「感染」しません

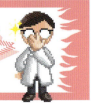

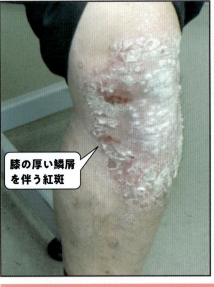

膝の厚い鱗屑を伴う紅斑

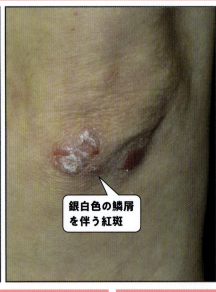

銀白色の鱗屑を伴う紅斑

Status

- 遭遇頻度
- かゆさ
- 痛さ
- 治りにくさ
- 危険度

診断 Diagnosis

〔A 確定診断，B 推定診断，C 参考所見〕

視診	B	皮疹：銀白色の厚い鱗屑を伴う紅斑
		部位：肘，膝，腰周り，頭部に多い
検査	A	皮膚生検
病歴	−	なし
その他	C	爪の変形

肘，膝，腰周り，頭部の鱗屑性紅斑をみたら乾癬を疑う。銀白色の厚い鱗屑が特徴で，紅斑は境界明瞭である。また，爪の変形を伴うことがある。臨床的特徴と好発部位から視診のみで診断可能だが，難しい場合は病理組織学的に確定診断を行う。

治療例 Treatment

- ステロイド，活性化ビタミンD_3配合軟膏（ドボベット®軟膏）：1日1回外用

ステロイド外用薬が有効で，ビタミンD_3外用薬を併用すると効果が増す。そのためステロイドとビタミンD_3の配合剤を使用するのが一般的である。皮疹の面積が広い場合や関節炎を伴う場合は，免疫抑制剤や生物学的製剤などの全身療法が必要になる。

鉄の掟

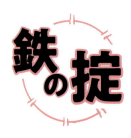

- 初期対応 ⇒ 視診で診断
- ⇒ 外用ステロイド（＋ビタミンD_3）を開始
- 皮膚科紹介 ⇒ 診断に迷う場合，難治例，重症例

疾患基本データ

- 尋常性乾癬はT細胞性免疫の亢進がかかわる自己免疫疾患である。どの年齢でも発症し、発症年齢の中央値は38.5歳(1～91歳)とされている[1]。
- 乾癬の皮疹は全身のどこにでも出現するが、**擦れる場所に出やすい**という特徴がある。具体的には肘、膝、腰周りなどに多い。また毛髪が伸びるときに毛が皮膚をこするため、頭部も好発部位となる(図1)。
- **かゆみを伴うのは半数程度**で[2]、かゆみに悩まされている患者がいる一方で、皮疹が重症でもまったくかゆみを訴えない患者もいる。
- 乾癬の約14%に炎症性関節炎を合併し[3]、**乾癬性関節炎**とよばれる。皮膚症状が先に出現することがほとんどで(73%)、乾癬発症から関節症状が出現するまでの中央値は5年(0～13年)とされている[3]。
- 30～40%の患者に爪の変形(点状陥凹、剥離、肥厚など)を伴い(図2)、爪病変がある患者はそうでない患者と比較して関節炎発症のリスクが高い[4]。そのため乾癬患者では爪の確認を行い、爪病変がある場合は関節炎に注意しなければならない。
- ただし乾癬患者の関節痛の訴えが必ずしも乾癬性関節炎とは限らないため、診断の際はリウマチ領域の専門医の診察が望ましい。

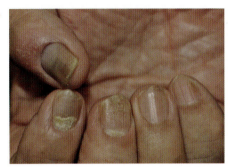

図2 乾癬に伴う爪病変

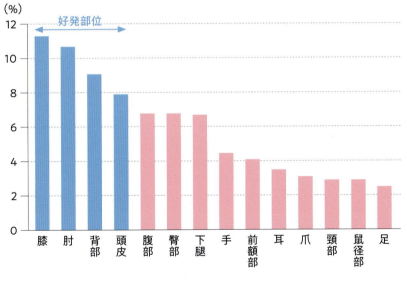

図1 乾癬の皮疹部位[2]

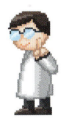

攻略記事(診断編)

Q1 乾癬は感染しますか？

A1 感染しない。

- 乾癬の問題点は、その知名度の低さである。インターネットを用いたアンケート調査によると世間一般での乾癬の認知率は29%であり、アトピー性皮膚炎の91%と比較すると大きな差が存在する(表1)。

表1 疾患の認知率[5]

アトピー性皮膚炎	91%
乾癬	29%

- また「乾癬を知らない」と答えた人のうち、30%が「うつりそう(感染しそう)」と回答しており、疾患認知率の低さだけではなく、「かんせん」という疾患名が誤解を招いている。乾癬はその語感からくる印象とは異なり、他人に感染する疾患ではない。ところが症状の見た目や、感

染を想起させる病名によって生まれる誤解から，精神的な負担を抱えている患者がいるようだ。
- さらにこのような誤解は一般の人だけではなく，医療従事者のなかにもある。乾癬があるために感染のリスクが高いとして，外科手術を拒否されるケースを目にすることもある。医療従事者全体で乾癬という疾患に対する理解を深めていくことも重要といえるだろう。

Q2 見た目で診断ができません。

A2 全身の観察を行うと好発部位に典型的な皮疹が見つかり，診断できることがある。

- 尋常性乾癬の診断は基本的に形態に依存し，ある程度主観的になる。
- 未治療の場合は，その特徴的な見た目と好発部位から診断は容易である。しかし治療によって修飾されたり，掻破などの人為的な操作が加わったりすると，特徴的な鱗屑がみられず湿疹との鑑別は正直難しい（図3）。
- 特に頭皮の症状は湿疹（脂漏性皮膚炎）との鑑別が難しく，若年で脂漏性皮膚炎と診断され，数十年後にほかの部位に皮疹が生じて乾癬と診断される例がみられる[6]。
- とはいえ非典型的な皮疹が主体であっても，全身の観察を行うと好発部位に典型的な皮疹が見つかり診断できることがあるので，注意深く観察するように心掛けたい。
- また湿疹は乾癬と比べて境界が不明瞭な場合が多いこと，かゆみが強いこと，均一に枯れるように治癒して再燃し

にくいことが特徴である。一方乾癬は病変が消失した後に色素沈着が生じることが多く，同じ場所に再燃しやすいことが鑑別の手掛かりになる（表2）。
- 視診で診断がつかないときは皮膚生検を行う必要がある。ただし非典型的な皮疹から生検を行うと病理組織も非典型的なので，なるべく典型像に近い皮疹から検査を行いたい。

図3 湿疹との鑑別が難しい乾癬

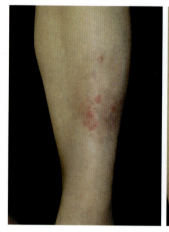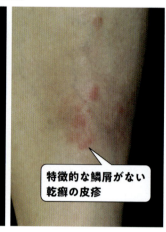

特徴的な鱗屑がない乾癬の皮疹

表2 乾癬と湿疹の鑑別点

乾癬	湿疹
かゆみを伴うのは半数程度	かゆみが強い
境界明瞭	境界不明瞭
同じ場所に再発しやすい	同じ場所には再発しにくい

攻略記事（治療編）

Q1 どんな治療法がありますか？

A1 第一選択は局所療法。重症度が高い症例や，関節症状を伴う症例では全身療法を追加する（図4）。

- 乾癬の治療はほかの皮膚疾患と比較して充実しており，それぞれの特徴を理解しておきたい。治療法は局所療法と全身療法に大別され，重症度によって選択する。乾癬の重症度は皮疹の面積（body surface area：BSA）によって定義され，BSAが5％未満の場合は軽症，5〜10％の場合は中等症，10％以上の場合は重症とされている。
- 軽症例では局所療法で治療を行う。局所療法の中心は外用療法で，乾癬患者の7〜8割は外用療法のみでコント

ロールすることができる[7]。
- 中等症以上の症例では局所療法に全身療法を併用する。全身療法には紫外線療法，内服療法，生物学的製剤による注射療法がある。
- ただし関節症状を伴う場合は，関節変形を防ぐために，皮疹の重症度とは関係なく早期に全身療法を開始することが推奨されている。

図4 重症度別の治療法

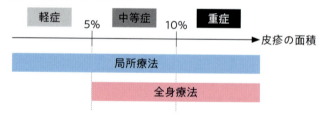

Q2 外用薬はどれを選べばよいですか？

A2 ステロイドとビタミンD₃の配合剤が第一選択。

- 乾癬の皮疹に対してはステロイド外用薬が有効である。またビタミンD₃外用薬も有効で，ステロイドより効果発現は遅いが，表皮角化細胞の増殖を抑制することで治療効果を発揮する。
- ステロイドとビタミンD₃は単独でも効果があるが，両者を併用したほうがより効果的であることが示されている（表3）。さらにビタミンD₃にはステロイドの副作用（皮膚萎縮）を抑制する作用がある[8]。

表3 外用薬の効果の比較[9]

	重症度スコアの改善率（治療4週後）
①ステロイド単剤	57%
②ビタミンD₃単剤	46%
③ステロイド＋ビタミンD₃	71%

P<0.001（①対③，②対③）

- そのため従来はステロイドとビタミンD₃外用薬を重ねて外用する重層法や，朝と夕で交互に外用する方法などが行われていた。しかし外用時の手間が増え時間がかかるため，患者のアドヒアランスが低下する問題があった。現在はステロイドとビタミンD₃の配合剤が発売されており，第一選択の治療薬として使用されている。
- ただし配合剤は高額であり（表4），使用量によってはかなりの値段になってしまうことが欠点である（90g処方すると薬価は約15,000円）。

そのため著者は経済面を考慮してステロイドのみで治療を行ったり，ステロイドとビタミンD₃をそれぞれ単剤で処方する場合もある。

表4 外用薬の薬価の比較（2024年12月時点）

	商品名	1g当たりの薬価
ステロイド	リンデロン®-DP軟膏	10.8円
ビタミンD₃	ドボネックス®軟膏	75.6円
ステロイド＋ビタミンD₃配合剤	ドボベット®軟膏	170.9円

Q3 全身療法にはどんなものがありますか？

A3 重症度に応じて紫外線療法，内服療法，注射療法を使い分ける。

- 全身療法には紫外線療法，内服療法，生物学的製剤による注射療法がある（表5）。
- 中等症では重篤な副作用が少ないPDE4阻害薬やビタミンA誘導体内服と紫外線療法を行うのが一般的である（図5）。重症例では免疫抑制剤やJAK阻害薬，生物学的製剤を使用するが，治療を行えるのは基本的に日本皮膚科学会の承認施設に限られている。

表5 乾癬の全身療法

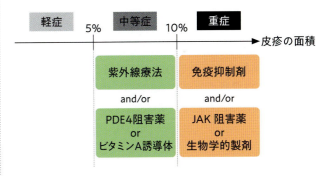

図5 重症度別の全身療法

Q4 中等症の治療法は？

A4 紫外線療法や内服療法（PDE4阻害薬，ビタミンA誘導体）を行う。

- 中等症の症例では外用療法に加えて，紫外線療法や内服療法（PDE4阻害薬，ビタミンA誘導体）を行う。

①紫外線療法
- 紫外線には細胞のアポトーシスを誘導する作用がある。紫外線療法は，乾癬の病因となるT細胞（Th17細胞）をア

ポトーシスに陥らせることによって効果を発揮する。また制御性T細胞を誘導して免疫抑制効果がもたらされる可能性も考えられている。
- 紫外線にはいくつか種類があるが，有害な波長をカットして治療に必要な波長（311〜312nm）のみを取り出した ==ナローバンドUVB照射器== が最もよく使用されている。
- 重篤な副作用がないため使い勝手がよく，外用療法などと比較して寛解期間が長いことが長所である。
- 一般的に週に1〜3回程度の照射が行われているが，==十分な効果を得るには週2回以上の照射が必要== なため[10]，頻回の通院が必要なのが短所である。

②PDE4阻害薬

- PDE4阻害薬である ==アプレミラスト== は，免疫細胞内のシグナル伝達を調整し，過剰な炎症性サイトカイン産生を正常化させる。
- 免疫抑制作用を示さずに抗炎症作用を発揮できる点に特徴があり，腎障害や肝障害などの重篤な副作用もない。そのため ==内服療法の第一選択薬== として使用できる。
- 悪心，嘔吐，下痢などの消化器系の副作用があるが，低用量から始めて漸増することで頻度が減り，数週間で次第に消失するという特徴をもつ。とはいえ，激しい消化器症状のために中止せざるをえないケースが15%との報告もある[11]。
- また免疫抑制剤や生物学的製剤と比較すると効果はマイルドで[12]，効果発現に時間がかかる（2〜4カ月）。さらに薬価が高額である点にも注意が必要で（1カ月の薬価は2024年12月時点で約55,000円），効果を実感できる前に経済的理由から継続困難になる例も散見される。

③ビタミンA誘導体（レチノイド）

- ビタミンA誘導体の一種であるエトレチナートは主に表皮角化細胞に作用し，増殖抑制，角化抑制することで効果を発揮する。
- 免疫抑制剤と比べると効果は劣るが[13]，重篤な副作用は比較的少なく，PDE4阻害薬より安価であることが特徴である。
- ただし ==催奇形性== があり内服中と内服終了後に一定期間の避妊が必要である（女性は内服終了後2年間，男性は半年）。そのため個人的には高齢者以外には使用しにくいと感じている。

一般的な推奨量（30mg/日）では皮膚の菲薄化や口唇炎などの副作用がほぼ必発で，治療継続困難になる場合が少なくない。そのため著者は低用量（10mg/日）で使用することが多い。

Q5 重症の治療法は？

A5 免疫抑制剤やJAK阻害薬，生物学的製剤を使用する。

- 重症例では免疫抑制剤やJAK阻害薬，生物学的製剤を使用する。
- 免疫抑制剤は乾癬の病因となるT細胞を抑制する治療薬であり，==シクロスポリン== と ==メトトレキサート==（MTX）が保険適用になっている。
- また乾癬の病態ではTNF-α，IL-23，IL-17の3つのサイトカインが重要であることがわかっており，これらを抑制するJAK阻害薬や生物学的製剤も使用される。免疫抑制剤よりも有意に優れた効果があるが[14]，薬価が非常に高額である点には留意しておきたい。

攻略雑感　尋常性乾癬の診断は基本的に形態に依存するので，特徴的な銀白色の鱗屑に見慣れておく必要がある。治療は湿疹と同じくステロイド外用薬が有効で，ステロイドとビタミンD_3の配合剤が使用されることが多い。重症例に対しては全身療法を行うが，選択肢が多いので整理して理解しておきたい。

文献

1) Takahashi H, Nakamura K, Kaneko F, et al. Analysis of psoriasis patients registered with the Japanese Society for Psoriasis Research from 2002–2008. J Dermatol 2011; 38: 1125-9. (PMID) 21951304 (NAID) 10031147155

2) Ito T, Takahashi H, Kawada A, et al. Epidemiological survey from 2009 to 2012 of psoriatic patients in Japanese Society for Psoriasis Research. J Dermatol 2018; 45: 293-301. (PMID) 29115687

3) Ohara Y, Kishimoto M, Takizawa N, et al. Prevalence and Clinical Characteristics of Psoriatic Arthritis in Japan. J Rheumatol 2015; 42: 1439-42. (PMID) 26077408

4) Tsuruta N, Imafuku S, Narisawa Y. Hyperuricemia is an independent risk factor for psoriatic arthritis in psoriatic patients. J Dermatol 2017; 44: 1349-52. (PMID): 28691207

5) ヤンセンファーマ株式会社「乾癬に関する意識調査」https://www.janssen.com/japan/press-release/20111018

6) 今福信一. 尋常性乾癬の臨床症状, 診断, 鑑別診断. 日本臨牀 2018; 76: 34-9. (NAID) 40021425102

7) Schön MP, Boehncke WH. Psoriasis. N Engl J Med 2005; 352: 1899-912. (PMID) 15872205

8) Norsgaard H, Kurdykowski S, Descargues P, et al. Calcipotriol counteracts betamethasone-induced decrease in extracellular matrix components related to skin atrophy. Arch Dermatol Res 2014; 306: 719-29. (PMID) 25027750

9) Kaufmann R, Bibby AJ, Bissonnette R, et al. A new calcipotriol/betamethasone dipropionate formulation (Daivobet) is an effective once-daily treatment for psoriasis vulgaris. Dermatology 2002; 205: 389-93. (PMID) 12444337

10) 森田明理, 江藤隆史, 鳥居秀嗣, ほか. 乾癬の光線療法ガイドライ. 日皮会誌 2016; 126: 1239-62. (NAID) 130005158175

11) 薄井利大, 善家由香理, 新井 達. アプレミラスト治療を行った乾癬患者79例の解析. 日皮会誌 2022; 132: 643-9.

12) Stein Gold LF, Bagel J, Tyring SK, et al. Comparison of risankizumab and apremilast for the treatment of adults with moderate plaque psoriasis eligible for systemic therapy: results from a randomized, open-label, assessor-blinded phase IV study (IMMpulse). Br J Dermatol 2023; 189: 540-52. (PMID) 37488811

13) Mahrle G, Schulze HJ, Färber L, et al. Low-dose short-term cyclosporine versus etretinate in psoriasis: improvement of skin, nail, and joint involvement J Am Acad Dermatol 1995; 32: 78-88. (PMID) 7822521

14) Schmitt J, Rosumeck S, Thomaschewski G, et al. Efficacy and safety of systemic treatments for moderate-to-severe psoriasis: meta-analysis of randomized controlled trials. Br J Dermatol 2014; 170: 274-303. (PMID) 24131260

非鱗屑性紅斑

非鱗屑性紅斑の鑑別診断

非鱗屑性紅斑に分類される疾患

- 非鱗屑性紅斑に分類される疾患は多いため,境界明瞭なものと不明瞭なものに分けて鑑別を行います。病変が浅い(真皮)場合は紅斑の境界が明瞭ですが,深い(皮下組織)場合は不明瞭になります。

境界明瞭	蕁麻疹	▶ p.119 へ
	薬疹(紅斑丘疹型・多形紅斑型)	▶ p.124 へ
	ウイルス性発疹症	▶ p.129 へ
	帯状疱疹(初期病変)	▶ p.134 へ
	水疱性類天疱瘡(非水疱型)	▶ p.135 へ
境界不明瞭	蜂窩織炎	▶ p.136 へ
	急性関節炎(痛風・偽痛風など)	
	結節性紅斑	▶ p.142 へ
	うっ滞性脂肪織炎	

境界明瞭な非鱗屑性紅斑の頻度と危険度

- 境界明瞭な非鱗屑性紅斑をみたら,まず蕁麻疹,薬疹,ウイルス性発疹症を考えます。これらを見た目で区別するのは難しいですが,蕁麻疹は個々の皮疹が数時間で消退するため,病歴から診断できます。
- 薬疹とウイルス性発疹症は薬歴や全身症状,周囲の感染状況などから総合的に判断します。
- 皮疹が片側に限局する場合は,初期の帯状疱疹の可能性を考慮します。数日間経過を観察して,小水疱が出現しないか確認するのがよいでしょう。
- また頻度は低いですが初期の水疱性類天疱瘡も非鱗屑性紅斑を生じるため,念頭においておく必要があります。

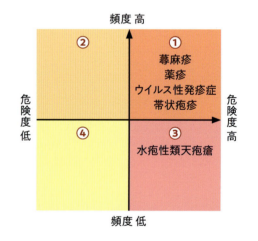

境界不明瞭な非鱗屑性紅斑の頻度と危険度

- 境界不明瞭な非鱗屑性紅斑をみたら,まず蜂窩織炎を考えましょう。
- ただし痛風や偽痛風などの急性関節炎の炎症が皮膚に波及すると,蜂窩織炎のように見えることがあります。病変が関節部にある場合は,関節の可動時痛や可動域制限を確認して鑑別を行います。
- また頻度は低いですが結節性紅斑の可能性も念頭においておく必要があります。蜂窩織炎は基本的に単発ですが,結節性紅斑は病変が多発するため鑑別が可能です。
- うっ滞性脂肪織炎を見た目で鑑別するのは難しく,治療への反応が乏しい場合に考慮しましょう。

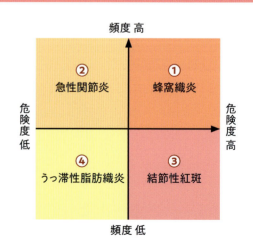

// 非鱗屑性紅斑 // 境界明瞭 //

蕁麻疹

urticaria

皮膚疾患の代名詞

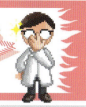

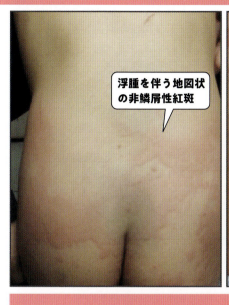

浮腫を伴う地図状の非鱗屑性紅斑

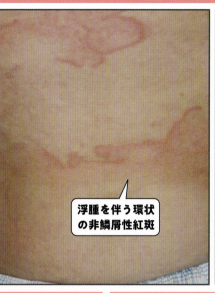

浮腫を伴う環状の非鱗屑性紅斑

Status
- 遭遇頻度
- かゆさ
- 痛さ
- 治りにくさ
- 危険度

隆起していない

鱗屑がない

圧迫で消える

診断 Diagnosis

〔A 確定診断，B 推定診断，C 参考所見〕

視診	B	皮疹：多発する境界明瞭で浮腫を伴う非鱗屑性紅斑
		部位：全身に分布
検査	−	なし
病歴	A	24時間以内に個々の皮疹が消える
その他	−	なし

全身に分布する境界明瞭な非鱗屑性紅斑をみたら蕁麻疹を疑う。円形，地図状，環状などさまざまな形を呈し，かゆみを伴う。典型例では膨疹を伴ってごくわずかに隆起するが，紅斑だけが生じることもある。個々の皮疹が24時間以内に消退することを確認できれば診断が確定する。

治療例 Treatment

・フェキソフェナジン（アレグラ®）錠（60mg）：1回1錠，1日2回内服，7日間

抗ヒスタミン薬の内服を行う。皮疹が消退した後も数日間は内服を続けるのが望ましい。

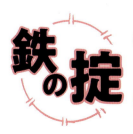

鉄の掟

- 初期対応 ⇒ 視診と病歴で診断
- ⇒ 抗ヒスタミン薬を開始
- 皮膚科紹介 ⇒ 診断に迷う場合，難治例，重症例

III 3つにカテゴリ分けする皮膚疾患

疾患基本データ

- 蕁麻疹は紅斑を伴う一過性，限局性の浮腫（膨疹）が出没を繰り返す疾患である。人口の約20%が一生に一度は発症するといわれており[1]，日常の診療で遭遇する機会は多い。
- 皮疹の形成には，活性化したマスト細胞から放出された化学伝達物質（ヒスタミンなど）が関与する。化学伝達物質が血管に作用して紅斑と浮腫を生じ，その後数時間で化学伝達物質は失活し皮疹は消退する。
- マスト細胞が活性化する機序によって，蕁麻疹は大きく2つの病型に分けられる（図1）。1つは何らかの刺激によって皮疹が誘発される刺激誘発性で，もう1つは特定の刺激によらずに皮疹が出現する原因不明の特発性である。

- 特発性の症例は経過から急性，慢性に分類されている。発症してからの期間が6週間以内のものを急性蕁麻疹，6週間を超えたものを慢性蕁麻疹とよぶ。
- マスト細胞が活性化する機序として代表的なものはⅠ型アレルギーである。しかし原因は特定できない場合が多く，メカニズムについては不明な点が多い（図2）。
- 蕁麻疹は感染，ストレス，疲労などにより悪化することが多く，患者の46%が発症前に何らかの感染症状を示したという報告がある[2]。これらが間接的なマスト細胞活性化因子になっているのかもしれない。

図1 蕁麻疹の種類

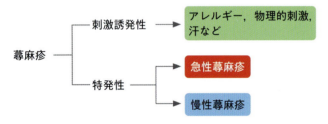

図2 蕁麻疹の病型[3]（n＝260）

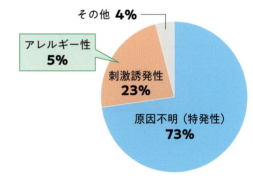

攻略記事（診断編）

Q1 受診時に皮疹が消えていて診断できません。

A1 個々の皮疹が短時間で消えることを確認できれば蕁麻疹と考えてよい。

- 著者の経験上，「全身の紅斑とかゆみを主訴に受診したが，診察のときには皮疹が消えてしまっている」という場面に遭遇することは少なくない。
- 蕁麻疹の特徴は個々の皮疹の一過性であり，この場合，皮疹が短時間で消退しているため，皮疹がなくても診断ができる。蕁麻疹は皮疹を見なくても患者の話だけを頼りにして診断できる唯一の疾患といってよいだろう。
- また蕁麻疹は最初に紅斑だけが生じることがあり（図3），典型的な膨疹が確認できないので視診での判断が難しい。この場合も病歴を参考にして診断するとよい。

図3 膨疹が確認できない蕁麻疹

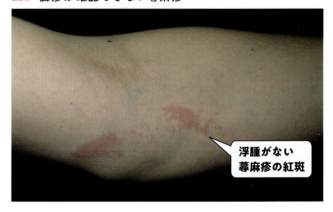

とはいえ，患者の記憶が曖昧でどうしても診断に迷うケースがある。そんなときは皮疹にマジックペンでマーキングしておく方法もある。その箇所を患者本人に帰宅後観察してもらい，跡形なく消退していれば蕁麻疹と診断できる。

Q2 蕁麻疹の原因は何ですか？

A2 蕁麻疹の原因は不明なことが多く，原因の追究よりもしっかりと内服を行うことが重要。

- 蕁麻疹の診療において最も多く受ける質問が「原因は何ですか？」である。
- 患者自身が気づいていない抗原によるⅠ型アレルギーの症例を見逃すことはあってはならないが，日常診療の場で遭遇する蕁麻疹の73%が特発性であり[3]，原因は多くの場合不明である。

- しかし世間一般では蕁麻疹はすべてアレルギーによって起こると思われている。そのため特発性であっても何らかの抗原に対する即時型アレルギーと確信し，「蕁麻疹の原因をはっきりさせてほしい」と転院を繰り返す患者は，著者の経験上意外と多い。

> 原因の追究ばかりに目が行っている患者は内服が不十分なことが少なくない。個人的には，原因を追究することよりも，内服継続の重要性を十分に説明する必要があると考えている。

攻略記事（治療編）

Q1 ステロイド外用薬は効きますか？

A1 ステロイド外用薬が皮疹を消退させるというエビデンスはない。

- 蕁麻疹治療の主体は抗ヒスタミン薬の内服であり，外用薬に大きな効果は期待できない。
- 実際，ステロイド外用薬には出現した皮疹を消退させるというエビデンスはない。そのため日本皮膚科学会のガイドライン[4]では，副作用のリスクも踏まえステロイド外用薬は推奨されていない。

> 抗ヒスタミン薬（レスタミン®）やクロタミトン（オイラックス®）の外用薬は，エビデンスは乏しいが経験的にかゆみの軽減に有効であることが知られている。著者は蕁麻疹に外用薬は不要と伝えたうえで，それでも処方してほしいといわれた場合は，これらの外用薬を処方している。

Q2 抗ヒスタミン薬はどれを選べばよいですか？

A2 第一選択はアレグラ®，クラリチン®，デザレックス®，ビラノア®。

- 現在使用可能な抗ヒスタミン薬は約20種類あるが，効果の優劣に関するエビデンスは乏しい。それでは何を基準にして薬剤を選択すればよいだろうか。
- 抗ヒスタミン薬には鎮静作用があり，眠気のために十分

に内服できない患者が一定数存在する。そのためできるだけ鎮静性の低い薬剤を使用するのが望ましい。
- 一般的に抗ヒスタミン薬は第1世代と第2世代に分類されている。第1世代は古典的な薬剤で，血液脳関門を通過しやすく眠気などの中枢神経抑制作用を生じやすい。一方，その後に開発された第2世代は構造上，血液脳関門を通過しにくく，中枢神経系抑制作用が弱い。そのため国内のガイドライン[4]では第2世代の薬剤が第一選択として推奨されている。
- しかし第2世代の薬剤のなかでも眠気には差があるようだ。そこで著者は添付文書の自動車運転に関しての記載を参考にしている（表1）。

表1 第2世代抗ヒスタミン薬の添付文書の記載

自動車運転を禁止する必要がある薬剤	オロパタジン（アレロック®），セチリジン（ジルテック®）
自動車運転に注意する必要がある薬剤	ベポタスチン（タリオン®），エピナスチン（アレジオン®），エバスチン（エバステル®）
自動車運転に関する記載がない薬剤	フェキソフェナジン（アレグラ®），ロラタジン（クラリチン®），デスロラタジン（デザレックス®），ビラスチン（ビラノア®）

- 必ずしも眠気の発生率と相関するわけではないが，使用した実感では「自動車運転禁止」あるいは「注意が必要」な薬剤は眠気を訴える患者が多い傾向がある。
- そのため著者は自動車運転に関する記載がないアレグラ®，クラリチン®，デザレックス®，ビラノア®の4剤を第一選択にしている。

Ⅲ　3つにカテゴリ分けする皮膚疾患　121

Q3 蕁麻疹はどれくらいで治りますか？

A3 1週間以内に治癒することが多いが慢性蕁麻疹に移行すると難治。

- 蕁麻疹は通常は1週間以内に治癒することが多い（図4）[2,5]。このような経過を示すと患者は安心感をもてるだろう。
- ただし約6％の患者では症状が続き慢性蕁麻疹へ移行することも意識しておく必要がある。慢性蕁麻疹では数カ月〜数年にわたって症状が続く例が多く、1年以内に治癒する患者は約半数（47％）と報告されている[6]。さらに症状が長期にわたる場合もあり、慢性蕁麻疹患者の約14％が5年を超えても治癒しない[7]。
- 初期の段階では慢性化する症例を見分けることはできないため、慎重に経過をみていくのが望ましい。

図4　蕁麻疹が治癒するまでの期間[2,5]（n＝50）

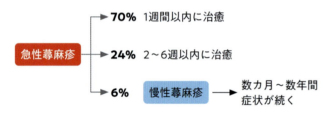

Q4 蕁麻疹が治りません。

A4 まず、きちんと内服できているかを確認する。

- 「蕁麻疹が治らない」といって転院してくる患者は多いが、これは内服が不十分なことが原因の場合がある。難治性の蕁麻疹と判断する前に、きちんと内服を行っているかを確認しておきたい。
- 具体的には「薬を飲むと引くが止めると出る」状態を、患者が「治らない」と表現している。抗ヒスタミン薬は中止した後も数日間は効果が持続するので、皮疹が出現したときだけ間欠的に内服している患者も多い。
- 治療によって症状が出現しなくなっても、それは疾患活動性を抑制しているだけであって、==内服を継続する必要があることを患者に伝える==必要がある。
- 内服を継続する期間については明確なエビデンスはないが、日本皮膚科学会のガイドラインでは表2のような目安が示されている。

表2　推奨される予防内服期間[4]

急性蕁麻疹		数日〜1週間
慢性蕁麻疹	発症後2カ月以内	1カ月
	発症後2カ月以上	2カ月

- また、慢性蕁麻疹ではすぐに投薬を終了せずに段階的に減量を行っていくのが望ましい。具体的には1日あたりの内服量を減量、または内服の間隔を空ける。3日に1度の内服で症状が出現しない状態まで改善したら投薬を中止する（図5）。

図5　内服中止までのプロセス

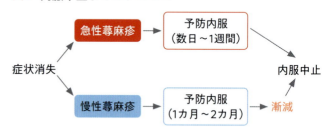

Q5 抗ヒスタミン薬が効きません。

A5 目的（①短期的な症状の抑制、②長期的な病勢を制御）に応じて治療法を選択する。

- 治療薬を選択する際は、①短期的な症状の抑制に有効か、あるいは、②長期的に病勢を制御するのに有効かという点を明確にしておくとよいだろう（図6）。

図6　治療薬の選択

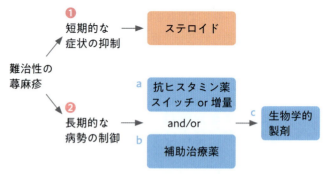

①短期的な症状の抑制

- 抗ヒスタミン薬のみで十分な効果が得られない蕁麻疹に対して、ステロイド全身投与を併用すると症状を抑制できることは広く知られている。国内のガイドライン[4]ではプレドニゾロン0.2mg/kg/日（5〜15mg/日）が推奨されている。

・しかしステロイドが治癒を早めるというエビデンスは乏しく，長期投与によって種々の副作用が出現する可能性がある。したがってある程度の期間で終息すると思われる急性蕁麻疹に対して，あくまでも一時しのぎ的に短期間のみ使用するのが望ましい。
・ただし急性蕁麻疹に対するステロイド投与は議論が分かれており，「一時的に症状を改善するがリバウンドを起こす」との意見もある[8]。

②長期的な病勢の制御

抗ヒスタミン薬の種類の変更，増量

・抗ヒスタミン薬の効果には個人差があり，特定の薬剤で高い効果が得られることがある。そのため一種類の薬剤で十分な効果が得られない場合でも，ほかの種類の抗ヒスタミン薬に変更してみる価値がある。
・また抗ヒスタミン薬を増量することでも効果を期待できる。メタ解析[9]では，標準的な用量に反応しなかった慢性蕁麻疹患者の約63％で，増量によりかゆみが抑制されることが示されている。
・わが国では多くの薬剤で2倍量までの増量が可能である（添付文書に適宜増減の記載がない薬剤，たとえばビラスチン，デスロラタジンを除く）。

補助治療薬（抗ロイコトリエン薬，H_2 ブロッカー）

・抗ヒスタミン薬のみでは効果不十分な慢性蕁麻疹に対して，抗ロイコトリエン薬やH_2ブロッカーの併用が有効な場合がある（保険適用外）。
・比較的安全性が高く安価なので長期的な病勢の制御として使いやすい薬剤である。ただし必ずしも多くの症例に有効というわけではないため，過信は禁物である。

生物学的製剤

・既存治療で効果不十分な特発性の蕁麻疹に対して，生物学的製剤が使用できる。抗IgE抗体（オマリズマブ）と抗IL-4/13抗体（デュピルマブ）の保険適用が認められており，マスト細胞の活性化を阻害して効果を発揮する。
・抗ヒスタミン薬の効果が乏しい蕁麻疹にも有効性が示されており（投与開始から24週時点での有効率は約50～70％）[10,11]，易感染性などの副作用は認めず安全性も比較的高い。
・ただし治癒を早めるという知見は乏しく，中止すると8週間以内に約50％の症例が再発するという報告もある[12]。また薬価が高額であり，費用負担とのバランスを考慮する必要があるだろう。

攻略雑感　蕁麻疹は人口の約20％が一生に一度は発症するといわれており，日常の診療で遭遇する機会は多い。Ｉ型アレルギーの症例を見逃すことはあってはいけないが，原因は不明のことが多い。内服が不十分で症状が抑制できていない患者が一定数おり，原因を追究することよりも内服継続の重要性を説明する必要がある。

文献

1) 森田栄伸．抗ヒスタミン薬の上手な使い方（治療にてこずる皮膚疾患；慢性蕁麻疹）．皮膚科の臨床 2010；52：1751-6．（NAID）40017362822
2) Aoki T, Kojima M, Horiko T. Acute urticaria: history and natural course of 50 cases. J Dermatol 1994; 21: 73-7. (PMID) 8182214
3) 田中稔彦，亀好良一，秀 道広．広島大学皮膚科外来での蕁麻疹の病型別患者数．アレルギー 2006；55：134-9．（NAID）110004665194
4) 日本皮膚科学会蕁麻疹診療ガイドライン改定委員会，秀 道広，森桶 聡，福永 淳，ほか．蕁麻疹診療ガイドライン 2018．日皮会誌 2018；128：2503-624．（NAID）130007520783
5) 幸野 健，谷口彰治，青木敏之．蕁麻疹の実践的治療戦略．臨床医薬 2001；17：727-33．（NAID）80012394745
6) Kozel MM, Mekkes JR, Bossuyt PM, et al. Natural course of physical and chronic urticaria and angioedema in 220 patients. J Am Acad Dermatol 2001; 45: 387-91. (PMID) 11511835
7) Toubi E, Kessel A, Avshovich N, et al. Clinical and laboratory parameters in predicting chronic urticaria duration: a prospective study of 139 patients. Allergy 2004; 59: 869-73. (PMID) 15230821
8) 青山裕美．この患者さんに，ステロイド点滴する？　しない？―あなたならどうする？　迷った・困った　皮膚疾患アトラス．Visual Dermatology 2019；18 臨時増刊号：94-9.
9) Guillén-Aguinaga S, Jáuregui Presa I, Aguinaga-Ontoso E, et al. Updosing nonsedating antihistamines in patients with chronic spontaneous urticaria: a systematic review and meta-analysis. Br J Dermatol 2016; 175: 1153-65. (PMID) 27237730
10) Casale TB, Win PH, Bernstein JA, et al. Omalizumab response in patients with chronic idiopathic urticaria: Insights from the XTEND-CIU study. J Am Acad Dermatol 2018; 78: 793-5. (PMID) 29037993
11) Maurer M, Casale TB, Saini SS, et al. Dupilumab in patients with chronic spontaneous urticaria (LIBERTY-CSU CUPID): Two randomized, double-blind, placebo-controlled, phase 3 trials. J Allergy Clin Immunol 2024; 29: S0091-6749(24)00196-9. (PMID) 38431226
12) Sussman G, Hébert J, Gulliver W, et al. Omalizumab Re-Treatment and Step-Up in Patients with Chronic Spontaneous Urticaria: OPTIMA Trial. J Allergy Clin Immunol Pract 2020; 8: 2372-8. e5. (PMID) 32272284

非鱗屑性紅斑　境界明瞭

薬疹（紅斑丘疹型・多形紅斑型）

drug eruption

「薬疹疑い」として対応すること多し

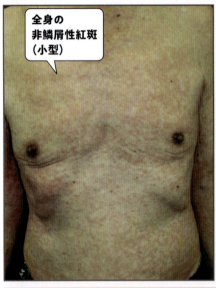

全身の非鱗屑性紅斑（小型）

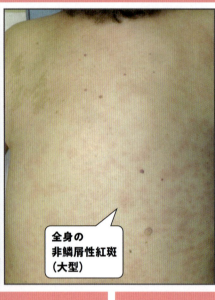

全身の非鱗屑性紅斑（大型）

Status

- 遭遇頻度
- かゆさ
- 痛さ
- 治りにくさ
- 危険度

診断 Diagnosis

〔A 確定診断，B 推定診断，C 参考所見〕

視診	C	皮疹：多発する境界明瞭な非鱗屑性紅斑
		部位：全身に分布
検査	C	DLST，パッチテスト
病歴	B	薬剤の使用歴
その他	ー	なし

全身に分布する境界明瞭な非鱗屑性紅斑をみたら薬疹を疑う。確定診断できる検査はなく，薬歴から推定診断を行う。原因薬剤の推定に薬剤誘発性リンパ球刺激試験（drug-induced lymphocyte stimulation test：DLST）やパッチテストが参考になる場合があるが，陽性率は低い。

治療例 Treatment

- 原因薬剤の中止
- II群ステロイド（アンテベート®）軟膏：1日2回外用，7日間
- フェキソフェナジン（アレグラ®）錠（60mg）：1回1錠，1日2回内服，7日間

原因薬剤の中止後，約1週間で自然消退する。かゆみが強い場合は，対症的にステロイド外用と抗ヒスタミン薬内服を行う。

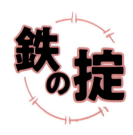

鉄の掟

- 初期対応 ⇒ 視診と病歴で診断
- ⇒ 被疑薬を中止し，重症薬疹の徴候を確認
- 皮膚科紹介 ⇒ 診断に迷う場合，重症例

疾患基本データ

- 薬疹は体内に摂取した薬剤によって誘発される皮膚の病変である。新規処方100〜1,000例につき1例発症する（発症率：0.1〜1％）[1]。また特定の薬剤では頻度が高く、==抗菌薬==、==消炎鎮痛薬==、==抗てんかん薬==の薬疹発症率は1〜8％とされている[1]。
- 薬疹はあらゆる皮疹の形をとりうる。したがってどんなタイプの皮疹にも薬疹の可能性があるが、非鱗屑性紅斑（紅斑丘疹型と多形紅斑型）の発症頻度が高く（図1）、これらの薬疹は遅延型アレルギーによって生じる。

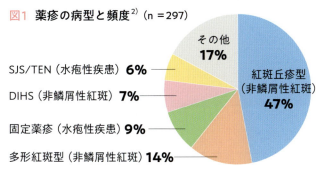

図1 薬疹の病型と頻度[2] (n=297)

SJS：Stevens-Johnson症候群, TEN：中毒性表皮壊死症, DIHS：薬剤性過敏症症候群

- ==紅斑丘疹型==は最も頻度の高い病型で、比較的均一な5mm程度の紅斑（紅斑丘疹）が全身に多発する（図2a）。一方、==多形紅斑型==は2〜3層の境界をもった、おおよそ1cm以上の紅斑が全身にみられる（図2b）。
- 紅斑丘疹型と多形紅斑型はこのように明確に区別されているが、実際は鑑別が難しい。医師によって判断が異なるのが実情であり、診断が一致する症例は1/3程度と報告されている[3]。

- 薬疹は原因薬剤を中止すれば、1週間程度で自然消退する。またエビデンスはないが、対症療法としてステロイド外用や抗ヒスタミン薬内服も行われる[4]。
- ただし、重症薬疹の初期は紅斑丘疹型や多形紅斑型にみえることがあるので、注意を要する。重症薬疹は薬剤の中止だけでは軽快せず、ステロイドの全身投与が必要になる（攻略記事（治療編）Q1〈p.127〉を参照）。

図2 薬疹の病型

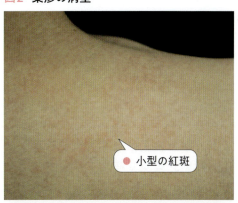

a 紅斑丘疹型 — 小型の紅斑

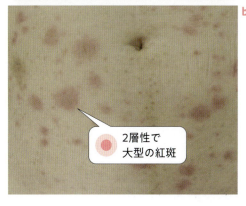

b 多形紅斑型 — 2層性で大型の紅斑

攻略記事（診断編）

Q1 薬疹を診断できる検査はありますか？

A1 薬疹を確実に診断できる検査は存在しない。

- 遅延型アレルギーを診断するための検査には、①パッチテスト、②DLST、③再投与試験の3種類がある。しかし、再投与試験は重篤な症状を誘発するリスクがあるので、実際に行われることは少ない。またパッチテストとDLSTは陽性率が低い（表1）。したがってこれらの検査は薬疹を確実に診断するためのものではなく、原因薬剤が特定できない場合に、判断の参考にする程度である。

表1 薬疹検査の陽性率

パッチテスト	32〜50％[5]
DLST	42％[6]

①パッチテスト

- 薬剤を患者の上背部に48時間貼付し、貼付部に紅斑などの皮膚症状が認められた場合に、陽性と判断する。注

隆起していない｜鱗屑がない｜圧迫で消える

射薬は蒸留水で希釈，内服薬は粉砕し，白色ワセリンに混合して使用する。

・ただし，患者の皮膚を使って行う検査なので，皮疹が出ている時点では行えない。そのため診断目的ではなく，治癒後に原因薬剤を特定するために行われることが多い。また陽性率は32〜50％と低い[5]。

②DLST

・患者の末梢血リンパ球を薬剤とともに培養し，感作リンパ球の増殖率を測定する。

・パッチテストと異なり，皮疹がある状態でも行うことができるが，陽性率は42％と高くはない[6]。また結果報告までに2週間程度かかり，結果がわかるのは治療終了後になることが多い。

Q2 薬疹の診断法は？

A2 確実に診断できる検査はなく，薬歴を参考にして「薬疹疑い」として対応する。

・「薬疹ですか？」と皮膚科医に聞いても，「薬疹も否定できません」のような中途半端な返事しかもらえない。こんな意見を他科の医師からもらうことがある。

・しかし薬疹に特異的な皮疹はなく，確定できる検査も存在しないのが実情であり，現場では状況証拠で診療を進めていくことになる。

・具体的には，薬剤を開始した時期と症状の出現時期の関係を確認し，「薬疹疑い」として対応するしかない（Q3を参照）。

Q3 複数の薬を飲んでいて，原因薬剤が特定できません。

A3 ①開始時期，②過去の報告例を参考にして絞り込んでいく。

・ほとんどの場合，患者は複数の薬剤を使用しており，原因薬剤の特定が難しいことも多い。その場合は，①薬剤の開始時期と，②過去の報告例を基に，原因薬剤を絞り込んでいく。それでもわからないときは，可能性がある薬剤をすべて中止するのが望ましい。

①開始時期

・薬疹を疑ったときは，まず使用しているすべての薬剤の開始時期を確認する。

・新規開始薬の場合は，感作が成立するまでには最低でも3日以上かかり，4〜14日以内に開始した薬剤が原因である可能性が高い（表2）。ただし，すでに薬剤に感作されていた場合は，服薬後3日以内でも症状が現れるので，過去の使用歴の確認も重要である。

・したがって過去1カ月以内に開始した薬剤は，すべてピックアップするのがよいだろう。

表2 薬剤（新規開始薬）の開始時期と薬疹の可能性[4]

1〜4日前	▲ （possible）
4〜14日前	◎ （suggestive）
14〜28日前	○ （compatible）
28〜56日前	▲ （possible）
56日〜	△ （unlikely）

②過去の報告例

・複数の薬剤が開始されていて，経過から薬剤を1つに絞り込むのが難しい場合は，過去の薬疹の報告を参考にする。

・抗菌薬，消炎鎮痛薬，抗てんかん薬は薬疹の発症率が高いとされており，紅斑丘疹型，多形紅斑型の原因は表3の薬剤が60％を占める。単に使用頻度が高いだけの可能性もあるが，これらの薬剤を使用していた場合は，薬疹の原因である可能性を積極的に疑う必要がある。

表3 紅斑丘疹型，多形紅斑型薬疹の原因薬剤[7]（n＝297）

	薬剤名	割合
抗菌薬	アモキシシリン	17％
消炎鎮痛薬	アセトアミノフェン	10％
	セレコキシブ	10％
	ロキソプロフェン	8％
抗てんかん薬	カルバマゼピン	6％
	ラモトリギン	3％

Q4 薬を飲んでいないので薬疹ではないと思います。

A4 健康食品，サプリメントの摂取歴や造影剤の使用歴を見逃さないようにする。

- 薬剤以外にも健康食品やサプリメントが薬疹の原因になることがある。したがってこれらの摂取歴も確認しなければならない。
- また，造影剤の使用歴も薬手帳に記載されていないので，注意を要する。すでに感作されていた場合は1～2日で皮疹が出現するので，原因として造影剤を疑いやすい。しかし未感作の場合は，体内に残存している薬剤によって感作が成立し，造影検査が行われて5～6日経過してから皮疹が出現することが多く，見逃されやすい（図3）。

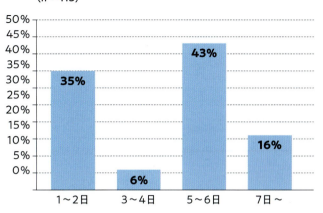

図3 造影剤の使用後，薬疹が出現するまでの期間[8]（n＝113）

攻略記事（治療編）

Q1 原因薬剤を中止するだけでよいですか？

A1 通常は原因薬剤を中止するだけで治癒するが，発熱を伴う場合は重症薬疹に注意する。

- 通常の薬疹は薬剤を中止すれば1週間程度で消退する。ただし，重症薬疹は薬剤の中止だけでは軽快せず，ステロイドの全身投与が必要になる。したがって薬疹の診療で最も大切なのは，重症薬疹の見極めである。
- <mark>重症薬疹とは，皮膚症状の重症化だけでなく臓器障害を合併し，生命予後にかかわる薬疹</mark>である。
  ①Stevens-Johnson症候群（Stevens-Johnson syndrome：SJS），②中毒性表皮壊死症（toxic epidermal necrolysis：TEN），③薬剤性過敏症症候群（drug induced hypersensitivity syndrome：DIHS），④急性汎発性発疹性膿疱症（acute generalized exanthematous pustulosis：AGEP）が重症薬疹として扱われている（表4）。
- 発症初期の段階では，見た目のみで通常の薬疹と重症薬疹を区別するのは難しい。重症化する症例を見分ける確実な方法はないが，重症薬疹の診断基準の1つに<mark>発熱</mark>があり，発熱を伴う症例では，慎重に経過を観察する必要がある（図4）。その後，粘膜病変と水疱が出現した場合はSJS/TEN，血液検査異常が出現した場合はDIHSと診断し，速やかに治療を開始する（「薬疹（SJS・TEN）」の項〈p.50〉を参照）。

表4 重症薬疹の死亡率

	死亡率
SJS	1～5%[9]
TEN	25～35%[9]
DIHS	2～10%[10]
AGEP	2%[11]

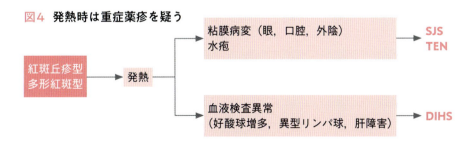

図4 発熱時は重症薬疹を疑う

攻略雑感 薬疹に特異的な皮疹はなく，確定できる検査も存在しないことを理解しておきたい。そのため，状況証拠で診療を進めていくことになる。通常は原因薬剤を中止するだけで治癒するが，発熱を伴う場合は重症薬疹に注意が必要である。

文献

1) Hoetzenecker W, Nägeli M, Mehra ET, et al. Adverse cutaneous drug eruptions: current understanding. Semin Immunopathol 2016; 38: 75-86.（PMID）26553194

2) 薬疹の病型，診断，治療．標準皮膚科学　第11版．照井　正，石河　晃，編．医学書院，東京，2020，p239.

3) Hashizume H, Abe R, Azukizawa H, et al. Confusion in determination of two types of cutaneous adverse reactions to drugs, maculopapular eruption and erythema multiforme, among the experts: A proposal of standardized terminology. J Dermatol 2020; 47: 169-73.（PMID）31782184

4) Stern RS. Clinical practice. Exanthematous drug eruptions. N Engl J Med 2012; 366: 2492-501.（PMID）22738099

5) Barbaud A, Gonçalo M, Bruynzeel D, et al. Guidelines for performing skin tests with drugs in the investigation of cutaneous adverse drug reactions. Contact Dermatitis 2001; 45: 321-8.（PMID）11846746

6) 武藤美香，河内繁雄，福澤正男，ほか．薬疹におけるリンパ球刺激試験の診断的価値についての検討．日皮会誌 2000; 110: 1543.（NAID）130004681226

7) 橋爪秀夫．第48回日本皮膚免疫アレルギー学会　④共同研究シンポジウム3　薬疹データベース構築に関する進捗状況
http://medical.radionikkei.jp/maruho_hifuka/maruho_hifuka_pdf/maruho_hifuka-190909.pdf

8) 秋山正基．5. 忘れてはならない独特の薬疹　造影剤による薬疹．皮膚臨床 2012; 54: 1562-6.

9) Harr T, French LE. Toxic epidermal necrolysis and Stevens-Johnson syndrome. Orphanet J Rare Dis 2010; 16; 5: 39.（PMID）21162721

10) Kardaun SH, Sekula P, Valeyrie-Allanore L, et al. Drug reaction with eosinophilia and systemic symptoms（DRESS）: an original multisystem adverse drug reaction. Results from the prospective RegiSCAR study. Br J Dermatol 2013; 169: 1071-80.（PMID）23855313

11) Saissi EH, Beau-Salinas F, Jonville-Béra AP, et al. Drugs associated with acute generalized exanthematic pustulosis. Ann Dermatol Venereol 2003; 130: 612-8.（PMID）13679697

非鱗屑性紅斑　境界明瞭　**viral eruption**

ウイルス性発疹症

薬疹との鑑別に難渋

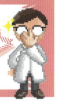

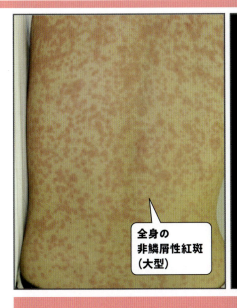
全身の非鱗屑性紅斑（大型）

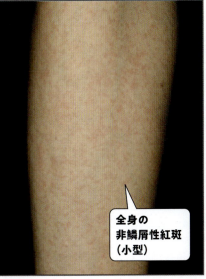
全身の非鱗屑性紅斑（小型）

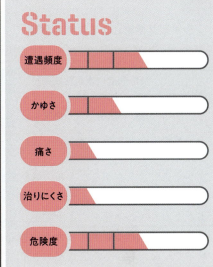
Status
- 遭遇頻度
- かゆさ
- 痛さ
- 治りにくさ
- 危険度

隆起していない／鱗屑がない／圧迫で消える

診断 Diagnosis

〔A 確定診断，B 推定診断，C 参考所見〕

視診	B	皮疹：多発する境界明瞭な非鱗屑性紅斑
		部位：全身に分布
検査	A	血液検査（抗体検査）
	C	血液検査（白血球減少，異型リンパ球，肝障害）
病歴	B	感染者との接触歴，周囲の流行状況
その他	C	全身症状（発熱，倦怠感）
	C	薬歴

全身に分布する境界明瞭な非鱗屑性紅斑をみたらウイルス性発疹症を疑う。視診，病歴，全身症状，血液検査などから総合的に判断を行う。また薬疹との鑑別は難しく，薬歴の確認も重要である。原因ウイルスが推定できれば，抗体検査で確定診断を行う。

治療例 Treatment

・対症療法

有効な抗ウイルス薬は一般的に存在せず，安静，補液などの対症療法を行う。

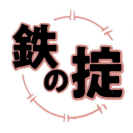

鉄の掟

- 初期対応 ⇒ 視診や病歴などから総合的に判断
- ⇒ 原因ウイルスが推定できれば抗体検査
- 皮膚科紹介 ⇒ 診断に迷う場合

III　3つにカテゴリ分けする皮膚疾患

疾患基本データ

- ウイルス感染による皮疹は，①表皮細胞に感染したウイルスが病変を形成するもの（局所感染），②ウイルス血症に対する免疫反応によって皮疹が形成されるもの（全身感染）に分類される（表1）。

表1　ウイルス感染による皮疹の種類

	カテゴリー	疾患
①局所感染	液疱病変（水疱性疾患）	単純ヘルペス，帯状疱疹
	非紅色病変（常色病変）	ウイルス性疣贅，伝染性軟属腫
②全身感染	紅色病変（非鱗屑性紅斑）	ウイルス性発疹症

- 全身感染によるものをウイルス性発疹症とよび，麻疹ウイルス，風疹ウイルス，ヒトパルボウイルスB19などさまざまなウイルス感染によって生じる。
- ウイルス感染症を診断するための検査には2つの方法がある（表2）。しかしPCRなどのウイルスを直接証明する方法は保険適用がない場合が多く，診断は主に抗体検査

によって行われる。具体的には①IgM抗体陽性，②ペア血清で抗体値の有意な上昇のいずれかがあれば診断が確定する。

表2　ウイルス感染を診断するための検査

ウイルスを直接証明	ウイルス培養，PCR，抗原検査
ウイルスを間接的に証明	抗体検査

- ただし保険点数上，検査できるウイルスの数に制限があるため（グロブリンクラス別ウイルス抗体値は2項目，半定量ウイルス抗体値は8項目まで），抗体検査をオーダーするためには数多くの種類のなかから原因ウイルスを予想して絞り込む必要がある。
- しかしウイルスの種類によって特徴的な皮疹および経過をとる場合もあるが，臨床症状からは鑑別できない場合が多く，原因を特定できない場合も少なくない。
- したがって，診断には周囲の流行状況や感染者との接触歴などの情報が重要になる。

攻略記事（診断編）

Q1　原因ウイルスにはどんなものがありますか？

A1　まず麻疹，風疹，パルボB19を疑い，次にEB，サイトメガロ，HIVの可能性を考慮する。

- 数多くのウイルスが非鱗屑性紅斑を生じるが，①ほとんどの症例で皮疹を生じるものと，②ときどき皮疹を生じるものの2つに分けることができる（表3）。

表3　ウイルス性発疹症の原因ウイルス[1]

①ほとんどの症例で皮疹を生じるウイルス（ほぼ100%）	麻疹，風疹，パルボB19
②ときどき皮疹を生じるウイルス（10～20%程度）	EB，サイトメガロ，HHV-6，HHV-7，HIV，エンテロ

- 鑑別に優先順位をつけるとすると，まず①の麻疹ウイルス，風疹ウイルス，ヒトパルボウイルスB19を疑い，次に②のなかでEBウイルス，サイトメガロウイルス，HIVの可能性を考慮する。HHV-6，HHV-7の抗体検査には保険適用がなく，エンテロウイルスには約70の種類があるので検査を行うのは難しい。

①ほとんどの症例で皮疹を生じるウイルス

- 原因ウイルスを推測する場合，まずほとんどの症例で皮疹を生じるウイルスの可能性を考えるとよいだろう。特に麻疹と風疹は5類感染症なので見逃さないように注意したいところである。
- ヒトパルボウイルスB19感染は，小児では両頬部の平手打ち様紅斑が特徴的である。しかし成人では症状が異なり，四肢を中心に非特異的な非鱗屑性紅斑が生じる。

②ときどき皮疹を生じるウイルス

伝染性単核球症（EBウイルス）

- ときどき皮疹を生じるウイルスとして代表的なのはEBウイルスである。EBウイルスの初感染で起こる伝染性単核球症では，ペニシリン系の抗菌薬で皮疹が生じることはよく知られている。しかし抗菌薬を投与しなくても約20%の症例で皮疹が出現する[2]。
- 伝染性単核球症様の症状はEBウイルス以外のウイルスでも発症し，頻度が高いのはサイトメガロウイルスである（図1）。また頻度は高くないが，HIVは見逃した場合に最も問題になる。
- そのため著者はEBウイルスのほかにも，急性HIV感染，

急性サイトメガロウイルス感染を鑑別に挙げるようにしている。

図1 伝染性単核球症様の症状を生じるウイルス[3] (n=40)

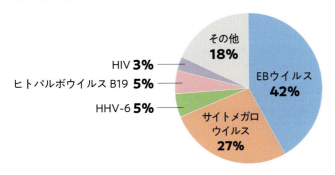

エンテロウイルス

- エンテロウイルス感染で有名なのは手足に特徴的な水疱を形成する手足口病だが，非特異的な非鱗屑性紅斑を呈する場合もある（表4）。
- エンテロウイルスには約70種類が存在しており，同じ型が異なる症状を生じたり，異なる型が同じ症状を生じることもある。そのため臨床症状から病因ウイルスを推定するのは難しく，検査で確定診断できるケースはほとんどない。

表4 非特異的皮疹を呈する主なエンテロウイルス[4]

コクサッキーA	9型，16型
コクサッキーB	5型
エコー	4型，9型，11型，16型

Q2 ウイルス性発疹症と薬疹の鑑別法はありますか？

A2 ①薬歴，②全身症状，③リンパ節腫脹，④血液検査で判断する。

- ウイルス性発疹症と薬疹とを確実に鑑別できる臨床症状，検査所見はない。そのため①薬歴，②全身症状，③表在リンパ節腫脹，④血液検査，などから総合的に判断するしかないのが現状である。

①薬歴

- 最も確実な鑑別法は薬歴の有無である。使用している薬剤がない場合は薬疹を否定できる。
- しかし薬歴があったとしても，必ずしも薬疹とは限らないことに注意が必要である。ウイルス感染に伴う発熱などに対して薬剤が処方されているケースは多い。またウイルス感染に薬疹を合併する場合もある。

②全身症状

- ウイルス感染では発熱や倦怠感などの全身症状を伴うのが一般的である（表5）。そのため全身症状を認める場合はウイルス性発疹症を疑う。
- ただし全身症状が乏しいウイルス性発疹症もあり，発熱を伴う薬疹（重症薬疹）もあることから確実な所見ではない（「薬疹（紅斑丘疹型・多形紅斑型）」の項〈p.124〉を参照）。

表5 発熱とリンパ節腫脹の出現頻度（成人例）

	麻疹[5]	風疹[6]
発熱	91%	62%
表在リンパ節腫脹	57%	71%

③表在リンパ節腫脹

- ウイルス感染では表在リンパ節腫脹が生じることがある（表5）。そのためリンパ節を触知する場合はウイルス性発疹症を疑いやすい。ただしリンパ節腫脹を伴う薬疹（drug-induced hypersensitivity syndrome：DIHS）もあることに注意したい。

④血液検査

- 一般的にウイルス感染では，①白血球や血小板の減少，②異型リンパ球の出現，③肝酵素上昇がみられることが多い（表6）。そのためこれらの所見を認める場合はウイルス性発疹症を疑いやすい。
- ただし異型リンパ球や肝酵素上昇を伴う薬疹（DIHS）もあることに注意が必要である。

表6 血液検査異常の出現頻度（成人例）

	麻疹[7]	風疹[8]	パルボB19[9]
白血球減少	28%	20%	13%
異型リンパ球	83%	72%	7%
肝酵素上昇	78%	36%	40%

Q3 皮疹の性状などから原因ウイルスを推定できますか？

A3 推定できない場合が多いが，四肢の浮腫はパルボB19を疑う。

①皮疹の性状

- 一般的な教科書には麻疹と風疹は皮疹の性状から鑑別できると記載されている。具体的には，麻疹の紅斑は癒合して色素沈着を残し，風疹の紅斑は癒合せず色素沈着を残さない。
- しかし成人の風疹では37％の症例で紅斑が癒合し，19％の症例で色素沈着が残ると報告されており[10]，実際には皮疹の性状からの鑑別は難しい場合が多い。
- さらに成人のパルボB19ウイルス感染でも風疹様の皮疹が生じ，鑑別が難しいことがある。

 このように皮疹の性状から原因ウイルスを推定することは困難であり，個人的には風疹を鑑別に挙げる症例では麻疹やパルボB19感染も念頭におくようにしている。

②粘膜疹

- 麻疹を鑑別するうえで重要といわれるのは粘膜疹（Koplik斑）の有無である。ところが麻疹の特徴とされるKoplik斑も必ずみられるわけではなく，風疹や伝染性紅斑でも出現するため確実な所見ではない（表7）。

表7 Koplik斑の出現頻度[11]

麻疹	48%
風疹	21%
パルボB19感染	32%

③四肢の浮腫

- 成人のヒトパルボウイルスB19感染では，80％の症例で四肢の浮腫がみられると報告されている（表8）。また関節痛あるいは筋肉痛を生じる頻度も80％と高く，これらの症状を認める場合はパルボB19感染を疑いやすい。
- ただし皮疹の出現期間が1〜5日程度と短いため，初診時に皮疹が確認できずウイルス性発疹症だと認識できないケースも多い。

表8 成人パルボウイルス感染症の症状[9]（n = 15）

発熱	67%
四肢の浮腫	80%
関節痛 or 筋肉痛	80%

Q4 血液検査所見で原因ウイルスを推定できますか？

A4 EBウイルスによる伝染性単核球症では特徴的な所見がみられる。

- 一般的にウイルス感染では白血球減少がみられやすい。しかしEBウイルスによる伝染性単核球症では，高度なリンパ球増多に伴って白血球数が10,000/μL以上に増多することが多い（表9）。
- また異型リンパ球や肝酵素の上昇の程度も高度で，異型リンパ球は20％以上，肝酵素（AST，ALT）は300〜500程度になる。そのためほかのウイルス性発疹症とは異なる印象をもつ。
- 一方，EBウイルス以外の伝染性単核球症（サイトメガロウイルスなど）では症状は比較的軽く，一般的に白血球は正常範囲内で，肝酵素上昇は軽度（基準上限の5倍以内）である[12]。

表9 異型リンパ球症の比較[13]

	EBウイルス感染	それ以外の異型リンパ球症
平均リンパ球数	7,900/μL	4,800/μL
平均異型リンパ球	24%	14%

攻略雑感 数多くのウイルスが非鱗屑性紅斑を生じるが，原因ウイルスが推定できない場合が多く，確定診断はかなり難しい。さらにウイルス性発疹症と薬疹とを確実に鑑別できる臨床症状，検査所見もない。そのため薬歴，全身症状，血液検査などから総合的に判断するしかないのが現状で，感染者との接触歴や周囲の流行状況などの情報が重要である。

文献

1）塩原哲夫．薬疹とウイルス感染症（4）薬疹とウイルス感染症の病態．診断と治療 2007；95：1477-85．（NAID）40015635335

2）Chovel-Sella A, Ben Tov A, Lahav E, et al. Incidence of rash after amoxicillin treatment in children with infectious mononucleosis. Pediatrics 2013；131：e1424-7．（PMID）23589810

3）Naito T, Kudo N, Inui A, et al. Causes of infectious mononucleosis-like syndrome in adult patients. Intern Med 2006；45：833-4．（PMID）16880711

4）川上理子．エンテロウイルス発疹症（手足口病・非定型発疹症）．MB Derma 2000；43：41-6.

5）Celebi G, Pişkin N, Aydemir H et al. Evaluation of 35 adult measles cases detected in a measles outbreak. Mikrobiyol Bul 2007；41：79-86．（PMID）17427555

6）Oliveira SA, Camacho LAB, Pereira ACM, et al. Performance of rubella suspect case definition: implications for surveillance. Rev Saude Publica 2006；40：450-6．（PMID）16810369

7）岩田貴子，臼田俊和，小寺雅也，ほか．成人麻疹　18例の検討．臨床皮膚科 2003；57：454-8．（NAID）40020001957

8）渡部梨沙，大井三恵子．2012年に当院で経験した風疹25例の検討．臨床皮膚科 2014；68：555-9．（NAID）40020119094

9）永井洋子，原　規子，前田　正，ほか．当科で2年間に経験した成人ヒトパルボウイルスB19感染症15症例の検討．感染症誌 2009；83：45-51．（NAID）10024803328

10）加藤博史，今村顕史，関谷紀貴，ほか．成人における風疹の臨床像についての検討．感染症誌 2013；87：603-7．（NAID）40019827474

11）Kimura H, Shirabe K, Takeda M, et al. The Association Between Documentation of Koplik Spots and Laboratory Diagnosis of Measles and Other Rash Diseases in a National Measles Surveillance Program in Japan. Front Microbiol 2019 Feb 18；10：269．（PMID）30833942

12）Taylor GH. Cytomegalovirus. Am Fam Physician 2003 Feb 1；67：519-24．（PMID）12588074

13）Hudnall SD, Patel J, Schwab H, et al. Comparative immunophenotypic features of EBV-positive and EBV-negative atypical lymphocytosis. Cytometry B Clin Cytom 2003；55：22-8．（PMID）12949956

非鱗屑性紅斑 / 境界明瞭

帯状疱疹

herpes zoster

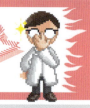

水疱がなくても帯状疱疹

片側性の非鱗屑性紅斑

Status
- 遭遇頻度：3/4
- かゆさ：1/4
- 痛さ：4/4
- 治りにくさ：3/4
- 危険度：3/4

診断 Diagnosis

〔A 確定診断，B 推定診断，C 参考所見〕

視診	B	皮疹：片側性で神経分布に沿った境界明瞭な非鱗屑性紅斑
		部位：なし
検査	−	なし
病歴	C	皮疹出現の数日前から痛みが先行
その他	−	なし

片側性で神経分布に沿った境界明瞭な非鱗屑性の紅斑をみたら帯状疱疹を疑う。皮疹が出現する数日前から痛みが先行することが多い。数日以内に水疱が出現するため，診断が難しい場合は1～2日後に再診し判断する。

治療例 Treatment

- バラシクロビル（バルトレックス®）錠（500mg）：1回2錠，1日3回内服，7日間
- アセトアミノフェン（カロナール®）錠（500mg）：1回1～2錠，1日4回内服，7日間

皮膚症状出現後できるだけ早く抗ヘルペスウイルス薬を7日間投与する。急性期の痛みに対してはNSAIDsやアセトアミノフェンを使用する。

疾患基本データ

- 人間に感染するヘルペスウイルスは9種類あるが，一般にヘルペスというと単純ヘルペスと帯状疱疹のことを指す。
- 小児期に水痘に感染した後，水痘帯状疱疹ウイルスは感覚神経節に潜在感染する。その後，加齢などによって細胞性免疫が低下するとウイルスが活性化して帯状疱疹が発症する。
- 活性化した神経節のウイルスは感覚神経に沿って広がり，神経から表皮細胞にウイルスが波及し水疱形成に至る。
- 帯状疱疹の特徴は痛みである。70～80％の患者で，皮疹が出現する2～3日前から痛みや知覚過敏が先行する。その後，紅色丘疹や紅斑が出現し，1～2日で水疱となる。丘疹や紅斑の時期は見逃されやすいので注意を要する。

攻略記事

「帯状疱疹（小水疱）」の項（p.26）を参照。

非鱗屑性紅斑 / 境界明瞭

水疱性類天疱瘡（非水疱型） — bullous pemphigoid

水疱がない期間が結構あるタイプ

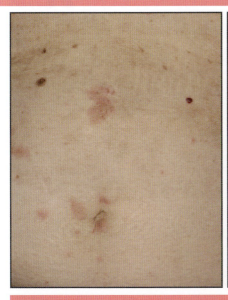

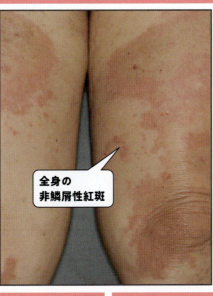

全身の非鱗屑性紅斑

Status
- 遭遇頻度
- かゆさ
- 痛さ
- 治りにくさ
- 危険度

隆起していない｜鱗屑がない｜圧迫で消える

診断 Diagnosis

〔A 確定診断，B 推定診断，C 参考所見〕

視診	C	皮疹：多発する境界明瞭な非鱗屑性紅斑
		部位：全身に分布
検査	A	皮膚生検（蛍光抗体直接法）
	A	血液検査（抗BP180抗体，蛍光抗体間接法）
病歴	−	なし
その他	C	高齢者に好発

高齢者の全身にかゆみを伴う境界明瞭な非鱗屑性紅斑をみたら，水疱性類天疱瘡を疑う．皮膚生検と血液検査から診断を確定する．

治療例 Treatment

・プレドニゾロン（プレドニン®）錠（5mg）：1回1錠，1日2回内服

ステロイドの全身投与を行う．

疾患基本データ

・水疱性類天疱瘡（類天疱瘡）は，自己免疫性水疱症の一種である．自己免疫性水疱症は自己抗体によって皮膚や粘膜に水疱・びらんを形成する疾患だが，類天疱瘡の37%は紅斑や丘疹のみで始まり，水疱がない期間が平均15.9カ月続くと報告されている．

・したがって高齢者の全身に非鱗屑性紅斑が出現した場合は，水疱がなくても類天疱瘡を疑う必要がある．

攻略記事

「水疱性類天疱瘡（水疱性疾患）」の項（p.53）を参照

III 3つにカテゴリ分けする皮膚疾患

非鱗屑性紅斑 / 境界不明瞭

蜂窩織炎

cellulitis

一般医の誤診率が3割近い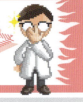

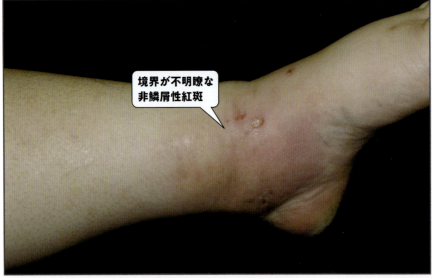

境界が不明瞭な非鱗屑性紅斑

Status

- 遭遇頻度
- かゆさ
- 痛さ
- 治りにくさ
- 危険度

診断 Diagnosis

〔A 確定診断, B 推定診断, C 参考所見〕

視診	B	皮疹：境界が不明瞭な非鱗屑性紅斑
		部位：下肢に多く片側性
検査	C	血液検査（白血球, CRP）
病歴	B	蜂窩織炎の既往
その他	C	熱感，痛みを伴う

熱感と圧痛を伴う境界不明瞭な非鱗屑性紅斑をみたら蜂窩織炎を疑う。下肢に多く，基本的に片側性である。白血球やCRPは上昇しないこともあり，検査値が正常であっても蜂窩織炎の否定はできない。再発率が高いため既往歴が診断の参考になる。

治療例 Treatment

【軽症】
- セファレキシン（ケフレックス®）カプセル（250mg）: 1回2カプセル，1日4回内服，5〜7日間

【中等症以上】
- セファゾリン（セファメジンα®）：1回1g, 1日3回静注，5〜7日間

黄色ブドウ球菌と溶連菌をカバーする抗菌薬を使用する。重症度に応じて内服薬か注射薬かを選択し，治療期間は5〜7日間が推奨されている[1,2]。

鉄の掟

- 初期対応 ⇒ 視診と臨床症状で診断
- ⇒ 抗菌薬を開始
- 皮膚科紹介 ⇒ 診断に迷う場合，難治例，重症例

疾患基本データ

- 皮膚の細菌感染症は表在性と深在性に分類される。蜂窩織炎は真皮深層から皮下組織の深在性感染症である。
- 真皮浅層の感染は丹毒とよばれ蜂窩織炎とは区別されるが（図1），一連の疾患として扱われることもある（本書では一連の疾患として扱う）。

図1 皮膚の細菌感染症

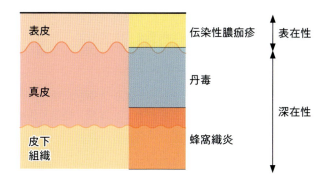

- 皮膚のバリアが破綻して細菌が侵入することによって発症する。患者の77％[3]に菌の侵入門戸が認められると報告されているが，実際は傷が目立たないことも多い。
- 境界不明瞭な紅斑として始まり，徐々に腫脹，疼痛，熱感が増大してくるという経過をたどる。また，まれに（約10％）[4]化膿性炎症を起こし，膿瘍を形成することがある（「膿瘍」の項〈p.85〉を参照）。
- 全身症状は目立たないことが多く，発熱を認める割合は23〜77％とされている[3]。
- 下腿浮腫やリンパ浮腫がリスク因子であり，<mark>下肢に好発</mark>する（図2）。

図2 蜂窩織炎／丹毒の発症部位[5]（n＝86）

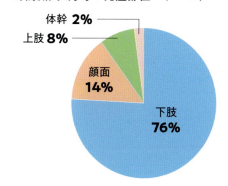

- <mark>蜂窩織炎の再発率は高く</mark>，1年以内に約14％，3年以内に約45％が再発すると報告されている[3]。この理由は，炎症によってリンパ管の傷害や組織の線維化が引き起こされ，蜂窩織炎の発症母地が形成されるためと考えられている。

攻略記事（診断編）

Q1 蜂窩織炎と丹毒の鑑別は必要ですか？

A1 区別できない場合も多く，一連の疾患として扱ってもよいと考える。

- 深在性の皮膚細菌感染症は蜂窩織炎と丹毒に分類されている（図1）。皮膚の深い部位に炎症がある蜂窩織炎では紅斑の境界が不明瞭だが，浅い部位の丹毒では境界がはっきりしている点が鑑別点である。
- しかし，蜂窩織炎と丹毒は相互に移行するため，両者の鑑別は難しいことも多い。海外では蜂窩織炎と丹毒を同義語として扱う場合や，顔面の蜂窩織炎を丹毒とよぶ場合もあるようだ[1]。
- 英国国立医療技術評価機構（NICE）のガイドライン[2]には，蜂窩織炎と丹毒に治療法（抗菌薬の選択）の違いはないと記載されており，著者は基本的に一連の疾患として扱っている。

Q2 検査で診断できますか？

A2 蜂窩織炎の診断では検査の有用性は低い。

- 一般的に感染症の診療では血液検査や培養検査，画像検査が重要な役割を果たす。しかし正直なところ，蜂窩織炎でのこれらの検査の役割は限定的である。

①<mark>血液検査</mark>

- 白血球，CRPは感染症の指標として広く使用されており，初診時のスクリーニングとしてルーチンで行われている。ところが蜂窩織炎では，これらの数値が上昇しない場合がある（表1）。そのため検査値が正常であったとしても，蜂窩織炎を否定することはできない。

表1　蜂窩織炎の血液検査異常[3]

白血球上昇	34～50%
CRP 上昇	77～97%

②培養検査

- 培養検査の陽性率を**表2**に示す。培養検査は細菌感染症診断のゴールドスタンダードといわれるが，蜂窩織炎で血液培養が陽性になることは少ない。免疫不全のない健常人では菌血症を合併する可能性は低いようだ。
- また細菌は皮下組織に存在しているため，痰や尿と違って検体を採取するのは容易ではなく，皮下組織培養の陽性率は16%と低い。加えて，蜂窩織炎では炎症反応の強さに比べて局所の細菌密度が低いことも陽性率が低い理由と考えられる[3]。

表2　蜂窩織炎の培養陽性率[3]

血液培養	8%
皮下組織培養	16%

③画像検査

- さらに画像検査の所見も非特異的で，そのほかの皮下組織の炎症性疾患との鑑別はできない。
- とはいえ，膿瘍の合併の有無を調べるためには画像検査は有用である。蜂窩織炎における超音波検査の膿瘍検出感度は95%，特異度は85%（陽性尤度比6.5，陰性尤度比0.06）と報告されている[6]。

Q3　診断のポイントは？

A3　①病変の数，②関節の可動時痛，③蜂窩織炎の既往。

- 蜂窩織炎の診断を確定できる検査は存在せず，非特異的な臨床所見のみから診断するしかない。そのため蜂窩織炎を誤診してしまうことは意外と多く，一般医の蜂窩織炎誤診率は28%と報告されている[7]。
- それではどうやって見分ければよいのだろうか。蜂窩織炎とほかの病変を鑑別するためには，①病変の数，②関節の可動時痛，③蜂窩織炎の既往，の3点に注目するとよい。

①病変の数

- 蜂窩織炎の病変は基本的に<mark>単発で片側性</mark>である。したがって両足に皮疹が多発している場合は，静脈うっ滞性皮膚炎など蜂窩織炎以外の疾患を考える必要がある。

②関節の可動時痛

- 関節部に病変がある場合は，関節炎の炎症が皮膚に波及している可能性を考える必要がある。実際，痛風や偽痛風が蜂窩織炎と誤診されているケースは多い。
- 関節炎と蜂窩織炎の重要な鑑別点は，関節の可動時痛と可動域制限である。関節部に病変がある場合は，関節を動かしてみて痛みが強くなるかどうかを確認するとよい。
- 関節の炎症では関節を動かしたときに痛みが生じ，関節の可動域が減少する[8]。一方，<mark>皮下組織の炎症では，皮膚を触ると痛みを訴えることはあるが，関節の他動的運動では痛みは増強しない</mark>。

③蜂窩織炎の既往

- 蜂窩織炎の再発率は高く，患者の22～49%に蜂窩織炎の既往があると報告されている[3]。そのため既往歴を確認することも重要である。

攻略記事（治療編）

Q1　抗菌薬はどれを選べばよいですか？

A1　第1世代セファロスポリンを使用する。

- 感染症の治療では培養検査を行い，原因菌に感受性のある抗菌薬を使用するのが一般的である。ところが蜂窩織炎では培養で菌を分離できず，原因菌がわからないことが多い。そのため過去の報告を基に経験的な治療に頼らざるをえない。
- しかし，蜂窩織炎の原因菌は，ある研究では溶連菌が多く，ある研究では黄色ブドウ球菌が多いなど，結果が一定しないことが悩ましい（表3）。そのため，<mark>黄色ブドウ球菌と溶連菌の両方を想定した治療</mark>が行われ，第一選択

は第1世代セファロスポリン（内服薬：セファレキシン，注射薬：セファゾリン）である。

表3　蜂窩織炎の原因菌

	Gunderson らによる報告[9]	Chira らによる報告[10]
1	溶連菌：**57%**	黄色ブドウ球菌：**50%**
2	黄色ブドウ球菌：**14%**	溶連菌：**27%**

Q2　第1世代セファロスポリン以外を使うシチュエーションは？

A2　動物・ヒト咬傷や糖尿病性潰瘍に伴う蜂窩織炎では，βラクタマーゼ配合ペニシリンを選択する（図3）。

・動物・ヒト咬傷や糖尿病性潰瘍に伴う蜂窩織炎では，より広い範囲のカバーが必要になる場合があることを知っておきたい。

・動物・ヒト咬傷で感染の原因となる *Pasteurella multocida* や *Eikenella corrodens* などには第1世代セファロスポリンは効果が乏しく，米国感染症学会（IDSA）[1]のガイドラインではβラクタマーゼ配合ペニシリン（内服薬：アモキシシリン／クラブラン酸，注射薬：アンピシリン／スルバクタム）が推奨されている。

・また糖尿病性潰瘍に伴う蜂窩織炎では，通常は第1世代セファロスポリンで治療できるが，中等症以上の場合はグラム陽性球菌，グラム陰性桿菌，嫌気性菌の混合感染が多く，広域スペクトルの抗菌薬の投与が望ましいとされている[11]。

図3　抗菌薬のカバー範囲

	グラム陽性球菌（溶連菌・黄色ブドウ球菌）	グラム陰性桿菌嫌気性菌
合併症がない蜂窩織炎	← 第1世代セファロスポリン →	
動物咬傷・糖尿病性潰瘍に伴う蜂窩織炎	← βラクタマーゼ配合ペニシリン →	

Q3　添付文書どおりの用量でよいですか？

A3　添付文書の用量は海外と比較して少なく設定されている。

・添付文書に記載されている常用量は，海外と比較して少なく設定されている。抗菌薬の効果が乏しい場合，むやみにスペクトルが広げられることが多いが，投与量が少ないことが原因の可能性もある。したがってなるべく海外に近い量で投与することが重要である（表4）。

表4　添付文書とIDSAガイドラインの投与量の比較[1]

		添付文書（常用量）	IDSAガイドライン
内服薬	CEX	1回250mgを1日4回	1回500mgを1日4回
	AMPC/CVA	1回250mg/125mgを1日3回	1回875mg/125mgを1日2回
注射薬	CEZ	1回0.5gを1日2回	1回1.0gを1日3回
	ABPC/SBT	1回1.5〜3.0gを1日2回	1回1.5〜3.0gを1日3〜4回

CEX：セファレキシン（ケフレックス®），AMPC/CVA：アモキシシリン／クラブラン酸（オーグメンチン®），CEZ：セファゾリン（セファメジンα®），ABPC/SBT：アンピシリン／スルバクタム（ユナシン®S）

・特に日本のAMPC/CVA（オーグメンチン®）は1錠あたりのアモキシシリンの配合量が少なく，添付文書の用量では1日750mg/375mgとなり（海外は1,750mg/250mg），アモキシシリンが大幅に不足してしまう。

・そこでAMPC/CVA（オーグメンチン®）にAMPC（サワシリン®）を加え，海外に近い用量に調整する投与法が行われている（表5）。この方法は俗に「オグサワ」（オーグメンチン®＋サワシリン®）とよばれる。

表5　オグサワの投与法[12]

	投与法	AMPC/CVAの1日量
①	オーグメンチン®1錠＋サワシリン®2錠を1日2回	1,500mg/250mg
②	オーグメンチン®1錠＋サワシリン®1錠を1日3回	1,500mg/375mg

Q4　内服薬と注射薬の使い分けは？

A4　重症度に応じて使い分ける。

・合併症のない蜂窩織炎では，内服薬と注射薬で抗菌薬の有効性に有意な差はないと報告されている[13]。したがっ

て通常は内服抗菌薬で外来治療が可能である。しかし中等症以上の症例では入院のうえ，注射薬での治療を行う必要がある。

・具体的には全身性炎症の徴候が2つ以上ある場合が注射薬の適応と考えられている[4]。またIDSAのガイドライン[1]では，免疫不全患者，壊死性筋膜炎，外来治療が失敗，アドヒアランス不良のいずれかがあれば入院治療が勧められている（表6）。

表6 入院治療の適応

1	全身性炎症の徴候（体温＞38℃，心拍数＞90/分，呼吸数＞24/分，白血球＞12,000 or ＜400/μL）
2	免疫不全状態
3	壊死性筋膜炎
4	外来治療が失敗
5	アドヒアランス不良

Q5 治療の効果判定の時期は？

A5 48～72時間後。

・蜂窩織炎は通常，抗菌薬を開始してから48～72時間以内に治療に対する反応がみられる（表7）。そのためNICEのガイドライン[2]では，治療の効果判定は48時間後に行うことが推奨されている。

・48～72時間以内に治療に反応しない場合は，①治療が不十分である可能性（抗菌薬のスペクトラム，用量の問題）と②診断が間違っている可能性を考え，抗菌薬の見直しと診断の再考を行う必要がある。

表7 抗菌薬開始後の治療への反応率[14]

	発熱・皮膚症状	検査値（白血球，CRP）
1日後	39%	66%
2日後	86%	93%
3日後	97%	98%

> 個人的に重要だと思っているのは診断の再考である。実際，難治性の蜂窩織炎として紹介を受けた患者が蜂窩織炎ではなかった（静脈うっ滞性皮膚炎や偽痛風など）ということはよく経験する。

Q6 抗菌薬の投与期間はどれくらい？

A6 5～7日。

・合併症を伴わない蜂窩織炎の場合，抗菌薬の投与期間は5日と10日で有意な治癒率の差がないという報告がある[4]。そのため抗菌薬の投与期間はIDSAのガイドラインでは5日，NICEのガイドラインでは5～7日が推奨されている。

・現場では皮膚症状が消失するまで治療が続けられているケースがある。しかし抗菌薬の投与終了時点で皮膚症状が残存していてもその後自然消退すると報告されている[4]。したがって治療に反応していれば5～7日で中止してよいと思われる。

・ただし菌血症などがあれば最大14日間まで治療を延長する必要がある。

Q7 再発を防止するにはどうしたらよいですか？

A7 ①細菌の侵入口の治療，②浮腫の管理。

・蜂窩織炎は1年以内に約14%，3年以内に約45%が再発すると報告されている[3]。そのため治療だけではなく再発予防も意識しておきたいところである。

・まず細菌の侵入口となった疾患（外傷や皮膚潰瘍）の治療を行う必要がある。また下肢の蜂窩織炎の場合は足白癬が原因になっていることも多く，足白癬の有無を確認し確実に治療を行う（「白癬（足白癬）」の項〈p.32〉を参照）。

・下腿浮腫やリンパ浮腫が蜂窩織炎の誘因になっている場合は，浮腫の管理が重要である。蜂窩織炎を繰り返す下腿浮腫の患者を対象とした研究では，弾性ストッキングによる圧迫療法によって再発リスクが低下することが示されている（表8）。

表8 6カ月間の再発率[15]

圧迫療法あり	15%
圧迫療法なし	40%

リスク比（95% CI）：0.37（0.16～0.84）

攻略雑感

蜂窩織炎はありふれた疾患だが，血液検査や画像検査の有用性が低く診断は意外と難しい。静脈うっ滞性皮膚炎や痛風・偽痛風が蜂窩織炎と誤診されていることも多く，確実に診断するように心掛けたい。

文献

1) Stevens DL, Bisno AL, Chambers HF, et al. Practice guidelines for the diagnosis and management of skin and soft tissue infections: 2014 update by the infectious diseases society of America. Clin Infect Dis 2014; 59: 147-59.（PMID）24947530

2) Cellulitis and erysipelas: antimicrobial prescribing. NICE guideline［NG141］. Published: 27 September 2019.
https://www.nice.org.uk/guidance/ng141/chapter/Recommendations

3) Raff AB, Kroshinsky D. Cellulitis: A Review. JAMA 2016; 316: 325-37.（PMID）27434444

4) Hepburn MJ, Dooley DP, Skidmore PJ, et al. Comparison of short-course（5 days）and standard（10 days）treatment for uncomplicated cellulitis. Arch Intern Med 2004; 164: 1669-74.（PMID）15302637

5) 盛山吉弘，石川貴裕，伊藤倫子，ほか．臨床統計 丹毒・蜂窩織炎 86 例の検討．臨床皮膚科 2015; 69: 163-7.（NAID）40020334312

6) Gottlieb M, Avila J, Chottiner M, et al. Point-of-Care Ultrasonography for the Diagnosis of Skin and Soft Tissue Abscesses: A Systematic Review and Meta-analysis. Ann Emerg Med 2020; 76: 67-77.（PMID）32081383

7) David CV, Chira S, Eells SJ, et al. Diagnostic accuracy in patients admitted to hospitals with cellulitis. Dermatol Online J 2011; 17: 1.（PMID）21426867

8) Carpenter CR, Schuur JD, Everett WW, et al. Evidence-based diagnostics: adult septic arthritis. Acad Emerg Med 2011; 18: 781-96.（PMID）21843213

9) Gunderson CG, Martinello RA. A systematic review of bacteremias in cellulitis and erysipelas. J Infect 2012; 64: 148-55.（PMID）22101078

10) Chira S, Miller LG. Staphylococcus aureus is the most common identified cause of cellulitis: a systematic review. Epidemiol Infect 2010; 138: 313-7.（PMID）19646308

11) Senneville É, Albalawi Z, van Asten SA, et al. IWGDF/IDSA Guidelines on the Diagnosis and Treatment of Diabetes-related Foot Infections（IWGDF/IDSA 2023）. Clin Infect Dis 2023; ciad527.（PMID）37779457

12) 三笠桂一，青木信樹，青木洋介，ほか．JAID/JSC 感染症治療ガイドライン―呼吸器感染症―．感染症学雑誌 2014; 88: 1-109.（NAID）130007786411

13) Aboltins CA, Hutchinson AF, Sinnappu RN, et al. Oral versus parenteral antimicrobials for the treatment of cellulitis: a randomized non-inferiority trial. J Antimicrob Chemother 2015; 70: 581-6.（PMID）25336165

14) Bruun T, Oppegaard O, Hufthammer KO, et al. Early Response in Cellulitis: A Prospective Study of Dynamics and Predictors. Clin Infect Dis 2016; 63: 1034-41.（PMID）27402819

15) Webb E, Neeman T, Bowden FJ, et al. Compression Therapy to Prevent Recurrent Cellulitis of the Leg. N Engl J Med 2020; 383: 630-9.（PMID）32786188

非鱗屑性紅斑　境界不明瞭

結節性紅斑

erythema nodosum

感染症や自己免疫疾患が原因かも

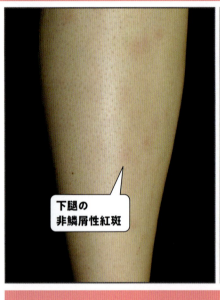
下腿の非鱗屑性紅斑

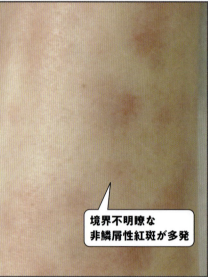
境界不明瞭な非鱗屑性紅斑が多発

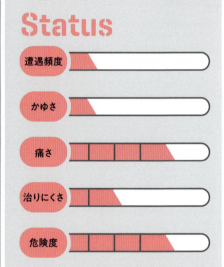
Status
- 遭遇頻度
- かゆさ
- 痛さ
- 治りにくさ
- 危険度

診断 Diagnosis

〔A 確定診断，B 推定診断，C 参考所見〕

視診	B	皮疹：多発する境界不明瞭な非鱗屑性紅斑
		部位：下肢
検査	A	皮膚生検
病歴	C	上気道炎の既往
その他	C	痛みを伴う
	C	女性に好発

下肢に多発する境界不明瞭な非鱗屑性紅斑をみたら結節性紅斑を疑う．圧痛を伴うのが特徴で，成人女性に多く，ときに上気道炎が先行する．視診だけでも診断は可能だが，他疾患との鑑別のために病理組織学的検査を行うのが望ましい．

治療例 Treatment

【軽症〜中等症】
- セレコキシブ（セレコックス®）錠（100mg）：1回1錠，1日2回内服，1〜2カ月間

【重症】
- プレドニゾロン（プレドニン®）錠（5mg）：1回2〜3錠，1日2回内服，1〜2週間

自然に軽快する疾患であり，下肢の安静を指導し対症的にNSAIDsを処方する．症状が強い場合はステロイド（プレドニゾロン 0.5mg/kg/日程度）の内服を短期間行う．

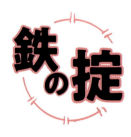
鉄の掟

- 初期対応 ⇒ 皮膚生検で診断
- 皮膚科紹介 ⇒ 疑った段階で紹介

疾患基本データ

- 結節性紅斑は自己免疫によって皮下脂肪に炎症が生じる疾患である。詳しい発症機序は不明だが上気道感染症の約2週間後に発症することが多く、溶連菌などの細菌に対する自己免疫反応（IV型アレルギーや免疫複合体によるIII型アレルギー）と推測されている。
- また患者の約80％が女性であり[1]、妊娠や経口避妊薬によって発症する例もあることから、発症に女性ホルモンが関与している可能性もある。
- しばしば発熱や関節炎を伴い、血液検査で白血球増多がみられることがある（表1）。

表1 結節性紅斑の付随症状と検査異常[1]

発熱	23%
関節炎	18%
白血球増多	24%

- 皮疹は主に下肢に生じ（図1）、蜂窩織炎と誤診されることもある。鑑別点は皮疹の分布で、蜂窩織炎が片側性なのに対して、結節性紅斑は両側に多発する。
- また結節性紅斑は感染症のほかに、Behçet病や炎症性腸疾患などの自己免疫疾患に伴って発症することがある。

ただし原因が特定できない症例が半数以上を占めている（表2）。
- 症状は1～2カ月で自然治癒することが多い[2]。

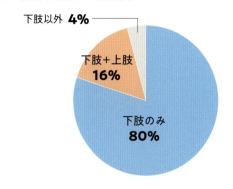

図1 結節性紅斑の発症部位[1]（n＝106）
- 下肢以外 4%
- 下肢＋上肢 16%
- 下肢のみ 80%

表2 結節性紅斑の原因（海外）[2]

1	特発性	55%
2	感染症	28～48%
3	自己免疫疾患	11～25%
4	薬剤（経口避妊薬、抗菌薬）	3～10%
5	妊娠	2～5%

攻略記事（診断編）

Q1 生検は必要ですか？

A1 可能な限り行うのが望ましい。

- 結節性紅斑の診断は視診だけで可能とされているが、著者は可能な限り病理組織学的検査を行うのが望ましいと考えている。
- 皮下脂肪に炎症が生じる疾患は結節性紅斑以外にも、うっ滞性脂肪織炎や、結核菌によるBazan硬結性紅斑など数多く（表3）、視診だけで鑑別するのは難しい。また

表3 結節性紅斑の鑑別診断

1	うっ滞性脂肪織炎
2	Bazan硬結性紅斑
3	結節性多発動脈炎
4	深在性エリテマトーデス
5	皮下サルコイドーシス

皮下脂肪に肉芽腫を生じたサルコイドーシス（皮下サルコイドーシス）も結節性紅斑様の皮疹を生じ、診断には病理組織学的検査が必要である。

Q2 原因の精査は必要ですか？

A2 特発性が多いが、感染症や自己免疫疾患を念頭においた問診を行う。

- 結節性紅斑は背景疾患のない特発性が最も多いが、感染症、自己免疫疾患、薬剤など多種多様な要因によっても生じる。そのため関連する原因の評価を行っておきたい。

①感染症
- まず先行感染を疑う症状がなかったかを確認する。特に上気道感染症の頻度が高い（表4）。ただし症状がないことや、患者がはっきり覚えていないことも多いので、原因として最も多い溶連菌については血液検査（ASO）で評

価を行うのが望ましいだろう。
- ただしASOはピークまで4週間程度を要するので，初診時には上昇していない可能性がある。そのため2〜4週空けたペア血清で評価を行う必要がある。具体的には30％以上の上昇があれば有意と判断する[1]。

表4 結節性紅斑の原因となる感染症[3]

上気道感染症	溶連菌感染症	41%
	その他	19%
消化管感染症		9%
尿路感染症		9%
肺炎		6%
腟炎		6%

②自己免疫疾患
- 結節性紅斑はさまざまな自己免疫疾患に伴って発症することもある。病因は人種によって違いがあり，海外ではサルコイドーシスが多いと報告されている[2]。しかし日本で最も多いのは Behçet病 であり，炎症性腸疾患，大動脈炎症候群が続く（図2）。

- そのため，これらを念頭においた問診も行っておくとよいだろう。

著者は下痢，血便，腹痛がないか，口内炎や陰部潰瘍，眼症状（霧視，視力低下，充血）がないかなどを確認するようにしている。

図2 結節性紅斑の原因（国内）[4] （n=38）

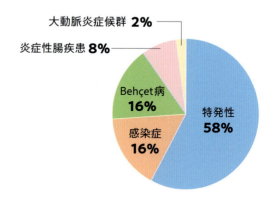

大動脈炎症候群 2%
炎症性腸疾患 8%
Behçet病 16%
感染症 16%
特発性 58%

> **攻略雑感**　結節性紅斑のほかにも皮下脂肪の炎症を生じる疾患は多く，鑑別のために病理組織学的検査を行うのが望ましい。背景疾患のない特発性の症例が多いが，感染症，自己免疫疾患，薬剤など多種多様な要因によっても生じることを理解しておきたい。

文献
1) García-Porrúa C, González-Gay MA, Vázquez-Caruncho M, et al. Erythema nodosum: etiologic and predictive factors in a defined population. Arthritis Rheum 2000; 43: 584-92.（PMID）10728752
2) Schwartz RA, Nervi SJ. Erythema nodosum: a sign of systemic disease. Am Fam Physician 2007; 75: 695-700.（PMID）17375516
3) Ozbagcivan O, Akarsu S, Avci C, et al. Examination of the Microbial Spectrum in the Etiology of Erythema Nodosum: A Retrospective Descriptive Study. J Immunol Res 2017; 2017: 8139591.（PMID）28634591
4) 神 久美, 川島 真. 結節性紅斑. からだの科学増刊 リウマチ・膠原病, 日本評論社, 1993, 113-6.

紫斑

紫斑の鑑別診断

紫斑に分類される疾患

紫斑	血液異常	
	老人性紫斑	▶ p.147 へ
	血管炎	▶ p.148 へ

紫斑の頻度と危険度

- 紫斑をみたら、まず血液(血小板、凝固因子、線溶)の異常を考えて、血液検査と内服歴(抗血栓薬)の確認を行いましょう。
- 血液異常が除外できたら、物理的な損傷による紫斑を考えます。特に高齢者は軽微な刺激でも血管が損傷することが多いです(老人性紫斑)。
- また頻度は低いですが危険度が高い血管炎も念頭においておく必要があります。血管炎の紫斑は炎症を伴っているため、見た目は平坦ですが、触れるとわずかに隆起しています。このような紫斑を「palpable purpura(触知性紫斑)」とよび、血管炎の重要な鑑別所見となります。

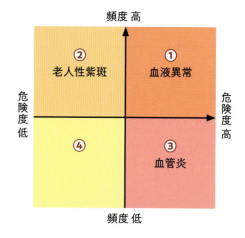

紫斑
老人性紫斑
senile purpura

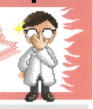

ほっとくと消えます

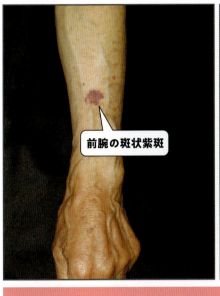

前腕の斑状紫斑

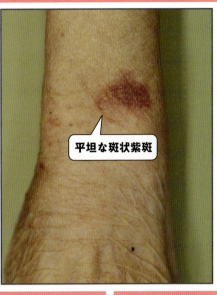

平坦な斑状紫斑

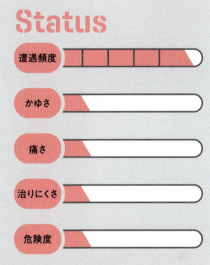

Status
- 遭遇頻度
- かゆさ
- 痛さ
- 治りにくさ
- 危険度

- 隆起していない
- 鱗屑がない
- 圧迫で消えない

診断 Diagnosis

〔A 確定診断，B 推定診断，C 参考所見〕

視診	B	皮疹：平坦な斑状の紫斑
		部位：手背〜前腕に多い
検査	B	血液検査（血小板，凝固能）は正常
病歴	−	なし
その他	B	高齢者

高齢者の手背〜前腕に平坦な斑状の紫斑をみたら老人性紫斑を疑う．視診のみで診断できるが，多発する場合は血小板，凝固能の検査異常がないことを確認する．

治療例 Treatment

- なし

数週間で自然消退する．

疾患基本データ

- 老人性紫斑は**高齢者の手背や前腕などの露光部**に出現する斑状の出血である．入院患者の調査では65歳以上の5％にみられ，90歳以上では頻度が約20％まで上昇すると報告されている[1]．
- 加齢によって皮膚のコラーゲンや皮下脂肪が減少し，毛細血管周囲の支持組織が脆弱化する．それに伴い血管壁が損傷しやすくなり，日常生活のわずかな刺激により出血する．
- 特に手背〜前腕の露光部は，長期間の紫外線曝露によって皮膚の萎縮がほかの部位より強く紫斑を形成しやすい[2]．
- いったん出血すると皮下組織が少ないので血液が広がりやすく，比較的大きな紫斑となる．萎縮した組織内への出血なので，ほかの原因の紫斑より消退するまでに時間がかかることが多い[2]．
- 通常は臨床所見と年齢から診断は容易だが，紫斑が多発する場合は鑑別のために血小板，凝固能の検査を施行しておいたほうがよい．
- 病的意義は少なく自然消退するため，治療は特に必要ない．

文献
1) Wong HY. Hypothesis: senile purpura is a prognostic feature in elderly patients. Age Ageing 1988; 17: 422-4.（PMID）3266442
2) Shuster S, Scarborough H: Senile purpura. QJ Med 1961; 117: 33-40.

紫斑

血管炎

vasculitis

生検は時間との勝負

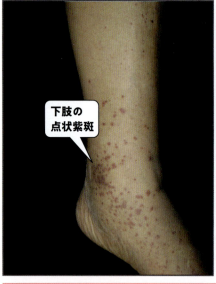
下肢の点状紫斑

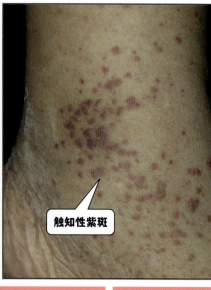
触知性紫斑

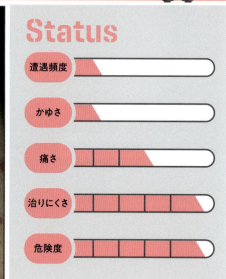
Status
- 遭遇頻度
- かゆさ
- 痛さ
- 治りにくさ
- 危険度

診断 Diagnosis

〔A 確定診断，B 推定診断，C 参考所見〕

視診	C	皮疹：点状の触知性紫斑
		部位：下肢に多い
検査	A	皮膚生検
病歴	−	なし
その他	−	なし

下肢に点状の触知性紫斑（見た目は平坦だが触れるとわずかに隆起した紫斑）をみたら血管炎を疑う。確定診断は病理組織学的に行う。血管炎と診断したら病型分類のための精査が必要。

治療例 Treatment

・血管炎の病型による

[ANCA 関連血管炎]
・基本的にステロイドと免疫抑制剤の併用

[免疫複合体性血管炎]
・臓器症状の有無に応じてステロイド投与を検討

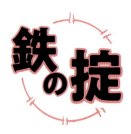

鉄の掟
- 初期対応 ⇒ 皮膚生検で診断
- 皮膚科紹介 ⇒ 疑った段階で紹介

疾患基本データ

- 血管炎は病変が生じる血管の太さによって3つのパターンに分類される（表1）。このなかで紫斑を形成するのは小型血管炎で，炎症によって真皮の浅い血管が破壊されて出血を生じる。一方，大型〜中型の血管は太いので出血は起こりにくく，紫斑を形成することはない。

表1 血管の太さを基にした血管炎の分類

大型血管炎	大動脈と主要分枝
中型血管炎	主要臓器動脈
小型血管炎	臓器内動脈，細動脈，毛細血管

- 血管炎による紫斑は，赤血球に加えて炎症を伴っているので，見た目は平坦だが触れるとわずかに隆起しており，palpable purpura（触知性紫斑）とよばれる。
- 小型血管炎はさらに抗好中球細胞質抗体（antineutrophil cytoplasmic antibody：ANCA）関連血管炎と免疫複合体性血管炎に分類される（表2）。このように皮膚に血管炎を生じる疾患は数多く，血管炎と診断した後は病型の分類を行う必要がある。
- 皮膚（真皮上層）の血管は透過性亢進部であり免疫複合体が沈着しやすい。そのため免疫複合体性血管炎の皮膚症状出現頻度は高い。特に血流がうっ滞する下肢の血管は免疫複合体が沈着しやすく，IgA血管炎の89%は下肢優位に紫斑が出現する[4]。
- 皮膚血管炎全体の約80%はIgA血管炎と皮膚白血球破砕性血管炎が占めている（図1）。

表2 小型血管炎の種類と皮膚症状の出現頻度

分類	疾患名	皮膚症状の出現頻度
ANCA関連血管炎	顕微鏡的多発血管炎	40〜60%[1]
	好酸球性多発血管炎性肉芽腫症	
	多発血管炎性肉芽腫症	
免疫複合体性血管炎	IgA血管炎	90〜100%[2,3]
	クリオグロブリン血症性血管炎	
	皮膚白血球破砕性血管炎	
その他（続発性血管炎）	膠原病関連血管炎	−
	感染性血管炎	
	薬剤性血管炎	

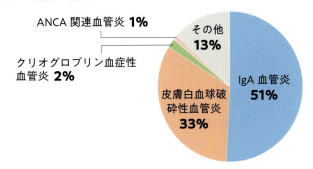

図1 皮膚に病変を生じる血管炎の病型[5]（n=766）

- ANCA関連血管炎 1%
- クリオグロブリン血症性血管炎 2%
- その他 13%
- IgA血管炎 51%
- 皮膚白血球破砕性血管炎 33%

- また血管炎は，皮膚症状だけでなくさまざまな全身症状を合併するので注意を要する。特にANCA関連血管炎は致死的になりうるため，治療は基本的にステロイドと免疫抑制剤の併用が行われる。一方，免疫複合体性血管炎の場合は皮膚症状だけのこともあり，臓器症状の有無に応じてステロイドの投与を検討する。

攻略記事（診断編）

Q1 血管炎にはどんな検査が必要ですか？

A1 ①生検で血管炎の確認，② ANCA，クリオグロブリンの測定，③蛍光抗体法で組織への免疫グロブリン沈着の確認。

- 臨床的に血管炎を疑った場合は，まず皮膚生検で血管炎像を確認する。ただし病理組織学的には血管炎の種類を鑑別することはできない。したがって生検で血管炎と診断した後は，各種血管炎の鑑別のための精査が必要になる（図2）[6]。
- 具体的には，まず続発性血管炎（膠原病，感染症，薬剤性）を除外した後に，ANCA関連血管炎を考え血液検査でANCAを測定する。次にクリオグロブリンを測定することでクリオグロブリン血症を診断し，最後に生検組織を用いた蛍光抗体法で血管へのIgA沈着があればIgA血管炎と診断する。そしてどの範疇の疾患にもあてはまらない症例の受け皿として皮膚白血球破砕性血管炎が存在する。

図2 各種血管炎の鑑別[6]

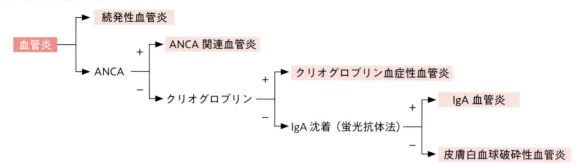

- 皮膚白血球破砕性血管炎にはANCA関連血管炎やIgA血管炎、あるいは続発性血管炎のうち確定診断に至らない軽症例が含まれている。ANCA関連血管炎も全例がANCA陽性とは限らず、IgA血管炎でもIgAが証明できないことがあるからである。
- つまり皮膚白血球破砕性血管炎は多数の疾患を含む包括的診断名と位置づけられ、その後も注意深い経過観察を要し、場合によっては再検査を検討する。

Q2 皮膚生検の注意点は？

A2 ①2カ所から生検を行う、②出現後48時間以内の病変から生検を行う。

- 血管炎を確定診断するには病理組織学的所見がきわめて重要である。組織内に血管炎像があれば診断へ大きな一歩となるが、認められなければ診断から遠のいてしまう。そのため生検の部位や方法をよく理解しておきたい。
- まず皮膚生検は2カ所から行う必要がある。IgA血管炎の診断には蛍光抗体法が必須なので、2カ所のうち1カ所は蛍光抗体法のために検体を凍結する。
- 皮膚生検の最適な時期は、血管炎病変が出現してから24〜48時間とされており[7]、生検のタイミングが悪いと血管炎の所見がみられないことがある。
- さらに血管壁に沈着したIgAは48時間程度で破壊されてしまう。そのため48時間以降は蛍光抗体法の陽性率が低下し、72時間以上経過した病変では陰性になることが多い[8]。
- したがって皮膚生検は、患者に確認し、出現したばかりの初期の紫斑から行うことが重要である。

Q3 小児なので皮膚生検ができません。

A3 小児のIgA血管炎は生検なしで判断できる。

- 血管炎の診断のためには皮膚生検で病理組織学的に血管炎像を確認し、蛍光抗体法でIgAの沈着の有無を確認する必要がある。しかし小児の場合、皮膚生検を行うのが難しいケースは少なくない。
- 小児血管炎の90％以上はIgA血管炎であり、ほかの小型血管炎の可能性は低い[6]。そのため欧州の小児IgA血管炎分類基準（表3）では皮膚生検は必須ではなく、臨床症状のみで判断が可能である。18歳以下の患者における分類基準の感度は100％、特異度は87％と報告されている[4]。

表3 小児のIgA血管炎分類基準[4]

必須	紫斑
いずれか1つ	①腹痛
	②病理組織所見（組織へのIgA沈着）
	③関節炎／関節痛
	④腎障害（蛋白尿／血尿）

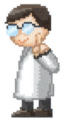

攻略記事（治療編）

Q1 どんな合併症に注意が必要ですか？

A1 IgA血管炎は皮膚症状が先行することが多く，消化器症状や腎炎に注意する。

- 小型血管炎は腎炎や消化器症状，呼吸器症状などさまざまな臓器症状に注意を要する。
- 顕微鏡的多発血管炎などのANCA関連血管炎は重篤な全身症状を伴うが，初発が皮膚症状のことは少なく（表4），皮膚症状のみを主訴に受診することはあまりない。一方，IgA血管炎などの免疫複合体性血管炎は皮膚症状が初発のことが多く，その後の合併症の出現を警戒しておきたい。
- IgA血管炎では65％に消化器症状，40％に腎炎が出現する（表5）。消化器症状の多くは軽度の嘔気，嘔吐，腹痛であり，安静，輸液などで改善する。しかし強い腹痛，下血などが生じる場合は，ステロイドの全身投与が必要になる。

表4 初発が皮膚症状の割合[9,10]

顕微鏡的多発血管炎	12%
IgA血管炎	73%

表5 IgA血管炎の症状[2]

紫斑	100%
関節炎	75%
消化器症状	65%
腎炎	40%

- 腎炎から末期腎不全へ至る症例は小児では1～3%[2]，成人では11%[11]と報告されており，初期の尿検査異常を見逃さず腎臓内科へ紹介する必要がある。そのため発症後6カ月間は月に1回尿検査を行うのが望ましいとされている[12]。
- 腎炎の重症例や蛋白尿が長期間続く場合は，腎生検の所見に基づいてステロイド全身投与などが行われる。

攻略雑感 血管炎を確定診断するには病理組織学的所見がきわめて重要である。血管炎の皮疹を疑った場合，すみやかに皮膚生検を行う必要がある。また腎炎や消化器症状，呼吸器症状などさまざまな臓器症状にも注意しておきたい。

文献

1) Semple D, Keogh J, Forni L, et al. Clinical review: Vasculitis on the intensive care unit - part 1: diagnosis. Crit Care 2005; 9: 92-7. (PMID) 15693990

2) Saulsbury FT. Clinical update: Henoch-Schönlein purpura. Lancet 2007; 369: 976-8. (PMID) 17382810

3) Ferri C, Zignego AL, Pileri SA. Cryoglobulins. J Clin Pathol 2002; 55: 4-13. (PMID) 11825916

4) Ozen S, Pistorio A, Iusan SM, et al. EULAR/PRINTO/PRES criteria for Henoch-Schönlein purpura, childhood polyarteritis nodosa, childhood Wegener granulomatosis and childhood Takayasu arteritis: Ankara 2008. Part II: Final classification criteria. Ann Rheum Dis 2010; 69: 798-806. (PMID) 20413568

5) Loricera J, Blanco R, Ortiz-Sanjuán F, et al. Single-organ cutaneous small-vessel vasculitis according to the 2012 revised International Chapel Hill Consensus Conference Nomenclature of Vasculitides: a study of 60 patients from a series of 766 cutaneous vasculitis cases. Rheumatology (Oxford) 2015; 54: 77-82. (PMID) 25065012

6) 日本皮膚科学血管炎・血管障害診療ガイドライン改訂版作成委員会, 古川福実, 池田高治, 石黒直子, ほか. 血管炎・血管障害診療ガイドライン 2016年改訂版. 日皮会誌 2017; 127: 299-415. (NAID) 130005482404

7) Carlson JA, Ng BT, Chen KR. Cutaneous vasculitis update: diagnostic criteria, classification, epidemiology, etiology, pathogenesis, evaluation and prognosis. Am J Dermatopathol 2005; 27: 504-28. (PMID) 16314707

8) Sais G, Vidaller A, Jucglà A, et al. Prognostic factors in leukocytoclastic vasculitis: a clinicopathologic study of 160 patients. Arch Dermatol 1998; 134: 309-15. (PMID) 9521029

9) Niiyama S, Amoh Y, Tomita M, et al. Dermatological manifestations associated with microscopic polyangiitis. Rheumatol Int 2008; 28: 593-5. (PMID) 18066552

10) Jauhola O, Ronkainen J, Koskimies O, et al. Clinical course of extrarenal symptoms in Henoch-Schonlein purpura: a 6-month prospective study. Arch Dis Child 2010; 95: 871-6. (PMID) 20371584

11) Pillebout E, Thervet E, Hill G, et al. Henoch-Schönlein Purpura in adults: outcome and prognostic factors. J Am Soc Nephrol 2002; 13: 1271-8. (PMID) 11961015

12) Narchi H. Risk of long term renal impairment and duration of follow up recommended for Henoch-Schonlein purpura with normal or minimal urinary findings: a systematic review. Arch Dis Child 2005; 90: 916-20. (PMID) 15871983

非紅色病変

非紅色病変の分類

非紅色病変の分類（図1）

図1 非紅色病変

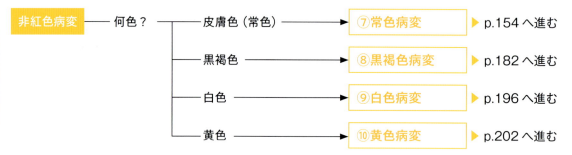

何色？

- 非紅色病変は色によって皮膚色（常色），黒褐色，白色，黄色の4つに分類されます（図2）。

図2 色による非紅色病変の分類

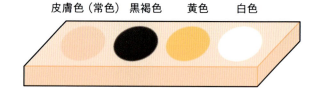

皮膚色（常色）

- 色素の増強や減少がないものが常色病変です。ただし角質が肥厚すると白色調や黄色調に見えることもあるので注意しましょう。これらは色素の沈着，減少ではないので常色病変になります（図3）。

図3 常色病変

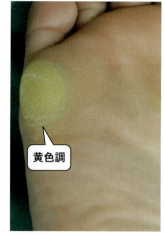
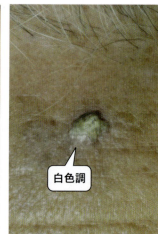

黒褐色

- 次に黒色や褐色はメラニン色素の色調です。色素が沈着している部位によって色調が異なり、浅い場所では黒色、深くなるにつれて褐色、青色と変化します（図4）。

図4 **メラニン色素沈着の部位と色**

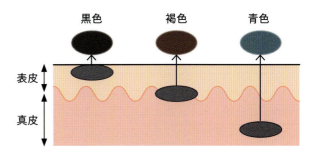

白色

- 白色病変（白斑）は皮膚の色調が正常よりも薄い状態で、メラニン色素の減少によるものです。

黄色

- 最後に黄色は主に脂質に含まれるカロチノイド色素の色調です。脂質を含有する細胞（脂腺細胞や脂肪細胞など）の増殖によることが多いです。

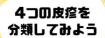

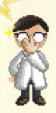

図5 **非紅色病変の分類**

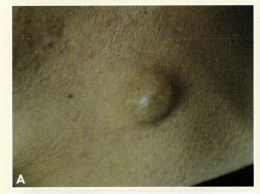

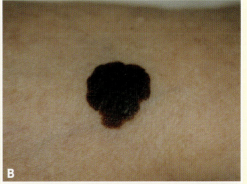

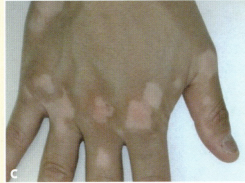

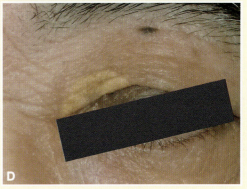

図5の4つの皮疹を分類してみよう。Aが常色病変、Bが黒褐色病変、Cが白色病変、Dが黄色病変である。

常色病変の鑑別診断

常色病変に分類される疾患

- 常色病変に分類される疾患は多いため，表面の性状で2つに分けて鑑別を行うのがよいでしょう。病変が表皮にある場合は表面が角化してザラザラしていますが，真皮以下にある場合は表面の変化がなくツルツルしています。

角化性常色病変（表面ザラザラ）	鶏眼・胼胝	▶ p.155へ
	ウイルス性疣贅	▶ p.158へ
	皮角	▶ p.164へ
非角化性常色病変（表面ツルツル）	伝染性軟属腫	▶ p.166へ
	尖圭コンジローマ	▶ p.170へ
	粉瘤	▶ p.174へ
	軟部腫瘍（脂肪腫など）	▶ p.178へ
	他科疾患（ガングリオン，耳下腺腫瘍，鼠径ヘルニアなど）	

角化性常色病変の頻度と危険度

- 角化性の常色病変をみたら，まず鶏眼・胼胝とウイルス性疣贅を考えましょう。
- これらの疾患は視診のみで比較的容易に診断できますが，両者の区別が難しいことがあります。その場合は表面の角質を削ったときの点状出血の有無で鑑別を行います。
- また角質が角（つの）状に突出した状態を皮角とよび，さまざまな基礎疾患によって生じます。悪性腫瘍の可能性があるため，皮膚生検で診断を確定するのが望ましいです。

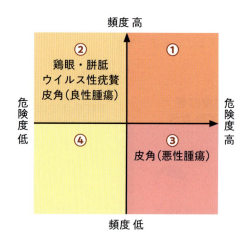

非角化性常色病変の頻度と危険度

- 非角化性の常色病変をみたら，まず伝染性軟属腫を疑います。視診のみで比較的容易に診断できますが，診断が難しい場合はピンセットでつまむと内容物が圧出されて診断根拠になります。
- 伝染性軟属腫が除外できれば，次に粉瘤と軟部腫瘍を考えます。粉瘤は中央の開口部から鑑別ができます。ただし開口部がはっきりしない場合もあり，他科疾患（ガングリオン，耳下腺腫瘍，鼠径ヘルニア）の可能性もあることから，診断に迷う場合は積極的に画像検査を行いましょう。
- 尖圭コンジローマは特徴的な臨床所見があり，陰部に限局するため，比較的容易に診断できます。

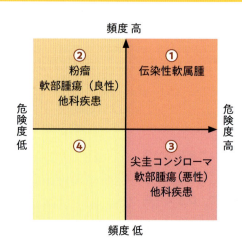

常色病変 / 角化性

鶏眼・胼胝

clavus・callus

「うおのめ」と「たこ」

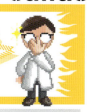

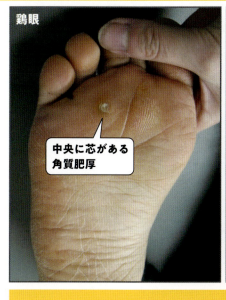
鶏眼
中央に芯がある角質肥厚

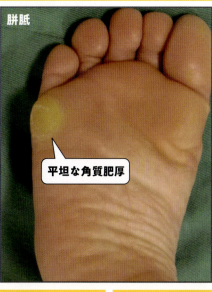
胼胝
平坦な角質肥厚

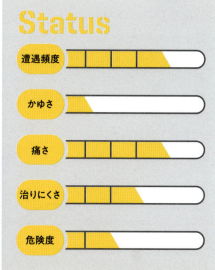
Status
- 遭遇頻度
- かゆさ
- 痛さ
- 治りにくさ
- 危険度

診断 Diagnosis

（A 確定診断，B 推定診断，C 参考所見）

視診	B	皮疹：角質の肥厚
		部位：足底，足趾
検査	−	なし
病歴	−	なし
その他	A	表面の角質を削っても点状出血がない
	C	患者の年齢（小児にはほとんど生じない）

足の角質肥厚をみたら鶏眼・胼胝を疑う。典型例は視診のみで診断が可能だが，ウイルス性疣贅との鑑別が難しいことがある。その場合は表面の角質を削って，点状出血を認めなければ鶏眼・胼胝と考えてよい。また小児にはほとんど生じないため，患者の年齢も鑑別の手掛かりになる。鶏眼と胼胝の鑑別は中央の芯の有無で行う。

治療例 Treatment

- 肥厚した角質を除去
- 10％サリチル酸ワセリン軟膏：1日1回外用

肥厚した角質をメスやカミソリなどで除去することで異物感や疼痛を緩和できる。ただし対症療法なので1〜3カ月に一度繰り返す必要がある。また角質を除去した後や，胼胝の軽症例では外用薬を使用することもある。不適切な履物に由来している場合は，適正な履物を使用するように指導する。

じゃあ何色？【常色】

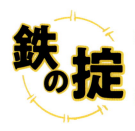
鉄の掟

- 初期対応 ⇒ 視診で診断
- ⇒ 角質を除去
- 皮膚科紹介 ⇒ 診断に迷う場合，処置ができない場合

Ⅲ 3つにカテゴリ分けする皮膚疾患　155

疾患基本データ

- 鶏眼と胼胝は，繰り返す摩擦や圧迫などの刺激によって角質が肥厚した病変である．不適合な靴の使用や足の変形などが原因のことが多く，主に足底や足趾の加重部に生じる．
- 加齢によって皮下脂肪が減少し，骨と外的刺激の間に介在するクッションがなくなるため，年齢とともに増加する傾向にある．また，小児にはほとんど生じない．
- 鶏眼は中心に魚の眼のような芯がみえるので俗に「うおのめ」とよばれる．一方，胼胝は広く平坦な病変で俗に「たこ」とよばれる．
- 角質が内方へ肥厚した病変が鶏眼で，外方へ肥厚した病変が胼胝である（図1）．鶏眼は，歩行時に楔状に食い込んだ芯が神経を圧迫するため疼痛を伴う．胼胝は軽度の疼痛はあるが，鶏眼のような激しい痛みを伴うことはない．
- 両者の違いは刺激範囲の広さによるとされるが，それだけでは説明できず，さまざまな因子に影響されていると考えられる．

図1 鶏眼と胼胝の違い

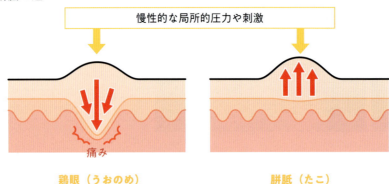

鶏眼（うおのめ）　下に向かって厚くなる

胼胝（たこ）　上に向かって厚くなる

攻略記事（診断編）

Q1 どんな足の変形が原因になりますか？

A1 開張足の患者が多い．

- 足の変形について学ぶ機会は少ないが，ある程度の知識はもっておきたいところである．
- 足の変形のなかで多いのは開張足で，鶏眼・胼胝患者の9割以上にみられるとされている[1]．
- 開張足とは，5本の指の付け根を横に結ぶアーチの形が崩れて，足の指が横に広がってしまう状態のことである（図2）．中足骨頭に圧負荷がかかりやすくなり，MTP関節部に鶏眼・胼胝を形成する．
- ハイヒールやパンプスを履く女性に多くみられ，ヒールが高ければ高いほど，地面に接する前足部に負担がかかり，横アーチが崩れやすくなる．
- 適正な靴を使用することが重要で，「シューフィッター」という靴の専門家が在籍する靴店で靴を選んでもらうのがよい（「足と靴と健康協議会」のホームページ〈http://fha.gr.jp/〉でシューフィッターのいる店を検索できる）．
- 重症の場合は整形外科医や義肢装具士などと相談してインソールや装具の作製を依頼する．

図2 開張足

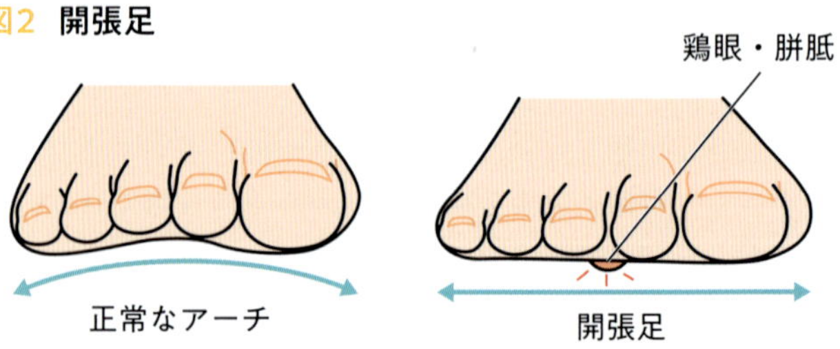

正常なアーチ　　開張足　　鶏眼・胼胝

攻略記事（治療編）

Q1 自覚症状がない鶏眼・胼胝の治療は必要ですか？

A1 糖尿病患者の場合は潰瘍形成のリスクが上がるので治療したほうがよい（図3）。

- 糖尿病性神経障害をもつ患者には鶏眼・胼胝が多いと報告されている[2]。しかし神経障害のために自覚症状がないことがほとんどであり，治療には意義があるのだろうか。
- 糖尿病患者が下肢切断に至る原因の8割以上が皮膚潰瘍であるが[3]，胼胝が皮膚潰瘍の発生と相関していることが示されている（表1）。つまり自覚症状がない胼胝・鶏眼であっても，潰瘍予防の観点から積極的に治療することが望ましいといえる。

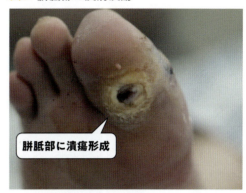

図3 胼胝部の皮膚潰瘍

胼胝部に潰瘍形成

表1 胼胝の皮膚潰瘍形成リスク（糖尿病患者）[4]

	胼胝あり	胼胝なし	オッズ比
皮膚潰瘍形成	9.8%	2.6%	4

（p＝0.03）

攻略雑感 鶏眼・胼胝の治療は対症療法なので，再発防止のためには適正な靴を選ぶことが重要である。糖尿病患者の鶏眼・胼胝は潰瘍形成のリスクとなるので積極的に治療を行うよう心掛けている。

文献

1) 関根孝夫，関根賢司．鶏眼・胼胝腫，陥入爪患者に合併した足の変形の検討．Derma 2007；No.123：76-8．
2) Bruce SG, Young TK. Prevalence and risk factors for neuropathy in a Canadian First Nation community. Diabetes Care 2008; 31: 1837-41.（PMID）18509208
3) Pecoraro RE, Reiber GE, Burgess EM. Pathways to diabetic limb amputation. Basis for prevention. Diabetes Care 1990; 13: 513-21.（PMID）2351029
4) Alavi A, Sanjari M, Haghdoost A, et al. Common foot examination features of 247 Iranian patients with diabetes. Int Wound J 2009; 6: 117-22.（PMID）19432661

// 常色病変 // 角化性 //

ウイルス性疣贅

ありふれてるけど治りにくいイボ

viral wart

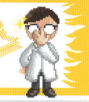

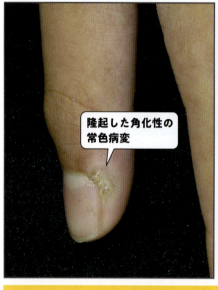
隆起した角化性の常色病変

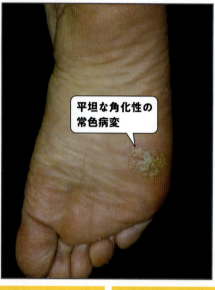
平坦な角化性の常色病変

Status

- 遭遇頻度 ████
- かゆさ █
- 痛さ ██
- 治りにくさ █████
- 危険度 ██

診断 Diagnosis

〔A 確定診断，B 推定診断，C 参考所見〕

視診	B	皮疹：表面が角化した常色病変
		部位：手足に多い
検査	−	なし
病歴	−	なし
その他	A	表面の角質を削って黒色の点状出血を確認
	C	患者の年齢（全年齢に生じる）

表面が角化してザラザラした常色病変を手足にみたらウイルス性疣贅を疑う。一般的に病変は隆起しているが、足底では平坦なことが多い。典型例は視診で診断が可能だが、鶏眼や胼胝との鑑別が難しいことがある。その場合は表面の角質を削って点状出血を確認できれば疣贅としてよい[1]（図1）。また全年齢に生じることが、小児にはほとんど生じない鶏眼・胼胝との鑑別点になる。

図1 点状出血の有無

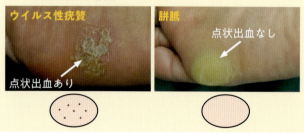

ウイルス性疣贅：点状出血あり
胼胝：点状出血なし

治療例 Treatment

・凍結療法

液体窒素を用いた凍結療法が行われる。液体窒素を含ませた綿棒を接触させて病変を凍結する（図2）。ただし術後に痛みや水疱が出現することがあるため、患者にあらかじめ説明しておく必要がある。また治療部に色素沈着が残ることがあるので、顔面の病変に対して行う際は注意を要する。

図2 凍結療法

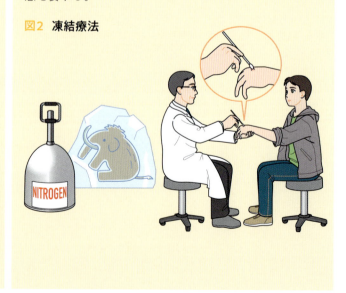

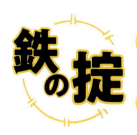

初期対応	⇒ 視診で診断
	⇒ 凍結療法を開始
皮膚科紹介	⇒ 診断に迷う場合，処置ができない場合

疾患基本データ

- ヒトパピローマウイルス（human papillomavirus：HPV）による皮膚感染症で，俗に「いぼ」とよばれる。原因HPV型は主にHPV2，HPV27，HPV57である（HPV6，HPV11によるものは尖圭コンジローマとよび，治療方針が異なるため別項p.170で扱う）。
- 感染経路は接触感染で，ヒトとヒトの直接的および物を介した間接的接触で感染する。ウイルスが感染した表皮細胞は腫瘍性増殖をきたし，病変を形成する。
- 潜伏期間は数週から数年と一定せず（平均3カ月程度[2]），感染機会を特定できない場合が多い。
- ウイルスは健常な皮膚には感染できず，小さな傷を通って侵入するため（図3），小外傷を受ける頻度が高い手足に生じることが多い（図4）。

図3 ウイルス性疣贅の発症機序

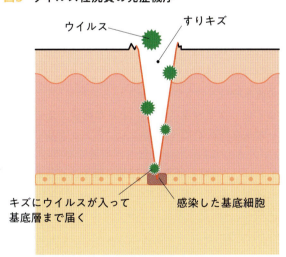

図4 ウイルス性疣贅の発症部位[3]（n＝1,772）

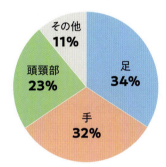

- 全年齢に発症し，若年者の割合が多い（表1）。この点が，小児にはほとんど発症しない鶏眼・胼胝との鑑別の手掛かりになる。
- 病変は自然治癒することもあるが，いまだ抗ウイルス薬が存在しないため難治な症例も多い。一般的に凍結療法が行われるが確実な治療方法は確立していない。

表1 ウイルス性疣贅患者の年齢[3]（n＝1,630）

0～9歳	25%
10～19歳	31%
20歳～	44%

攻略記事（診断編）

Q1 イボはすべてウイルス性ですか？

A1 さまざまなイボがあるが，一般的にHPV感染によるものをイボとよんでいる。

- イボは，もともと皮膚の小さな突起物を指す俗称である。そのため患者がイボとよぶものにはさまざまな皮膚疾患が含まれていて混乱を招きやすい（表2）。一般的にウイルス性のものとウイルス性以外のものに分類され，皮膚科ではHPV感染によるウイルス性疣贅をイボとよぶ。

表2 イボの種類

	名称	原因ウイルス
ウイルス性	イボ（ウイルス性疣贅）	ヒトパピローマウイルス
	水イボ（伝染性軟属腫）	伝染性軟属腫ウイルス
非ウイルス性	老人性イボ（脂漏性角化症）	なし

- HPVには現在100種類以上の型が知られている。型ごとに感染しやすい部位があり，感染部位によって見た目が異なる（表3）。多いのはHPV2，HPV27，HPV57による尋常性疣贅だが，HPV6，HPV11による尖圭コンジローマも性感染症として重要な疾患である（表3，「尖圭コンジローマ」の項〈p.170〉を参照）。

表3 ウイルス性疣贅の分類

ウイルス型	感染部位	病名
HPV2，HPV27，HPV57	手足，顔面	尋常性疣贅
HPV6，HPV11	性器，肛門部	尖圭コンジローマ

攻略記事（治療編）

Q1 凍結療法の具体的な方法は？

A1 病変の周囲が白くなる程度の凍結を数回繰り返す（図5）。凍結前に肥厚した角質を削ると凍結効率が増す。

- 凍結療法の具体的な方法について，文献を基に4つのポイントを紹介する。

図5 凍結療法の方法

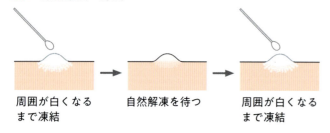

周囲が白くなるまで凍結 → 自然解凍を待つ → 周囲が白くなるまで凍結

①使用物質

- 凍結療法は冷却による感染細胞の変性と破壊を目的とした治療法である。温度が低いほど効果が上がるので，一般的に液体窒素（−196℃）を使用する（ドライアイスは−79℃）。保存用ボンベからコップに小分けし，その中に綿棒を浸して冷却した後，病変に接触させる。
- コップや綿棒が使い回されていることもあるが，ウイルスは液体窒素では死滅しないため[4]，感染予防の観点から使い捨てのものを使用するのが望ましいだろう。

②接触時間

- 海外の臨床研究[5]で目安とされている接触時間は周囲が凍結して白くなる程度である。小さな病変で2〜3秒くらい，大きな病変で15〜20秒くらいのことが多い。
- 凍結は1回より複数回行ったほうが有効であることが示されており[6]，凍結と解凍を数回繰り返すのが望ましい。組織の傷害は凍結〜解凍の過程で起こる。そのため2回目の凍結は，1回目のあと自然解凍するのを待ってから行うのがよい。

③接触回数

- 具体的な接触回数は定まっておらず，3回という記載[7]や5回[8]という記載がある。

 著者は患者への痛みへの配慮やトラブルを避ける意味で，最初は少ない回数（2〜3回）で始めて次第に増やしていく（3〜5回）ことが多い。

・そのほかにも1回で強く当てる方法の有効性も報告されている（周囲が白くなってからさらに10秒以上維持）[9]。ただし時間が長すぎると皮膚の障害を起こす可能性が上がり調節が難しい。

④凍結前の処置
・凍結前に疣贅表面を覆う肥厚した角質を削ることで、凍結効率が増すという意見がある[10]。皮膚科医へのアンケート調査では、特に角質が肥厚しやすい足底の病変で角質除去が行われていることが多いようだ（表4）。

表4　角質除去を行っている割合[11]

顔面	2%
手	62%
足底	93%

Q2　凍結療法の治療間隔はどれくらいですか？

A2　2週間に1回。

・英国のガイドライン[12]では2～3週に1回の治療が推奨されており、2週間に1回の治療と3週間に1回の治療とでは治療効果に有意な差がないことが示されている[13]。
・日本では月4回までの治療が保険で認められ、1～2週間隔で行われている。クリニックでは1週間に1回、病院では2週間に1回の治療が多いようだ（表5）。著者は基本的に2週間に1回の治療を行っている。

表5　凍結療法の治療間隔[11]

	開業医	勤務医
1週間に1回	49%	22%
2週間に1回	41%	63%
その他	10%	15%

Q3　凍結療法の治療期間はどれくらいですか？

A3　治療期間の目安は3カ月だが、足底では半年以上かかる場合が多い。

・手の疣贅が治癒するまでの平均治療回数は3.1回で、6回の治療で83％の患者が治癒したという報告がある[5]。

・ただし凍結療法の効果は、病変の部位によって大きく異なっている。特に足底は角質が厚いので治療の効果が乏しく難治である（表6）。

表6　部位別の治癒率（治療開始13週）[14]

足底以外	68%
足底	11%

・そのため治療期間の目安は部位によって異なる。皮膚科医へのアンケート調査では、手では3カ月程度が治癒までの目安になるが、足底では最低でも半年以上の治療が必要になることが多いようだ（表7）。

表7　治療期間の目安[11]

顔面	1カ月以内
手	3カ月
足底	半年以上

Q4　凍結療法の作用機序は？

A4　感染細胞の傷害と免疫の活性化。

・凍結療法の基本的な機序は感染細胞の直接傷害である。しかし多発病変の一部だけに行った治療ですべての病変が治癒してしまうケースがあることから、自然治癒のメカニズムも関連している可能性がありそうだ。
・疣贅は自然治癒することがあり、小児では1年で半数、2年で2/3が無治療で消退するとされている[12]。HPVは宿主の免疫応答を回避するメカニズムをもっているが、何かのきっかけで免疫応答が誘導されると、感染細胞が排除され疣贅は自然治癒する。
・凍結療法には局所の炎症を起こすことで免疫を活性化し、自然治癒メカニズムを人為的に誘導するという機序もあると考えられる。

Q5　凍結療法が効きません。

A5　3カ月をめどに治療法の変更やほかの治療の併用を行う。

・疣贅に対してはプラセボが有効であることから（メタ解析[13]では治癒率23％）、心理的な暗示によっても自然治癒が引き起こされることが示唆される。

Ⅲ　3つにカテゴリ分けする皮膚疾患　161

- 確かに治療する医師が代わったり，治療法を変更した途端に治るなど，暗示効果を実感するケースは少なくない。実際，疣贅が治癒するのは治療を始めて1〜2カ月目が多く，3カ月以降は有効に転じることは少ないという報告もあるようだ[15]。
- そのため日本皮膚科学会のガイドライン[16]では，治療期間が長期になる場合は1つの治療法に固執せず，3カ月をめどに治療法の変更やほかの治療の併用を行うことが推奨されている。
- また医師の熱意や信念が治療効果に現れたり，大病院の医師に診てもらったという患者の期待効果で治療効果が上がる可能性も指摘されている[17]。非科学的ではあるが，自信や気合いなどの精神論が有効に働くことがあるのかもしれない。

Q6 凍結療法以外の治療法は？

A6 サリチル酸，ヨクイニンエキス，活性化ビタミンD₃が使用されることが多い。

- ウイルス性疣贅には確定的な治療法はなく難治のため，さまざまな治療の試行，工夫が行われている。
- 皮膚科医へのアンケート調査によると治療の第一選択は90％以上が凍結療法で，無効だった場合の第二選択として用いられる頻度が高いのは以下の治療法である（表8）。

表8　第二選択の治療法[18]

1	活性化ビタミンD₃外用	37%
2	ヨクイニンエキス内服	25%
3	サリチル酸（スピール膏™）外用	17%

- 国内のガイドライン[16]での推奨度と保険適用を表9に示す。

表9　治療の推奨度と保険適用

	推奨度	保険適用
凍結療法	A	○
サリチル酸外用	A	○
ヨクイニンエキス内服	B	○
活性化ビタミンD₃外用	C1	×

A：行うよう強く勧められる。
B：行うよう勧められる。
C1：行うことを考慮してもよい。

①サリチル酸外用

- サリチル酸には角質溶解作用があり，ウイルス粒子を含んだ角質の剥離を促進する。また高濃度サリチル酸が炎症を惹起することで免疫を活性化する作用もあると考えられている。メタ解析[13]では，サリチル酸と凍結療法の有効性に有意な差がないことが示されている。
- サリチル酸製剤には5％，10％の軟膏と50％サリチル酸絆創膏（スピール膏™）があり，疣贅の治療には<mark>スピール膏™</mark>を使用する。
- 英国のガイドライン[12]では表面の角質除去後に塗布することが推奨されている。患者自身で疣贅の表面を出血が起こらない程度に削ってもらい（安全なベビー用ハサミなどを使用），スピール膏™を貼るとよいだろう。自分で削るのが難しい場合は週1回の受診日に医師が行う。ずれると正常皮膚を傷害してしまうので，上から粘着テープで強固に固定するのがよいだろう。

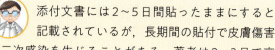

添付文書には2〜5日間貼ったままにすると記載されているが，長期間の貼付で皮膚傷害や二次感染を生じることがある。著者は2〜3日で交換するように指導している。

- また効果が乏しい場合は，ほかの治療との併用を検討する（表10）。

表10　サリチル酸の併用療法

1	サリチル酸外用＋凍結療法[13]
2	サリチル酸外用＋活性化ビタミンD₃外用[19]

②ヨクイニンエキス内服

- ヨクイニンエキスの作用機序は明らかではないが，主に免疫賦活作用によるとされている。免疫機序の賦活による自然治癒の促進を目的として使用される。
- ヨクイニン（薏苡仁）はハトムギの種子を乾燥して調製される生薬である。薏苡仁が配合されている漢方薬は数種類あるが（表11），疣贅治療には薏苡仁から抽出した水製乾燥エキスを含有するヨクイニンエキスを用いる。

表11　薏苡仁が配合されている漢方薬

1	麻杏薏甘湯（マキョウヨクカントウ）
2	薏苡仁湯（ヨクイニントウ）
3	桂枝茯苓丸加薏苡仁（ケイシブクリョウガンカヨクイニン）
4	ヨクイニンエキス

- ヨクイニンエキスには錠剤と散剤の2種類がある。1日量は成人(16歳以上)で水製乾燥エキス2g,小児(15歳以下)で1日1gが処方されることが多いようだ(表12)。

表12 ヨクイニンエキスの1日量[20]

	ヨクイニンエキス錠	ヨクイニンエキス散
16歳以上 (水製乾燥エキス2g)	18錠	3包
15歳以下 (水製乾燥エキス1g)	9錠	1.5包

- ただしヨクイニンエキス内服療法の有効性を示すエビデンスは不十分で,システマティックレビュー[13]では触れられていない。とはいえ重篤な副作用はなく安価なので,ヨクイニンの免疫賦活作用との相乗効果を期待してほかの治療法と併用するのがよいだろう。実際,ヨクイニン使用例の半数以上(59%)がほかの治療法との併用である[20]。

③活性化ビタミンD₃外用

- 活性化ビタミンD_3は,乾癬の治療で用いられている外用薬である(「乾癬」の項〈p.115〉を参照)。ウイルス性疣贅に対する保険適用はないが,難治例に対する有効性を示した症例報告がある[21]。疣贅に対する作用機序は不明だが,表皮の増殖抑制やアポトーシス誘導作用によると考えられている。
- 有効性についての統計学的な評価は行われておらず十分なエビデンスは揃っていないが,使用されるケースは多く臨床現場での評価は高いようだ。
- 閉鎖密封療法を行うほうが有効とされていて,1日1回病変へ塗布後,絆創膏などで夜間に密封する。
- 病変の周囲に潮紅や落屑が生じることあるが,そのほかに大きな副作用はない。

攻略雑感 足底のウイルス性疣贅は治療の効果が乏しく苦労することが多い。そのため数種類の治療法を用意しておき3カ月をめどに治療法の変更や併用を行うことが望ましいだろう。またプラセボがウイルス性疣贅に対して有効であり,治療には非科学的な側面も含まれている。暗示効果も意識して治療を行うのがよいかもしれない。

文献

1) 江川清文. ウイルス性疣贅. 治療 2010; 92: 2160-2. (NAID) 40017257515
2) 玉置邦彦 編. 最新皮膚科学大系第15巻 ウイルス性疾患 性感染症. 2003, p.70-7.
3) 横山眞爲子,奥村之啓,江川清文. 地方都市皮膚科診療所におけるウイルス性疣贅と伝染性軟属腫の疫学的特徴の比較検討. 日皮会誌 2010; 120: 871-80. (NAID) 130004708741
4) Tabrizi SN, Garland SM. Is cryotherapy treating or infecting? Med J Aust 1996; 164: 263. (PMID) 8628157
5) Bunney MH, Nolan MW, Williams DA. An assessment of methods of treating viral warts by comparative treatment trials based on a standard design. Br J Dermatol 1976; 94: 667-79. (PMID) 820365
6) Berth-Jones J, Bourke J, Eglitis H, et al. Value of a second freeze-thaw cycle in cryotherapy of common warts. Br J Dermatol 1994; 131: 883-6. (PMID) 7857844
7) Bruggink SC, Gussekloo J, Berger MY, et al. Cryotherapy with liquid nitrogen versus topical salicylic acid application for cutaneous warts in primary care: randomized controlled trial. CMAJ 2010; 182: 1624-30. (PMID) 20837684
8) 小野木晃,大谷道廣. 疣贅の液体窒素による凍結療法. 皮膚 1978; 20: 422-3. (NAID) 130004044522
9) Connolly M, Bazmi K, O'Connell M, et al. Cryotherapy of viral warts: a sustained 10-s freeze is more effective than the traditional method. Br J Dermatol 2001; 145: 554-7. (PMID) 11703280
10) Mulhem E, Pinelis S. Treatment of nongenital cutaneous warts. Am Fam Physician 2011; 84: 288-93. (PMID) 21842775
11) 川島眞. ウイルス性疣贅における治療実態調査. 臨床医薬 2012; 28: 1101-10.
12) Sterling JC, Gibbs S, Haque Hussain SS, et al. British Association of Dermatologists' guidelines for the management of cutaneous warts 2014. Br J Dermatol 2014; 171: 696-712. (PMID) 25273231
13) Kwok CS, Gibbs S, Bennett C, et al. Topical treatments for cutaneous warts. Cochrane Database Syst Rev 2012; 2012: CD001781. (PMID) 22972052
14) Bruggink SC, Gussekloo J, de Koning MN, et al. HPV type in plantar warts influences natural course and treatment response: secondary analysis of a randomised controlled trial. J Clin Virol 2013; 57: 227-32. (PMID) 23518443
15) 上田由紀子. 青年性扁平疣贅の治癒率. 日皮会誌 1985; 95: 985. (NAID) 130004682179
16) 渡辺大輔,五十嵐敦之,江川清文,ほか. 尋常性疣贅診療ガイドライン2019 (第1版). 日皮会誌 2019; 129: 1265-92. (NAID) 130007651660
17) 江川清文. 疣贅(いぼ)のみかた,治療のしかた(36)一生懸命効果(Effort effect). 漢方研究 2016; 530: 60-8. (NAID) 40020747385
18) 江畑俊哉. イボ治療のインフォームドコンセント. Visual Dermatology 2010; 9: 272-5.
19) Inaba H, Suzuki T, Adachi A, et al. Successful treatment of warts with a combination of maxacalcitol ointment and salicylic acid sticking plaster. J Dermatol 2006; 33: 383-5. (PMID) 16700677
20) 別府邦英,水橋悦子,山村博彦,ほか. ヨクイニンエキス散・錠の使用成績調査−尋常性疣贅および青年性扁平疣贅に対する有効性,安全性および有用性の評価−. 医学と薬学 1996; 36: 69-90. (NAID) 80009087638
21) Egawa K, Ono T. Topical vitamin D3 derivatives for recalcitrant warts in three immunocompromised patients. Br J Dermatol 2004; 150: 374-6. (PMID) 14996120

常色病変 角化性　cutaneous horn

皮角

何かの疾患に連動して出現

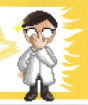

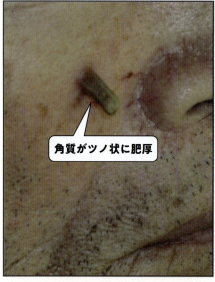

角質がツノ状に肥厚

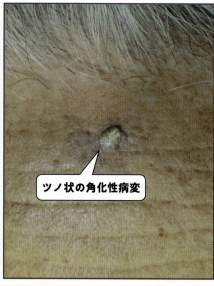

ツノ状の角化性病変

Status

- 遭遇頻度
- かゆさ
- 痛さ
- 治りにくさ
- 危険度

診断 Diagnosis

〔A 確定診断, B 推定診断, C 参考所見〕

視診	A	皮疹：ツノのように隆起した角質
		部位：なし
検査	−	なし
病歴	−	なし
その他	−	なし

ツノのように隆起した角化性病変をみたら皮角と診断する。基礎疾患の診断のためには病理組織学的検査が必要。

治療例 Treatment

・基礎疾患による

疾患基本データ

- 皮角とは角質が獣のツノ状に隆起した病変であり，高さが基部の長径の1/2を超えるものと定義されている（図1）[1]。
- 独立疾患ではなく臨床的な症状名であり，さまざまな基礎疾患によって生じる。皮角を呈する疾患には脂漏性角化症，ウイルス性疣贅，日光角化症などがある（図2）。
- 60〜80％が良性の病変だが[2,3]，日光角化症や有棘細胞癌などの悪性病変の可能性もあるため，皮膚生検を行って基礎疾患を正確に診断することが重要である。

図1 皮角の定義

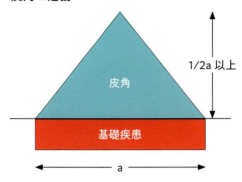

図2 皮角の基礎疾患[2]（n＝38）

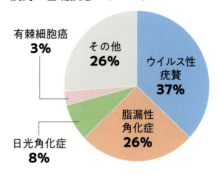

文献
1) Bart RS, Andrade R, Kopf AW. Cutaneous horns. A clinical and histopathologic study. Acta Derm Venereol 1968; 48: 507-15.（PMID）4177576
2) 木村俊次，中村絹代，長島正治．皮角の臨床・病理学的検討．臨床皮膚科 1976; 30: 807-13.（NAID）40003792670
3) Yu RC, Pryce DW, Macfarlane AW, et al. A histopathological study of 643 cutaneous horns. Br J Dermatol 1991; 124: 449-52.（PMID）2039721

常色病変 / 非角化性　　molluscum contagiosum

伝染性軟属腫

治療するかが問題になる疾患

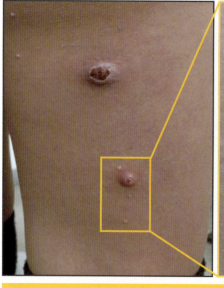
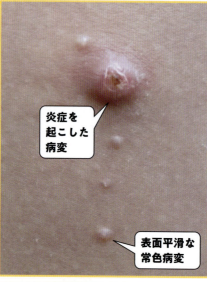

炎症を起こした病変

表面平滑な常色病変

Status

- 遭遇頻度
- かゆさ
- 痛さ
- 治りにくさ
- 危険度

診断 Diagnosis

〔A 確定診断，B 推定診断，C 参考所見〕

視診	B	皮疹：みずみずしい光沢のある常色病変，表面がツルツルして中央が少し凹んでいる
		部位：体幹・四肢に多い
検査	−	なし
病歴	−	なし
その他	C	9歳以下の小児がほとんど
	A	ピンセットでつまむと内容物が圧出される

小児の体幹や四肢に，みずみずしい光沢のある常色病変をみたら伝染性軟属腫を疑う。表面がツルツルして，中央が少し凹んでいるのが特徴である。周囲に湿疹反応を伴うことや，炎症を起こして発赤腫脹を伴うことがある。治療をかねてピンセットでつまみ，内容物が圧出されれば診断根拠となる。

治療例 Treatment

・摘除

抗ウイルス薬はなく，ピンセットを用いた内容圧出（摘除）を行うのが一般的である。先の小さなピンセットやリングピンセットなどで病変をつまむと，中央の陥凹部から小さな白い塊が出てくる（図1）。ただし痛みや出血を伴うのが欠点で，局所麻酔テープ（ペンレス®テープ）を処置の約1時間前に使用することで痛みが軽減できる。1回の摘除につき2枚までの使用が保険で認められている。

図1 摘除

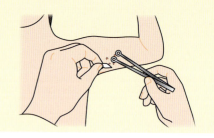

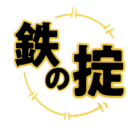

鉄の掟

初期対応 ⇒ 視診で診断
　　　　 ⇒ 摘除を行う

皮膚科紹介 ⇒ 診断に迷う場合，処置ができない場合

疾患基本データ

- 伝染性軟属腫ウイルスによる皮膚感染症である。表面に光沢感があり，水っぽい感じを与えることから，俗に「水いぼ」とよばれている。
- 基本的には無症状だが，周囲に湿疹が生じたときにかゆみを伴う場合がある。
- 感染経路は接触感染で，引っ掻いた指で触ることでほかの場所にも感染し，次々と広がってしまう。小児は皮膚が薄くてバリア機能が未熟なので感染しやすく，患者の約90％が9歳以下である（図2）。またアトピー性皮膚炎がある場合は，バリア機能障害によって発症リスクが上がる[1]。
- 大部分の病変は半年〜1年程度で自然治癒する。

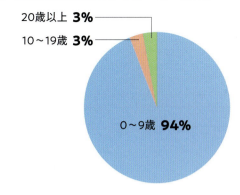

図2 伝染性軟属腫患者の年齢[2] (n = 1,328)
- 20歳以上 3%
- 10〜19歳 3%
- 0〜9歳 94%

攻略記事（診断編）

Q1 イボと水イボは違いますか？

A1 イボはヒトパピローマウイルス（HPV）感染症で，水イボは伝染性軟属腫ウイルス感染症。

- イボは，もともと皮膚の小さな突起物を指す俗称である。そのため患者がイボとよぶものには，さまざまな皮膚疾患が含まれていて混乱を招きやすい（表1）。
- 一般的にウイルス性のものと，ウイルス性以外のものに大きく分類され，HPV感染によるものがイボ，伝染性軟属腫ウイルスによるものが水イボである。

表1 イボの種類

	名称	原因ウイルス
ウイルス性	イボ（ウイルス性疣贅）	ヒトパピローマウイルス
	水イボ（伝染性軟属腫）	伝染性軟属腫ウイルス
非ウイルス性	老人性イボ（脂漏性角化症）	なし

攻略記事（治療編）

Q1 自然治癒するまでにどれくらいの時間がかかりますか？

A1 おおむね半年から1年程度はかかる。

- 軟属腫は自然治癒する疾患だが，気になるのは治癒するまでにどれくらいの時間がかかるかである。
- 自然治癒するまでの期間について調べると，平均6.5カ月という報告[3]と，平均13.3カ月という報告[4]がある。バラツキはあるようだが，おおむね半年〜1年程度はかかると考えてよいだろう。
- ただし，治癒まで2年以上かかる症例が1割以上あるのは見逃せない点である（図3）。

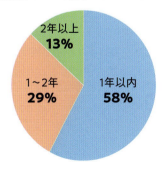

図3 自然治癒までの期間[4] (n = 269)
- 2年以上 13%
- 1〜2年 29%
- 1年以内 58%

Q2 摘除の効果と問題点は？

A2 1回の摘除で88%が治癒する。ただし，痛みや出血を伴うのが欠点。

- 治療の第一選択は摘除である。では摘除はどれくらい有効なのだろうか。
- 海外の調査では病変が20個未満であれば1回の摘除で88%が治癒するとされている（ただし病変が20個以上の場合や，湿疹，炎症を伴う場合は再発率が上昇する〈表2〉）。

表2 摘除後の再発率[5]

20個未満	12%
20個以上 or 湿疹や炎症を伴う	28%

- このように有効性が高い治療法だが，欠点として痛みや出血を伴い，子どもに精神的苦痛を強いる。**局所麻酔テープ**を使用することで痛みを軽減することができるが，押さえられたり処置台に寝かせられたりする恐怖感から，激しく抵抗する子どもが多い点が悩ましい。

Q3 自然治癒を待つのはどうですか？

A3 治療を行わないリスクの十分な説明が必要。

- 子どもに痛い思いをさせたくないと考えるのは人情である。軟属腫は自然治癒する疾患であり，子どもに苦痛を与えてまで治療する必要はないという意見もある。そのため，軟属腫の治療を行うかどうかは，以前から論争の的となってきた。欧州のガイドライン[6]では，無治療で経過観察することも選択肢の1つとして推奨されている。
- 皮膚科医へのアンケート調査[7]によると，全例で治療を行っている医師は全体の1/3ほどで，残り2/3は保護者の希望や学校の要請などに応じて，治療を行うかどうかを決定しているようだ。
- しかし，自然治癒するまで半年～1年程度はかかり，無治療で経過観察した場合の家族内への感染率は41%と報告されている[4]。そのため，治療を行わない場合は，その間に拡大する可能性や，家族へ感染させる可能性について十分に説明したうえで，治療方針を検討するのが望ましいだろう。

著者は原則として治療を行ったほうがよいと考えるが，「痛くても取るべき」，「絶対取らない」などの原理主義に陥ることは避け，柔軟な対応を心掛けるべきだろう。

Q4 摘除以外の治療法はありますか？

A4 いくつかの選択肢があるが，一長一短である。

- 摘除以外に有効な治療法はないのだろうか。これまでにさまざまな痛みの少ない治療法が模索されており，行われている頻度が比較的高いものを表3に示す。

表3 摘除以外の治療法と使用頻度[7]

1	凍結療法	31%
2	ヨクイニンエキス内服	26%
3	イソジン® 塗布	26%
4	サリチル酸（スピール膏™）	14%

①凍結療法

- 凍結療法は，冷却による感染細胞の変性と破壊を目的とした治療法である（凍結療法の詳細はウイルス性疣贅の項〈p.160〉を参照）。温度が低いほど効果が上がるので，一般的に液体窒素（−196℃）を使用する。
- 凍結療法（週1回）は4週間後の治癒率が93%という報告があり[8]，効果は比較的高いようだ。ただし，複数回の治療が必要なことと，摘除ほどではないが痛みを伴うのが欠点である。摘除の痛みを「10」とすると，凍結療法は「3～6」とされている[9]。

②ヨクイニンエキス内服

- 薏苡仁（ヨクイニン）はハトムギの種子を乾燥して調製される生薬である（ヨクイニンエキスの詳細はウイルス性疣贅の項〈p.162〉を参照）。ヨクイニンエキスの作用機序はよくわかっていないが，主に免疫賦活作用によって自然治癒を促進すると考えられている。重篤な副作用がない安価な薬剤で，摘除や凍結療法と違って痛みがないのが長所である。
- 主にウイルス性疣贅に対して使用されている薬剤だが，軟属腫にも有効性を示した症例報告がある[10]。ただし治癒率は27%（治療期間4カ月）と心もとない。
- また，プラセボとの有意差がないという研究[11]もあり，

有効性を示すエビデンスは十分とはいえない。

③サリチル酸・ポビドンヨード

・50％サリチル酸絆創膏（スピール膏™）とイソジン®の併用が有効だったという報告[12]がある（サリチル酸，ポビドンヨード単独での治療効果は不明）。エビデンスは十分ではないが，痛みがないのがこの治療法の長所である。

・入浴後に綿棒でイソジン®液を病変に塗布し，乾いた後にスピール膏™を貼付して紙製絆創膏などで固定する。翌日の入浴時に洗ってから同じことを繰り返す。文献では治療開始から平均26日で治癒している[12]。

・欠点は毎日の処置が大変なことである。そのため病変の数が多いと施行できない場合もある（サリチル酸の詳細は「ウイルス性疣贅」の項〈p.162〉を参照）。

Q5 プールに入ってよいですか？

A5 プールを中止する必要はないが，タオルやビート板の共用は避ける。

・保護者が一番気になるのはプールに入れるかどうかだろう。プールに関しては日本皮膚科学会などから統一見解が出されている[13]。

・プールの水で感染することはないため，プールや水泳を中止する必要はないとされている。ただしタオルやビート板を介して感染する可能性があるため，これらの共用は避けるべきである。

攻略雑感

軟属腫の治療には痛みが伴う。自然治癒する疾患である軟属腫に治療を行うかどうかは，以前から論争の的となっている。著者は原則として治療を行ったほうがよいと考えるが，「痛くても取るべき」，「絶対取らない」などの原理主義に陥ることは避け，柔軟な対応を心掛けるべきだろう。

文献

1) Olsen JR, Piguet V, Gallacher J, et al. Molluscum contagiosum and associations with atopic eczema in children: a retrospective longitudinal study in primary care. Br J Gen Pract 2016; 66: e53-8. (PMID) 26639950

2) 横山眞爲子，奥村之啓，江川清文．地方都市皮膚科診療所におけるウイルス性疣贅と伝染性軟属腫の疫学的特徴の比較検討．日皮会誌 2010; 120: 871-80. (NAID) 130004708741

3) 竹村 司，大熊一朝，高田任康，ほか．伝染性軟属腫の自然治癒．皮病診療 1983; 5: 668-70. (NAID) 50001713986

4) Olsen JR, Gallacher J, Finlay AY, et al. Time to resolution and effect on quality of life of molluscum contagiosum in children in the UK: a prospective community cohort study. Lancet Infect Dis 2015; 15: 190-5. (PMID) 25541478

5) Harel A, Kutz AM, Hadj-Rabia S, et al. To Treat Molluscum Contagiosum or Not-Curettage: An Effective, Well-Accepted Treatment Modality. Pediatr Dermatol 2016; 33: 640-5. (PMID) 27601304

6) Edwards S, Boffa MJ, Janier M, et al. 2020 European guideline on the management of genital molluscum contagiosum. J Eur Acad Dermatol Venereol 2021; 35: 17-26. (PMID) 32881110

7) 江畑俊哉，奥田知規，松岡芳隆，ほか．伝染性軟属腫の取り扱いについて　地域における皮膚科医，小児科医へのアンケート調査から．日臨皮医誌 2012; 29: 396-403. (NAID) 40019306715

8) Al-Mutairi N, Al-Doukhi A, Al-Farag S, et al. Comparative study on the efficacy, safety, and acceptability of imiquimod 5% cream versus cryotherapy for molluscum contagiosum in children. Pediatr Dermatol 2010; 27: 388-94. (PMID) 19804497

9) 江川清文，編著．その他のみずいぼ治療法．カラーアトラス疣贅治療考　いぼ／コンジローマ／みずいぼ．医歯薬出版，東京，2005, 247-8.

10) 高橋邦明，石井正光，依藤時子，ほか．ヨクイニンエキス製剤による伝染性軟属腫の治療経験．皮膚 1987; 29: 339-44. (NAID) 130003843477

11) ヨクイニンエキス散研究班．伝染性軟属腫に対する「ヨクイニンエキス散」の臨床効果　placeboを対照とした多施設二重盲検法による比較試験．皮膚 1987; 29: 762-73. (NAID) 80003534663

12) Ohkuma M. Molluscum contagiosum treated with iodine solution and salicylic acid plaster. Int J Dermatol 1990; 29: 443-5. (PMID) 2397974

13) 山本剛伸，今福信一，和田康夫，ほか．学校感染症　第三種　その他の感染症：皮膚の学校感染症とプールに関する統一見解に関する解説　～お子さんとその保護者さん，ならびに保育園・幼稚園・学校の先生方へ～　皮膚の学校感染症について「プールに入ってもいいの？」．日皮会誌 2015; 125: 1203-4. (NAID) 130005071487

常色病変 / 非角化性

尖圭コンジローマ

condyloma acuminatum

パートナーの感染チェックを忘れずに

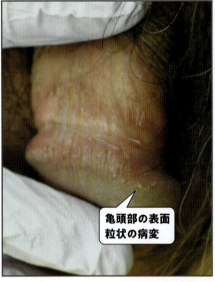

亀頭部の表面粒状の病変

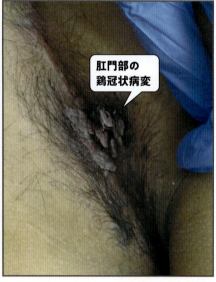

肛門部の鶏冠状病変

Status

- 遭遇頻度
- かゆさ
- 痛さ
- 治りにくさ
- 危険度

診断 Diagnosis

〔A 確定診断，B 推定診断，C 参考所見〕

視診	B	皮疹：表面が粒状の常色病変，ニワトリのトサカ（鶏冠）状になることもある
		部位：性器，肛門周囲
検査	A～B	皮膚生検
病歴	B	感染機会の有無
その他	―	なし

性器や肛門周囲に常色病変をみたら尖圭コンジローマを疑う。表面が粒状の丘疹が基本的な臨床像だが，ニワトリのトサカ（鶏冠）状になることもある。通常は感染機会の確認と視診から診断が可能。悪性腫瘍との鑑別が必要な場合は病理組織学的に確定診断を行う。

治療例 Treatment

【第一選択】
- イミキモド（ベセルナ®）クリーム：週3回外用（就寝前に外用し起床後に洗い流す），2～4カ月間

【第二選択（病変が小型で少数の場合）】
- 凍結療法

治療の第一選択はベセルナ®クリーム外用である。小型で少数の病変であれば凍結療法を用いることもある。ただし治癒した症例の25％が3カ月以内に再発するため[1]，最低3カ月は再発がないことを確認する必要がある。

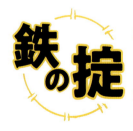

鉄の掟

- 初期対応 ⇒ 視診と病歴で診断
- ⇒ イミキモドクリームを開始
- 皮膚科紹介 ⇒ 診断に迷う場合，難治例

疾患基本データ

- 性器や肛門部へのヒトパピローマウイルス（HPV）感染で生じるウイルス性疣贅の一種である（「ウイルス性疣贅」の項〈p.158〉を参照）。原因HPV型はHPV6とHPV11が約90％を占める[2]。
- 性感染症として生じ，主な感染経路は**性的接触**だが，まれに保護者や医療従事者の手指を介して小児や高齢者に発症することもある。
- 潜伏期間には幅があり，感染から発症までに3週間～8カ月（平均2～3カ月）を要する[2]。
- 尖圭コンジローマの病態には免疫状態が強く関与する。30％の患者で自然治癒がみられる一方で[2]，**免疫能が低下した患者では増悪しやすい**。
- 感染者のなかで尖圭コンジローマを発症するのは25％で，ほとんどが不顕性感染である[3]。ただし不顕性感染者は免疫能が低下したときに発病することがある（図1）。

図1 尖圭コンジローマの発症機序

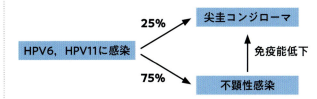

攻略記事（診断編）

Q1 性感染症としてどんな注意が必要ですか？

A1 ほかの性感染症の合併とパートナーの治療が重要。

- 診療の際に注意しておきたいのは，そのほかの性感染症の合併である。海外の調査では尖圭コンジローマ患者の5％に**クラミジア**，**淋菌感染症**が合併している[4]。
- また性器だけでなく**肛門部**にも病変が生じている場合があるが，患者自身が気付いていないことも多い。欧州のガイドライン[5]では初診時に肛門部の診察も行うことが推奨されている。
- さらにパートナーとのピンポン感染が再発の要因になるため，パートナーの症状を確認し治療を行うよう心掛けたい。潜伏期間に幅があり（3週間～8カ月），その時点では症状がなくても数カ月後に発症する可能性があるので十分な追跡が必要である。

Q2 見た目で診断がつきません。

A2 ダーモスコピーが診断に有用。悪性腫瘍との鑑別が必要な場合は生検を行う。

- 尖圭コンジローマの診断は，感染機会の確認と視診から比較的容易である。
- しかし初期の病変では特徴的な所見がはっきりしないことがあり，その場合はダーモスコピーが有用な可能性が示唆されている（表1）。
- また治療に反応しない場合や治療を行っても病変が増大する場合は，悪性腫瘍との鑑別が必要なので生検を行うことが望ましい。
- ただし，生検のみで尖圭コンジローマとその他の良性病変を鑑別するのは難しい場合があることに注意する。病理組織学的所見のみでは誤診につながることから，日本性感染症学会のガイドライン[1]には，確定診断は視診を中心として総合的に行うべきと記載されている。

表1 尖圭コンジローマのダーモスコピー所見[6]（n=61）

所見	陽性率
Fingerlike pattern	48%
Knoblike pattern	41%
Mosaic pattern	31%
Glomerular vessels	56%
Dotted vessels	44%
Hairpin vessels	31%

攻略記事（治療編）

Q1 治療法はどれを選べばよいですか？

A1 イミキモド，凍結療法，外科的治療を症例によって使い分ける。

- 日本性感染症学会のガイドライン[1]では，保険適用のあるファーストラインの治療法はイミキモドクリーム外用，凍結療法，外科的治療である。小型で少数の病変にはイミキモドか凍結療法，1cm以上の大型または多数の病変ではイミキモドか外科的治療が推奨されている（図2）。

図2 治療法の選択

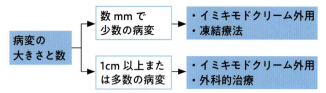

- 治療効果を比較検討したメタ解析[7]では，凍結療法とイミキモドには有意な差がなく，外科的治療（電気メス）に劣る。
- ただし凍結療法は再発率が高く，外科的治療は侵襲が大きいことから，日本産婦人科学会のガイドライン[8]では第一選択はイミキモドクリーム外用とされている。

> 著者はイミキモドを第一選択とし，アドヒアランスが悪い患者や，小型の病変で治療の即効性を求める場合は凍結療法を選択している。

- それぞれの治療法の長所と短所を表2に示す。

表2 各治療法の特徴

	長所	短所
イミキモドクリーム外用	・再発率が低い	・治癒まで時間がかかる ・副作用が多い
凍結療法	・簡便	・痛い ・再発率が高い
外科的治療	・1回で治療が終わる ・治癒率が高い	・侵襲が大きい ・再発率が高い

①イミキモドクリーム外用

- イミキモドは樹状細胞やマクロファージに作用して自然免疫を活性化する外用薬である。サイトカインの分泌を誘導することによって抗ウイルス作用を発揮し，治癒率は35〜75％とされている[5]。
- 肉眼では確認できない不顕性病変にも効果があるので，再発率が比較的低いのが特徴である（表3）。

表3 各治療法の再発率[5]

イミキモドクリーム外用	6〜26％
凍結療法	12〜42％
外科的治療	19〜29％

- ただし治癒までの期間の中央値は8.1週と報告されており[9]，比較的時間がかかる。また作用機序から塗布面に炎症反応が起こることは避けられず，==局所の紅斑などの副作用==が高頻度（84％）[9]でみられる。
- そのため治療を自己中断してしまう場合も多く，26％の患者が脱落するというデータがある[10]。著者の経験上，アドヒアランスが悪い患者ではやや使いにくい印象がある。

②凍結療法

- 凍結療法は冷却による感染細胞の変性と破壊を目的とした治療法で，一般的に液体窒素（−196℃）を使用する（凍結療法の詳細は「ウイルス性疣贅」の項〈p.160〉を参照）。
- 簡便で麻酔が必要なく，治療後の処置も不要なのが長所である。2週間に1回の間隔で複数回の治療が必要で，治癒率は44〜87％と報告されている[5]。
- アドヒアランスの悪い患者にも行いやすいが，治療時に疼痛を伴うため多発病変に対して行うのは現実的に難しい。また大型の病変には十分な効果がないため，小型で個数が少ないものが適応になる。

③外科的治療

- 外科的治療には電気メスによる切除術や炭酸ガスレーザーによる蒸散術がある。
- 治癒率は89〜100％と高く[5]，通常1回の治療で終了するのが長所である。
- ただし侵襲が大きく，瘢痕が残る可能性があるのが欠点である。また麻酔（局所麻酔または脊椎麻酔）が必要なので，実施可能な施設は限られる。

> 著者はまずそのほかの治療を選択し，効果が乏しい場合に外科的治療を検討している。

| 攻略雑感 | 性感染症としての対応が必要なイボである。治療法は複数あり症例によって使い分ける。再発率が高いので，経過観察が重要な疾患である。 |

文献

1) 一般社団法人日本性感染症学会，編．尖圭コンジローマ．性感染症 診断・治療ガイドライン2020．東京：診断と治療社；2020. p71-6.

2) Yanofsky VR, Patel RV, Goldenberg G. Genital warts: a comprehensive review. J Clin Aesthet Dermatol 2012; 5: 25-36.（PMID）22768354

3) Mao C, Hughes JP, Kiviat N, et al. Clinical findings among young women with genital human papillomavirus infection. Am J Obstet Gynecol 2003; 188: 677-84.（PMID）12634640

4) Sturgiss EA, Jin F, Martin SJ, et al. Prevalence of other sexually transmissible infections in patients with newly diagnosed anogenital warts in a sexual health clinic. Sex Health 2010; 7: 55-9.（PMID）20152097

5) Gilson R, Nugent D, Werner RN, et al. 2019 IUSTI-Europe guideline for the management of anogenital warts. J Eur Acad Dermatol Venereol 2020; 34: 1644-53.（PMID）32735077

6) Dong H, Shu D, Campbell TM, et al. Dermatoscopy of genital warts. J Am Acad Dermatol 2011; 64: 859-64.（PMID）21429619

7) Bertolotti A, Dupin N, Bouscarat F, et al. Cryotherapy to treat anogenital warts in nonimmunocompromised adults: Systematic review and meta-analysis. J Am Acad Dermatol 2017; 77: 518-26.（PMID）28651824

8) 日本産科婦人科学会，日本産婦人科医会．外陰尖圭コンジローマの診断と治療は？産婦人科診療ガイドライン婦人科外来編2020．東京：日本産科婦人科学会事務局；2020. p9-10）http://www.jsog.or.jp/activity/pdf/gl_fujinka_2020.pdf

9) 中川秀己．尖圭コンジローマ患者に対するイミキモドクリームのランダム化二重盲検用量反応試験．日性感染症会誌 2007; 18: 134-44.（NAID）10020103318

10) 澤村正之．尖圭コンジローマに対するイミキモド5%クリームの使用経験．日性感染症会誌 2009; 20: 177-84.（NAID）10027048657

常色病変 / 非角化性 / atheroma

粉瘤

外来でいっっっっっちばん診る腫瘍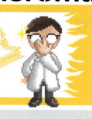

皮膚表面の変化がない常色病変

ヘソ（黒点状の開口部）

Status

- 遭遇頻度
- かゆさ
- 痛さ
- 治りにくさ
- 危険度

診断 Diagnosis

〔A 確定診断，B 推定診断，C 参考所見〕

視診	B〜C	皮疹：皮膚表面の変化がない常色病変，中央に黒点状の開口部（ヘソ）がみられる
		部位：顔面，頸部，体幹に多い
検査	B	超音波検査
病歴	−	なし
その他	B〜C	触診：皮膚と癒着し下床とは可動性がある

皮膚表面の変化がない常色病変をみたら粉瘤を疑う。中央に嚢腫内につながる黒点状の開口部（ヘソ）がみられることが多い。触診では皮膚と癒着して下床とは可動性があるのが特徴。視診と触診のみで診断できるが，はっきりしない場合は超音波検査も有用。

治療例 Treatment

・外科的切除

治療には嚢腫の全摘出が必要。良性の腫瘍だが，放っておくと炎症を起こして痛みを生じることがあるので，急は要さないが時間があるときに切除するように勧める。強い炎症を伴う場合は速やかに切開排膿を行う（「粉瘤（炎症性粉瘤）」の項〈p.84〉を参照）。

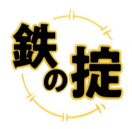

鉄の掟

初期対応 ⇒ 視診と触診（＋画像検査）で診断

皮膚科紹介 ⇒ 診断に迷う場合，切除を希望する場合

疾患基本データ

- 粉瘤は毛包由来の腫瘍で，外来診療で最も遭遇頻度が高い良性腫瘍である（表1）。

表1 **外来を受診する良性腫瘍患者**[1]（n＝5,179）

1	粉瘤	23%
2	脂漏性角化症	21%
3	色素細胞性母斑	14%
4	軟性線維腫	4%
5	脂肪腫	3%

図2 **粉瘤の発生部位**[3]（n＝320）

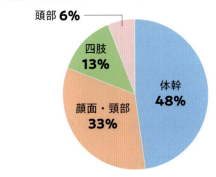

- 皮膚の下に表皮と連続した袋状の構造物（嚢腫）ができ，本来皮膚から剥げ落ちるはずの垢（角質）と皮膚の脂（皮脂）が袋の中にたまって生じる（図1）。「しぼうのかたまり」とよばれることが多いが本当の脂肪の塊ではない。
- 体のどこにでも発生するが好発部位は<mark>顔面，頸部，体幹</mark>で（図2），大きさは<mark>1～4cm</mark>のものが7～8割を占める[2]。

- 基本的に無症状だが，慢性的な刺激などで嚢腫の壁が破れると，異物反応によって強い炎症を起こす（図3）。急性炎症を起こした場合，発赤，疼痛，腫脹を生じ，<mark>炎症性粉瘤</mark>とよばれる。炎症は粉瘤患者の約50％に生じるとされている[4]（炎症性粉瘤の項〈p.82〉を参照）。
- 病理組織学的には表皮嚢腫と外毛根鞘嚢腫に分類されるが表皮嚢腫が9割以上を占め[5]，臨床的には粉瘤として一括して取り扱われる。

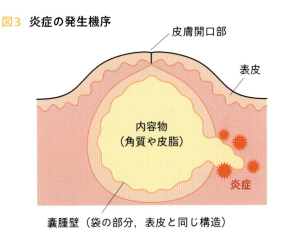

図1 粉瘤の構造

図3 炎症の発生機序

攻略記事（診断編）

Q1 視診と触診だけで診断できますか？

A1 基本的に視診と触診だけで診断が可能だが，難しい場合は超音波検査を行う。

- 粉瘤の診断は一般的に視診と触診から行われる（触診については「脂肪腫」の項〈p.178〉を参照）。中央に開口部がみられ，触診で皮膚に癒着して下床との可動性があるのが特徴である。

- 頻繁に遭遇する疾患であり，典型例では臨床所見のみで診断は容易である。しかしヘソが目立たない場合は，正直なところ診断に確信がもてないケースも少なくない。
- 実際，粉瘤と診断されて切除された症例のなかで病理組織診断も粉瘤だったのは86％という報告がある[6]。つまり14％の症例では誤診されていることになる。誤診された症例は石灰化上皮腫や皮膚線維腫などの良性疾患がほとんどだが，まれに悪性腫瘍の場合もあるので注意が必要である（表2）。

表2 粉瘤と誤診された疾患[6] (n = 401)

良性腫瘍（石灰化上皮腫，皮膚線維腫など）	74%
腫瘍以外（炎症性疾患や沈着症など）	22%
悪性腫瘍	4%

- 粉瘤は超音波検査で境界明瞭な低エコー域として描出され，後方エコーの増強と側方陰影がみられる。粉瘤の診断における感度は80%，特異度は95%（陽性尤度比16，陰性尤度比0.2）とされており[7]，診断に迷う場合は積極的に行うのがよいだろう。

攻略記事（治療編）

Q1 手術法にはどんなものがありますか？

A1 切開法とくり抜き法の2種類がある（図4）。

- 治療には囊腫の全摘出が必要である。囊腫壁を取り残すと再発することが多く，再発率は3%程度とされている[8]。
- そのため比較的大きめに皮膚切開を行い，壁を破らないよう慎重に剥離して摘出するのが一般的な方法とされている（**切開法**）。
- しかし整容面を考慮して瘢痕を最小限にするために，パンチメス（直径4～5mmの円筒形のメス）を使用した摘出も行われている（**くり抜き法**）。パンチメスで開口部を囊腫内までくり抜き，内容物を排出した後，囊腫壁を摘出する。
- くり抜き法は縫合が不要なので，切開法よりも簡便で整容的である。ただし視野が狭いため，囊腫壁をうまく摘出するには熟練を要する。

図4 切開法とくり抜き法

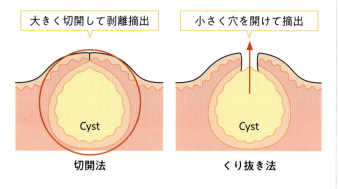

Q2 切開法とくり抜き法はどちらを選べばよいですか？

A2 小さい病変や炎症を伴う場合はくり抜き法がよい（表3）。

- 切開法とくり抜き法はどちらを選択すればよいだろうか。両者を比較検討した臨床研究[9]では，2cm未満の粉瘤に関してはくり抜き法の手術時間が有意に短く，再発率には有意差を認めないことから，くり抜き法が優勢である。
- 一方，2cm以上の粉瘤に関しては再発率に有意差はないが，手術時間はくり抜き法が有意に長かったと報告されている。この結果から，日本形成外科学会の診療ガイドライン[10]では，2cm以上のものに対しては切開法のほうが有効とされている。
- ただしくり抜き法に慣れれば，かなり大きな病変であっても短時間で切除できるため，手技の熟練度によっては必ずしも2cmという大きさにこだわる必要はないだろう。
- ちなみに炎症を伴っている場合は囊腫壁の剥離が難しく（炎症で壁が破壊され境界が不明瞭になっている），切開法は避けるのが無難である。一方，くり抜き法は炎症性粉瘤でも適応になり，摘出を兼ねて排膿を行うことができる。

表3 切開法とくり抜き法の適応

	2cm以下	2cm以上	炎症性粉瘤
切開法	○	○	×
くり抜き法	○	△	○

Q3 炎症を起こしたときは
どうすればよいですか？

A2 切開排膿が治療の基本。

・粉瘤の炎症はほとんどが細菌感染によるものではなく，
抗菌薬は推奨されない。
・治療の第一選択は切開排膿である（炎症性粉瘤の項目 p.84
を参照）。

攻略雑感 粉瘤は外来診療で最も遭遇頻度が高い良性腫瘍である。典型例では臨床所見のみで診断は容易だが，ときに
ほかの疾患と誤診してしまうこともある。診断に迷う場合は積極的に超音波検査を行うのがよいだろう。治
療法は嚢腫の全摘出だが，嚢腫壁を取り残すと再発することが多いので注意しておきたい。

文献

1) 古江増隆，山崎雙次，神保孝一，ほか．本邦における皮膚科受診患者の多施設横断四季別全国調査．日皮会誌 2009；119：1795-809.（NAID）130004708682
2) 南條昭雄，内沼英樹．軟部腫瘍の診断における超音波検査のスクリーニングとしての有用性について．日本職業・災害医学会会誌 2008；56：208-14.（NAID）40016333841
3) 田村佳信．外毛根鞘性嚢腫—自験 11 例と表皮嚢腫 322 例との比較検討—．皮膚 1991；33：99-101.（NAID）130003843762
4) Leppard BJ, Sanderson KV. The natural history of trichilemmal cysts. Br J Dermatol 1976; 94: 379-90.（PMID）1268052
5) 山口敏之，井原 頌，荻原裕明，ほか．粉瘤症例の検討．日臨外会誌 2007；68：547-51.（NAID）130004516519
6) 村澤章子，木村鉄宣．臨床的に粉瘤（アテローマ）と診断された 2,856 例の病理組織学的検討—病理組織検査の重要性について—．日皮会誌 2004；114：1889-97.
（NAID）130004708322
7) Hung EHY, Griffith JF, Ng AWH, et al. Ultrasound of musculoskeletal soft-tissue tumors superficial to the investing fascia. AJR Am J Roentgenol 2014; 202: W532-40.
（PMID）24848846
8) Pandya KA, Radke F. Benign skin lesions: lipomas, epidermal inclusion cysts, muscle and nerve biopsies. Surg Clin North Am 2009; 89: 677-87.（PMID）19465204
9) Lee HE, Yang CH, Chen CH, et al. Comparison of the surgical outcomes of punch incision and elliptical excision in treating epidermal inclusion cysts: a prospective,
randomized study. Dermatol Surg 2006; 32: 520-5.（PMID）16681659
10) 日本形成外科学会，日本創傷外科学会，日本頭蓋顎顔面外科学会 編．第 I 編 1 章 2. CQ5 表皮嚢腫（粉瘤）に対して，どのような治療法が有効か？　形成外科診療ガイドライ
ン 1 2021 年版 皮膚疾患 / 頭頸部・顔面疾患 / 体幹・四肢疾患．金原出版，東京，2021，p.10.

常色病変　非角化性　　　　　　　　　　　　　　lipoma

脂肪腫

切除するなら画像検査を

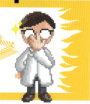

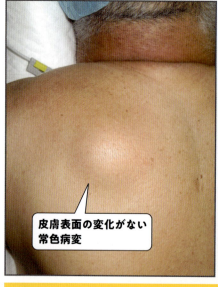

皮膚表面の変化がない常色病変

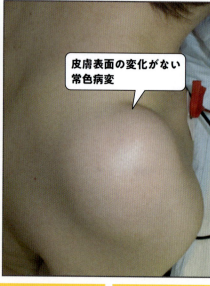

皮膚表面の変化がない常色病変

Status

- 遭遇頻度
- かゆさ
- 痛さ
- 治りにくさ
- 危険度

診断 Diagnosis

〔A 確定診断，B 推定診断，C 参考所見〕

視診	C	皮疹：皮膚表面の変化がない常色病変
		部位：なし
検査	B	画像検査（超音波，MRI）
病歴	C	急速な増大がない
その他	B〜C	触診：境界明瞭で柔らかく，可動性がある

皮膚表面の変化がない常色病変をみたら脂肪腫を疑う。触診ではプヨプヨと柔らかい境界明瞭な腫瘤として触れ，可動性があるのが特徴である。一般的に自覚症状はなく，増大の速度は遅い。急速に増大する病変では悪性腫瘍の鑑別のため画像検査を行うのが望ましい。

治療例 Treatment

・外科的切除

基本的に治療の必要はないが，整容的に希望があれば外科的切除を行う。

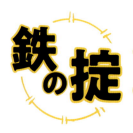

初期対応	⇒ 視診と触診（＋画像検査）で診断
皮膚科紹介	⇒ 診断に迷う場合，切除を希望する場合

疾患基本データ

- 脂肪細胞が増生した良性腫瘍で，軟部腫瘍のなかで最も発生頻度が高い（表1）。

表1　良性軟部腫瘍の登録数（2006〜2015年）[1]

		登録数
1	脂肪腫	11,222
2	神経鞘腫	5,893
3	血管腫	3,505
4	腱滑膜巨細胞腫	2,196
5	線維腫	1,061

図1　脂肪腫の発生部位[2]（n = 640）

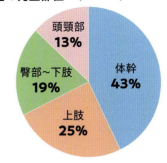

- 体のどこにでも発生するが，体幹と上肢に多い傾向がある（図1）。
- ほとんどが皮下組織に発生するが，まれに（約2%）[3]筋肉内や筋肉間に発生することもある。皮下組織に存在するものを浅在性脂肪腫とよび，筋肉内や筋肉間などに存在するものを深在性脂肪腫とよぶ（図2）。
- 大きさは1〜5cm程度のものが90%以上を占めるが[2]，時間とともに徐々に大きくなるため10cmを超えることもまれではない。

図2　浅在性脂肪腫と深在性脂肪腫[3]

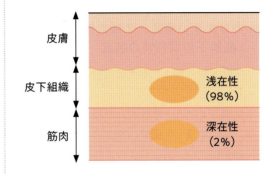

攻略記事（診断編）

Q1　触診のコツはありますか？

A1　可動性と硬さに注目する。

- 皮下腫瘍を触診する際は可動性と硬さに注目するとよい。具体的には，==皮膚および下床と可動性がある柔らかい腫瘍は良性の脂肪腫の可能性が高い==。

①可動性

- 皮膚や下床との可動性の有無から病変の深さを把握することができる（図3）。皮膚および下床と可動性がある病変は皮下組織に存在する。また皮膚と癒着していれば真皮内に発生した病変を考え，下床と可動性がなければ筋膜や筋肉内に発生した病変と判断できる。

図3　触診所見と病変の深さ

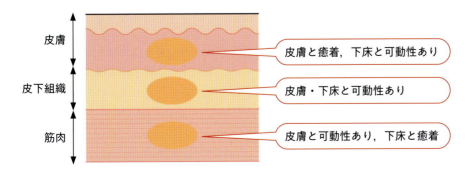

②硬さ
- 良性腫瘍の多くが柔らかく，悪性腫瘍は触れると硬いことが多い。

> ただし皮下組織の深い部位にある病変では，触診で腫瘍そのものではなく周囲の脂肪の柔らかさを感じて，脂肪腫と誤診してしまうこともある。また触診のみで良悪性を鑑別するのは難しいことも多いので過信は禁物である。

Q2 どんなときに悪性腫瘍を疑いますか？

A2 ①5cmより大きい病変，②増大傾向がある病変，③筋膜下の深在性の病変。

- 脂肪腫の診断で最も重要なのは 悪性軟部腫瘍（脂肪肉腫） との鑑別である。
- 良性と考えて切除して，万一悪性だった場合は追加切除が必要になる。周辺組織への腫瘍汚染が考えられるため切除の範囲は広範になり，場合によっては患肢を失う原因になりうるので正確な診断を心掛けたい。
- 一般的に悪性腫瘍を疑うのは，①5cmより大きい病変，②増大傾向がある病変，③筋膜下の深在性の病変，である。これらの所見がある場合は画像検査を行うのが望ましい。

①5cmより大きい病変
- 『全国軟部腫瘍登録一覧表』[1]によると，悪性軟部腫瘍は5cm以上のものが多い（図4）。そのため一般的に5cmを超える病変は悪性軟部腫瘍を疑う必要があるとされている。ただし脂肪腫では10cmを超えるものも少なくないため，必ずしも悪性とは限らないことに注意する。

図4　悪性軟部腫瘍の大きさ（n＝13,647）

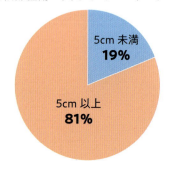

②増大傾向がある病変
- 良性腫瘍の増大速度は比較的ゆっくりしていることが多いため，数年単位で増大するのが一般的である。一方，悪性では月単位で急速に増大することが多い。
- そのため問診で「腫瘍にいつ気づいたか」，「どのようにして気づいたか」，「その後診察時までに大きくなったという自覚があるか」などを確認し，腫瘍の増大速度を知ることが重要である。

③筋膜下の深在性の病変
- 悪性腫瘍の約70％は深在性である[2]。そのため表在性の病変は良性が多く，筋膜下の深在性の病変は悪性の頻度が高いといえる。したがって深在性の腫瘍は悪性腫瘍の鑑別が必要である。

Q3 臨床的には良性だと思いますが画像診断は必要でしょうか？

A3 切除を行う際は可能な限り画像診断を行うのが望ましい。

- 皮膚科では一般的に視診および触診に重点が置かれており，過剰な画像検査は避けるように指導されることが多い。
- しかし日本整形外科学会の『軟部腫瘍診療ガイドライン』[4]には，「十分な画像検査をせずに良性であろうという安易な判断で行われる『無計画切除』は厳に慎むべき」と明記されており，皮膚科との意識の差を感じるところである。
- 実際のところ，触診や視診のみでは良悪性の鑑別は困難な場合は多い。
- また触診で浅在性と判断し局所麻酔で手術を行ったところ，実は深在性の病変で冷や汗をかくケースもある。筋膜下の病変は局所麻酔で痛みなく摘出することは難しいので，術前に画像検査で確認し全身麻酔で手術を行うことが望ましい。

> 以上の点から，著者は良性を疑う場合であっても，切除を行う際は画像検査を行うのが望ましいと考えている。

Q4 どんな画像検査をすればよいですか？

A4 超音波検査とMRI検査が有用。

- 軟部腫瘍の診断に有用な画像検査は超音波検査とMRI検査である。
- 超音波検査は粉瘤や血管腫などのほかの良性腫瘍との鑑別に有用で，浅在性脂肪腫の診断感度は87%，特異度は96%とされている[5]。ただし深在性脂肪腫では精度が落ちる。
- 超音波検査は侵襲が少ないため，第一選択の検査法である。米国放射線専門医会のガイドライン[6]では，最初に単純X線検査や超音波検査を行い，診断できない場合にMRI検査を行うことが推奨されている。
- MRIは組織分解能に優れ情報量が多いのが特徴で，脂肪腫でも診断的価値が高い。また脂肪腫と脂肪肉腫との鑑別にも有用である。病変が脂肪組織のみで構成されている場合は脂肪腫の可能性が高く，厚い隔壁や結節状の非脂肪成分などの所見があるときは脂肪肉腫の可能性がある[7]。

Q5 生検は必要ですか？

A5 悪性腫瘍が疑われる場合は，生検のために専門施設へ紹介するのが望ましい。

- 一般的に脂肪腫の診断は臨床所見と画像検査によって行われ，生検が行われることは少ない。しかし画像検査で悪性腫瘍が疑われる場合は生検で確定診断を行う必要がある。
- 生検の進入経路は腫瘍に汚染されるため，生検針の刺入点や皮膚切開の部位は慎重に決定しなければならない。無計画な生検によって腫瘍の播種が生じると広範切除が難しくなる。生検を受けた患者の3%が不適切な手技によって本来不必要な患肢の切断を受けるに至ったという報告[8]がある。
- そのため生検は腫瘍の手術に精通した医師が行うことが望ましく，日本皮膚科学会は，軟部肉腫が疑われた際は，生検を行う前に専門施設へ紹介することを推奨している[9]。

攻略雑感 脂肪腫は軟部腫瘍のなかで最も発生頻度が高く，出会うことが多い疾患である。一般的に過剰な検査は避けるように指導されるが，ガイドラインには十分な画像検査をせずに切除を行ってはいけないと記載されている。著者は5cmを超える場合や切除の希望がある場合に画像診断を行うようにしている。

文献

1) 日本整形外科学会 骨・軟部腫瘍委員会，国立がん研究センター，編．全国骨・軟部腫瘍登録一覧表，2015.
2) Myhre-Jensen O. A consecutive 7-year series of 1331 benign soft tissue tumours. Clinicopathologic data. Comparison with sarcomas. Acta Orthop Scand 1981; 52: 287-93. (PMID) 7282321
3) Fletcher CD, Martin-Bates E. Intramuscular and intermuscular lipoma: neglected diagnoses. Histopathology 1988; 12: 275-87. (PMID) 3366443
4) 日本整形外科学会 監修．軟部腫瘍診療ガイドライン2020(改訂第3版)．日本整形外科学会診療ガイドライン委員会，軟部腫瘍診療ガイドライン策定委員会，編．南江堂，東京，2020. https://minds.jcqhc.or.jp/summary/c00588/
5) Rahmani G, McCarthy P, Bergin D. The diagnostic accuracy of ultrasonography for soft tissue lipomas: a systematic review. Acta Radiol Open 2017; 6: 2058460117716704. (PMID) 28717519
6) Expert Panel on Musculoskeletal Imaging; Garner HW, Wessell DE, Lenchik L, et al. ACR Appropriateness Criteria® Soft Tissue Masses: 2022 Update. J Am Coll Radiol 2023; 20: S234-45. (PMID) 37236746
7) Kransdorf MJ, Bancroft LW, Peterson JJ, et al. Imaging of fatty tumors: distinction of lipoma and well-differentiated liposarcoma. Radiology 2002; 224: 99-104. (PMID) 12091667
8) Mankin HJ, Mankin CJ, Simon MA. The hazards of the biopsy, revisited. Members of the Musculoskeletal Tumor Society. J Bone Joint Surg Am 1996; 78: 656-63. (PMID) 8642021
9) 日本皮膚科学会，日本整形外科学会．悪性軟部腫瘍（軟部肉腫）の適切な切除を目指すための共同提言．2018. https://www.dermatol.or.jp/modules/news/index.php?content_id=536

黒褐色病変の鑑別診断

黒褐色病変に分類される疾患

黒褐色病変	色素細胞母斑	▶ p.183 へ
	脂漏性角化症	▶ p.188 へ
	基底細胞癌	▶ p.191 へ
	悪性黒色腫	▶ p.194 へ

黒褐色病変の頻度と危険度

- 黒褐色病変をみたら，まず色素細胞母斑や脂漏性角化症などの良性腫瘍を考えます。
- ただし視診では基底細胞癌や悪性黒色腫などの悪性腫瘍との区別が難しいケースがあるため，ダーモスコピーで鑑別を行いましょう。ダーモスコピーとは，ダーモスコープとよばれる特殊な拡大鏡を用いて皮膚を観察する検査です。皮膚表面の光の乱反射を抑え，肉眼では見えない皮膚内部の色素，血管構造を観察することができます。
- ダーモスコピーで悪性が疑われれば皮膚生検で診断を確定します。ダーモスコピーが行えず判断が難しい場合は，自己判断せずに皮膚科に紹介するのがよいでしょう。

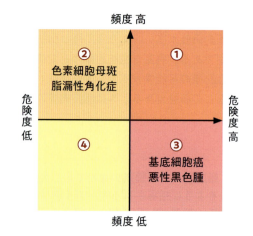

色素細胞母斑

黒褐色病変

melanocytic nevus

ありふれてるけど悪性に注意

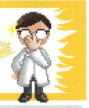

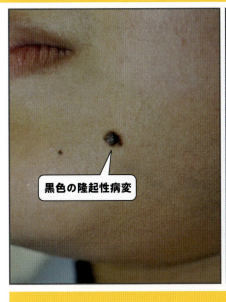
黒色の隆起性病変

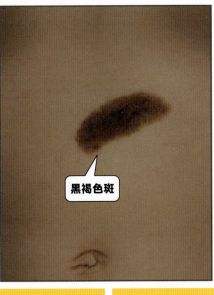
黒褐色斑

Status

遭遇頻度	■■■■■
かゆさ	■□□□□
痛さ	■□□□□
治りにくさ	■□□□□
危険度	■□□□□

診断 Diagnosis

〔A 確定診断，B 推定診断，C 参考所見〕

視診	C	皮疹：色調は黒褐色で均一，形状は平坦なものから半球状に隆起するものまでさまざま
		部位：なし
検査	B	ダーモスコピー
	A	皮膚生検
病歴	−	なし
その他	−	なし

黒褐色の病変をみたら色素細胞母斑を疑う．悪性黒色腫との鑑別が重要で，診断にはダーモスコピーが有用．良悪性の判断が難しい場合は，病理組織学的に診断を確定する．

治療例 Treatment

・外科的切除

基本的に治療の必要はないが，整容的に希望があれば治療を行う．外科的切除は確実に腫瘍を切除でき，病理組織を確認することができる．小さな病変では，診断もかねて全切除生検を行うのも手である．

じゃあ何色？【黒褐色】

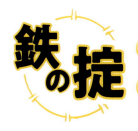

| 初期対応 | ➡ | ダーモスコピーで良悪性を判断 |
| 皮膚科紹介 | ➡ | ダーモスコピーを行えない場合 |

III 3つにカテゴリ分けする皮膚疾患 183

疾患基本データ

- メラノサイト（色素細胞）に類似した腫瘍細胞（母斑細胞）が増殖する良性の腫瘍。小型のものは俗に「ほくろ」、大型のものは俗に「黒あざ」とよばれる。
- 色素細胞母斑／色素細胞性母斑（melanocytic nevus）、色素性母斑（nevus pigmentosus）、母斑細胞母斑（nevus cell nevus）などさまざまな病名が用いられているが、本書では色素細胞母斑の病名を使用する。
- 生下時から存在する先天性と、生後に出現する後天性に分類される。後天性は3～4歳ごろに生じ、成人までに大きさと数を増し、以後は次第に退色する（図1）。
- 臨床像は腫瘍細胞が増殖する深さによって異なる。一般的に表皮・真皮の境界部の病変は平坦で、真皮の病変は隆起する（図2）。

図1 年齢別の平均個数（後天性色素細胞母斑）[1]

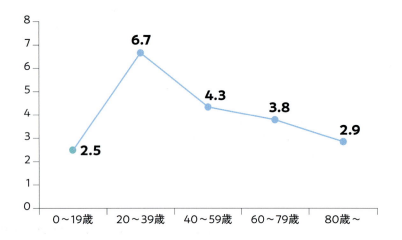

図2 腫瘍細胞の深さと臨床像

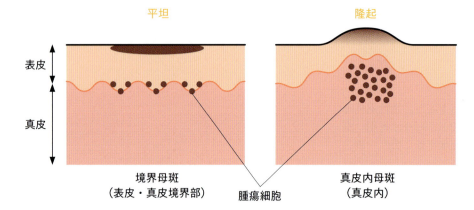

攻略記事（診断編）

Q1 「ほくろ」は「癌」になりますか？

A1 後天性の色素細胞母斑が悪性化する頻度はきわめて低い。ただし，先天性でサイズが大きいものでは注意が必要（図3）。

- 従来，悪性黒色腫は「ほくろの癌」とよばれ，多くが色素細胞母斑から生じてくると信じられていた。しかしその後の研究によって，ほとんどの黒色腫が色素細胞母斑とは無関係に発生することが明らかにされており，後天性のほくろが悪性化する頻度はきわめて低い。
- 一方，先天性の色素細胞性母斑は新生児の1.5％にみられ，2cm未満の小型のものが8割を占めるが[2]，サイズの大きいものからは悪性黒色腫が発生する可能性があり注意が必要である。
- 先天性色素細胞母斑は，成人したときの大きさによって巨大型（20cm以上），中型（1.5～20cm），小型（1.5cm未満）に分類される（図3）。巨大型は悪性化のリスクが高く，2～8％に悪性黒色腫が発生する[3]。そのため成人時に20cmを超えると推測される大きさの場合は（表1），予防的切除の検討を要する。

図3 色素性母斑の悪性化リスク

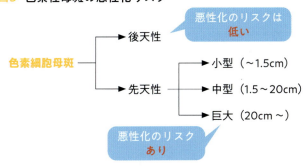

表1 成人時に20cmを超えると推測される大きさ[4]

部位	出生時の大きさ
頭部	12.0cm
体幹・上肢	7.0cm
下肢	6.0cm

Q2 ダーモスコピーが行えないのですが，どんな場合に悪性を考えますか？

A2 ABCDEルールを参考にする。

- 色素細胞母斑の診断で最も重要なのは悪性黒色腫の鑑別である。肉眼では鑑別が難しい症例も多く[5]，ダーモスコピーを用いる必要がある。
- しかしダーモスコピーが使用できない非皮膚科医はどんな基準で患者を皮膚科へ紹介すればよいだろうか。
- 悪性黒色腫と色素細胞母斑を区別する臨床的特徴としてABCDEルールがある（表2）。それぞれの項目の特異度は低いが，組み合わせることで有用性が増す。==2項目以上当てはまる場合は皮膚科への紹介が望ましいだろう。==

表2 悪性黒色腫診断のABCDEルール[6]

A	Asymmetry	形が左右非対称
B	Border irregularity	境界が不規則
C	Color variegation	多彩な色調
D	Diameter	直径6mm以上
E	Evolution	色・形状の変化

該当数	感度	特異度
1つ	97%	36%
2つ	89%	65%
3つ	66%	80%
4つ	54%	94%
5つ	43%	97%

Q3 ダーモスコピーでの診断法は？

A3 さまざまな診断基準があり，診断には熟練が必要。

- 色素細胞母斑と悪性黒色腫の鑑別のために，さまざまなダーモスコピー診断基準が示されている。ダーモスコピーを使用する場合はこれらを熟知しておく必要がある。
- パターン分析，ABCDルール，Menzies法，7ポイントチェックリストが代表的なものである。これらは2000年に開催された国際検討会（Consensus Net Meeting on Dermoscopy 2000）で比較され，悪性黒色腫の診断感度はほぼ同等であった（表3）。

表3 ダーモスコピー診断基準の比較[7]

	感度	特異度
パターン分析	84%	83%
ABCDルール	83%	70%
Menzies法	86%	71%
7ポイントチェックリスト	84%	72%

- そのほかにも2002年に提唱されたCASH法，2007年に提唱されたKittler法，Kittler法の簡易版であるChaos and Clues法などがある。
- しかしいずれも100%信頼をおくことができる基準ではない。ダーモスコピーは検査手段の1つにすぎず，疑わしい病変は生検を行うことが重要である。

Q4 診断に自信がもてないときは，どうすればよいですか？

A4 3カ月後に再検査を行う。

- ダーモスコピーを用いても，良悪性の判断ができない場合がある。その場合は3カ月後に再検査を行うことが望ましい。
- 悪性黒色腫は短期間で形態が変化することが知られている。ダーモスコピーで悪性の診断がつかなかったメラノサイト系病変2,602例を追跡調査した研究がある（表4）。この研究によると，3カ月間でほとんどの悪性黒色腫に形態変化がみられている。3カ月後の再検査で変化がみられた場合は悪性黒色腫が疑われるため（感度90%，特異度84%）[8]，生検を検討するのがよいだろう。

表4 3カ月間で形態が変化する割合[8]

色素細胞母斑	16%
悪性黒色腫	90%

攻略記事（治療編）

Q1 足の裏のほくろは切除したほうがよいですか？

A1 ダーモスコピーで良性の所見が確認できれば切除する必要はない。

- 日本人の約8%に掌蹠の色素細胞母斑が存在する[9]。「足の裏のほくろは癌になりやすい」といわれ，心配して受診する患者は多い。しかし，後天性のほくろが悪性化する可能性はきわめて低い。
- ただし悪性黒色腫の好発部位も足底であり，早期の段階では肉眼的に良悪性を区別するのは難しかったため，かつては積極的に切除が行われていた。
- だが現在はダーモスコピーが普及し，早期の悪性黒色腫の診断精度が向上している。特に掌蹠の病変では高い精度で良悪性の鑑別が可能で，ダーモスコピーで良性の所見が確認できれば，切除する必要はないとされている。
- 掌蹠の悪性黒色腫では，早期から皮丘平行パターン（parallel ridge pattern）という特徴的な所見がみられ，感度86%，特異度99%と有用性が高い[10]。一方，良性の色素細胞母斑では皮溝平行パターン（parallel furrow pattern）や格子状パターン（lattice like pattern），線維状パ

ターン（fibrillar pattern）の所見がみられ，特異度93%と有用だが，感度は67%と低い[10]。
- そこで，これらの所見を組み合わせた，掌蹠のメラノサイト系病変のアルゴリズムが示されている（図4）[11]。まず悪性所見がみられれば，生検を行い診断を確定する。悪性所見がなければ，次に良性所見を確認する。良性所見がみられれば悪性黒色腫をほぼ否定でき，切除の必要はなく，経過観察も必要ない。悪性所見も良性所見もない場合は，慎重に経過をみるか生検を行う。

図4 掌蹠のメラノサイト系病変のアルゴリズム[11]

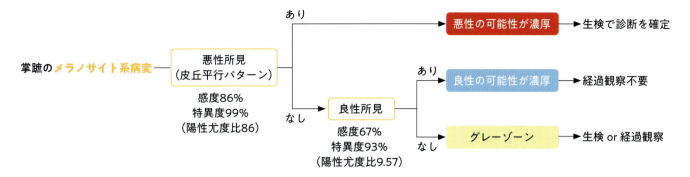

攻略雑感 ありふれた疾患だが，悪性黒色腫との鑑別が問題になるため油断は禁物である．悪性を心配して受診する患者も多く，鑑別のためにダーモスコピーの所見を熟知しておきたい．

文献

1) Rokuhara S, Saida T, Oguchi M, et al. Number of acquired melanocytic nevi in patients with melanoma and control subjects in Japan: Nevus count is a significant risk factor for nonacral melanoma but not for acral melanoma. J Am Acad Dermatol 2004; 50: 695-700.（PMID）15097952
2) Karvonen SL, Vaajalahti P, Marenk M, et al. Birthmarks in 4346 Finnish newborns. Acta Derm Venereol 1992; 72: 55-7.（PMID）1350148
3) 福島 聡, 藤村 卓, 伊東孝通, ほか. 皮膚悪性腫瘍ガイドライン第3版 メラノーマ診療ガイドライン2019. 日皮会誌 2019; 129: 1759-843.（NAID）130007694422
4) Marghoob AA, Schoenbach SP, Kopf AW, et al. Large congenital melanocytic nevi and the risk for the development of malignant melanoma. A prospective study. Clinical Trial Arch Dermatol 1996; 132: 170-5.（PMID）8629825
5) Vestergaard ME, Macaskill P, Holt PE, et al. Dermoscopy compared with naked eye examination for the diagnosis of primary melanoma: a meta-analysis of studies performed in a clinical setting. Br J Dermatol 2008; 159: 669-76.（PMID）18616769
6) Thomas L, Tranchand P, Berard F, et al. Semiological value of ABCDE criteria in the diagnosis of cutaneous pigmented tumors. Dermatology 1998; 197: 11-7.（PMID）9693179
7) Argenziano G, Soyer HP, Chimenti S, et al. Dermoscopy of pigmented skin lesions: results of a consensus meeting via the Internet. J Am Acad Dermatol 2003; 48: 679-93.（PMID）12734496
8) Altamura D, Avramidis M, Menzies SW. Assessment of the optimal interval for and sensitivity of short-term sequential digital dermoscopy monitoring for the diagnosis of melanoma. Arch Dermatol 2008; 144: 502-6.（PMID）18427044
9) Saida T. Malignant melanoma on the sole: how to detect the early lesions efficiently. Pigment Cell Res 2000; 13: 135-9.（PMID）11041371
10) Saida T, Miyazaki A, Oguchi S, et al. Significance of dermoscopic patterns in detecting malignant melanoma on acral volar skin: results of a multicenter study in Japan. Arch Dermatol 2004; 140: 1233-8.（PMID）15492186
11) Koga H, Saida T. Revised 3-step dermoscopic algorithm for the management of acral melanocytic lesions. Arch Dermatol 2011; 147: 741-3.（PMID）21690544

黒褐色病変

脂漏性角化症

seborrheic keratosis

加齢によって生じるイボ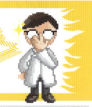

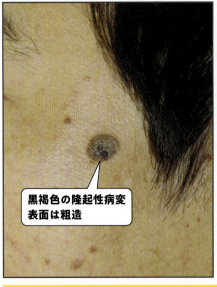
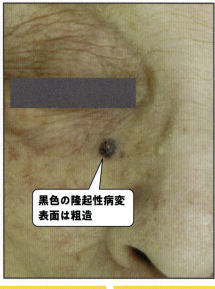

黒褐色の隆起性病変 表面は粗造

黒色の隆起性病変 表面は粗造

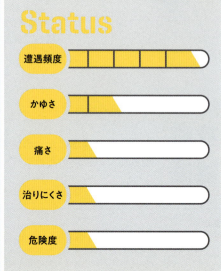

Status
- 遭遇頻度
- かゆさ
- 痛さ
- 治りにくさ
- 危険度

診断 Diagnosis

〔A 確定診断，B 推定診断，C 参考所見〕

視診	B	皮疹：褐色〜黒褐色の隆起性病変で表面は角化して粗造
		部位：顔面，体幹部に多く，掌蹠には生じない
検査	B	ダーモスコピー
	A	皮膚生検
病歴	−	なし
その他	−	なし

顔面や体幹に表面が粗造な黒褐色病変をみたら，脂漏性角化症を疑う．典型例では視診で診断できるが，ダーモスコピーを用いると特徴的な所見がみられる．鑑別が難しい場合は，病理組織学的に診断を確定する．

治療例 Treatment

①，②のいずれか
① 外科的切除
② 凍結療法

基本的に治療の必要はないが，整容的に希望があれば治療を行う．外科的切除は確実に腫瘍を切除でき，病理組織を確認することができる．小さな病変では，診断もかねて全切除生検を行うのも手である．凍結療法は病理組織を確認できないため，明らかに良性と判断できる場合に行う．

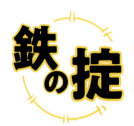

| 初期対応 | ⇒ | ダーモスコピーで良悪性を判断 |
| 皮膚科紹介 | ⇒ | ダーモスコピーを行えない場合 |

疾患基本データ

- 加齢性変化としてみられる良性腫瘍で、**老人性イボ**（老人性疣贅）ともよばれる。有病率は高く、40歳以上の男性の88％にみられるという報告もある[1]。基本的に無症状だが、かゆみを伴うことがある。

- 平坦な褐色斑で始まることが多く、しだいに隆起して**黒褐色の角化性結節**を形成する。初期の平坦な斑状病変を老人性色素斑とよぶ（図1）。
- 顔面や体幹に多く、**手掌・足底には生じない**（図2）。

図1 進行につれて隆起

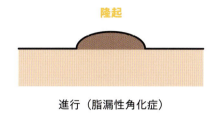

平坦　　　　　　　　隆起

初期（老人性色素斑）　　進行（脂漏性角化症）

図2 脂漏性角化症の発生部位[1]
（n＝2,636）

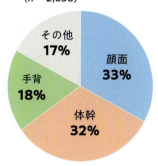

その他 17%
顔面 33%
体幹 32%
手背 18%

攻略記事（診断編）

Q1 手足にできるイボとは違いますか？

A1 手足のイボはヒトパピローマウイルス（HPV）感染によるウイルス性疣贅で、脂漏性角化症とは異なる。

- イボは、もともと皮膚の小さな突起物を指す俗称である。そのため患者がイボとよぶものにはさまざまな皮膚疾患が含まれており、混乱を招きやすい。
- イボには「イボ」、「水イボ」、「老人性イボ」などがあり、ウイルス性のものとウイルス性以外のものに分類される（表1）。脂漏性角化症は非ウイルス性の老人性イボで、手足にできるイボはHPV感染によるウイルス性疣贅である。

表1 イボの種類

	名称	原因ウイルス
ウイルス性	イボ（ウイルス性疣贅）	ヒトパピローマウイルス
	水イボ（伝染性軟属腫）	伝染性軟属腫ウイルス
非ウイルス性	老人性イボ（脂漏性角化症）	なし

Q2 見た目だけで診断できますか？

A2 見た目だけで診断できることが多いが、ダーモスコピーも有用。

- 典型的な症例では視診のみで診断することは可能だが、ほかの皮膚腫瘍との鑑別が難しい場合も多い。
- 診断の参考としてダーモスコピーが有用である。脂漏性角化症はダーモスコピーで特徴的な所見がみられ、診断基準が示されている（表2）。
- ただし、ダーモスコピーは検査手段の1つにすぎず、100％信頼をおくことができる診断技術ではない。悪性腫瘍が診断基準を満たす可能性もあるため、疑わしい病変は生検を行うことが重要である。

表2 脂漏性角化症のダーモスコピー診断基準
（感度79％、特異度78％）[2]

1	multiple milia-like cysts（多発性稗粒腫様嚢腫）
2	comedo-like openings（面皰様開大）
3	brain-like appearance（脳回転様外観）
4	light-brown fingerprint-like structures（指紋様構造）

（1項目以上で脂漏性角化症と診断）

攻略記事（治療編）

Q1 治療法はどれを選べばよいですか？

A1 外科的切除と凍結療法を
ケースバイケースで使い分ける（表3）。

- 脂漏性角化症にはいくつかの治療法があり，患者ごとに選択する必要がある。
- 外科的切除は確実に腫瘍を切除でき，病理組織を確認することができるのがメリットである。ただし，瘢痕が残るのが整容的にデメリットとなる。
- 凍結療法は，冷却による腫瘍細胞の変性と破壊を目的とした治療法である（凍結療法の詳細はウイルス性疣贅の項〈p.160〉を参照）。簡便で治療後の処置が不要なので，外科的切除よりも患者に好まれることが多い[3]。ただし，病理組織を確認できず，複数回の治療が必要なのがデメリットである。また，処置後の色素沈着に注意する必要がある。

表3 各治療法の特徴

	長所	短所
外科的切除	・効果が高い ・病理組織を確認できる	・侵襲が大きい ・瘢痕が残る
凍結療法	・簡便	・複数回の治療が必要 ・病理組織が確認できない

攻略雑感 良性疾患なので治療の必要はないが，整容面で問題になることがある。治療法は複数あり，患者ごとに選択する。悪性腫瘍との鑑別が必要になることもあるので注意しておきたい。

文献

1) Kwon OS, Hwang EJ, Bae JH, et al. Seborrheic keratosis in the Korean males: causative role of sunlight. Photodermatol Photoimmunol Photomed 2003; 19: 73-80.（PMID）12945806
2) Lin J, Han S, Cui L, et al. Evaluation of dermoscopic algorithm for seborrhoeic keratosis: a prospective study in 412 patients. J Eur Acad Dermatol Venereol 2014; 28: 957-62.（PMID）23980820
3) Wood LD, Stucki JK, Hollenbeak CS, et al. Effectiveness of cryosurgery vs curettage in the treatment of seborrheic keratoses. JAMA Dermatol 2013; 149: 108-9.（PMID）23324775

黒褐色病変
基底細胞癌
basal cell carcinoma

一番多い皮膚癌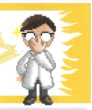

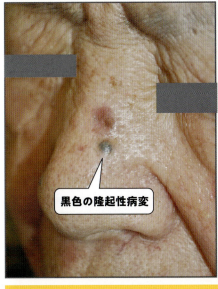

黒色の隆起性病変

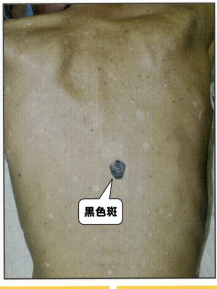

黒色斑

Status
- 遭遇頻度
- かゆさ
- 痛さ
- 治りにくさ
- 危険度

診断 Diagnosis

〔A 確定診断，B 推定診断，C 参考所見〕

視診	C	皮疹：境界明瞭な黒色斑や黒色の隆起性病変，大型化すると中央が潰瘍化する
		部位：顔面に多い
検査	A	ダーモスコピー
	A	皮膚生検
病歴	−	なし
その他	−	なし

黒褐色の病変をみたら基底細胞癌を疑う。確定診断は病理組織学的に行う。ダーモスコピーで特徴的な所見がみられ，典型例ではダーモスコピーで診断することも可能。

治療例 Treatment

・外科的切除

治療の第一選択は外科的切除である。顔面に好発するため，整容面に配慮しつつ治療を行う必要がある。

じゃあ何色？〔黒褐色〕

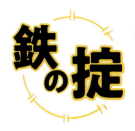

鉄の掟

- 初期対応 ⇒ ダーモスコピーで良悪性を判断
- ⇒ 皮膚生検で診断
- 皮膚科紹介 ⇒ ダーモスコピーを行えない場合

疾患基本データ

- 表皮・毛包系の幹細胞が由来の悪性腫瘍。日本で最も多い皮膚癌である（表1）。

表1　日本人の皮膚悪性腫瘍罹患率[1]

1	基底細胞癌	3.34人/10万人
2	有棘細胞癌	2.87人/10万人
3	悪性黒色腫	0.93人/10万人

- 局所破壊性が強く，筋肉や骨などを破壊しながら増殖する。しかし転移をきたすことはまれで，悪性と良性の中間の性質をもっている。生命予後は良好だが，8割以上が頭頸部に生じるため（図1），整容面が問題になることが多い。
- 基底細胞癌の臨床像は多彩で，主な病型は結節・潰瘍型と表在型である[3]。結節・潰瘍型は，初期はわずかに隆起した黒色病変で，しだいに隆起が進む。さらに進むと中央が陥凹し潰瘍化する。表在型は隆起が少なく，扁平で境界明瞭な病変である（図2）。

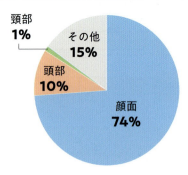

図1　基底細胞癌の発生部位[2]（n = 1,382）

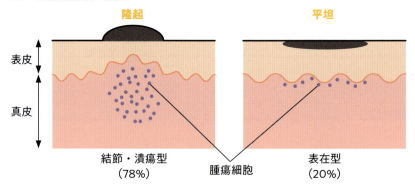

図2　基底細胞癌の病型

攻略記事（診断編）

Q1　視診だけで診断できますか？

A1　基本的に生検が必要だが，ダーモスコピー所見から診断が確定的な場合は，生検を行わなくてもよい。

- 視診の診断感度は71％であり[4]，視診のみでは診断できない。
- 基底細胞癌はダーモスコピーで特徴的な所見がみられ，診断基準が示されている（表2）[5]。診断感度は97％，診断特異度は92％（陽性尤度比12）と非常に有用である。そのためダーモスコピー所見から診断が確定的な場合は，生検を行う必要はないとされている[6]。
- ただし，ダーモスコピーによる診断感度は経験年数によって異なり[4]，診断精度の向上には一定の習熟を要することに注意が必要である。
- また脂漏性角化症や色素細胞母斑との鑑別が難しい症例もあり，ダーモスコピー所見にとらわれず，わずかであっても疑念があれば病理組織の確認が望ましい。

表2　基底細胞癌のダーモスコピー診断基準
　　　（感度97％，特異度92％）[5]

陰性項目	Pigment network（色素ネットワーク）
陽性項目	① ulceration（潰瘍化） ② large blue-gray ovoid nests（灰青色類円形大型胞巣） ③ multiple blue-gray globules（多発灰青色小球） ④ multiple leaf-like areas（多発葉状領域） ⑤ spoke wheel areas（車軸状領域） ⑥ arborizing vessels（樹枝状血管）

（陰性項目＋陽性項目1つ以上で基底細胞癌と診断）

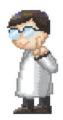

攻略記事（治療編）

Q1 基底細胞癌の特徴は？

A1 転移の可能性はまれで，
外科的切除で高い治癒率が得られる。

- 基底細胞癌は悪性と良性の中間の性質をもった特殊な腫瘍である。
- 一般的な悪性腫瘍は，進行すると所属リンパ節転移や遠隔転移を起こすが，基底細胞癌が転移をきたす頻度は0.003〜0.1%[7]と非常にまれである。そのため臨床的に問題がなければ，ルーチンの全身精査の必要性は基本的にないと考えられている。
- また外科的切除で高い治癒率が得られるのも特徴である。ただし腫瘍が残存した場合や，切除範囲がギリギリだった場合は，再発の可能性がある（表3）。

表3 基底細胞癌の再発率[8]

断端非近接例	1%
断端近接例	12%
断端陽性例	33%

- 基底細胞癌は不規則な病変の広がりを示すことがあり，注意深く切除しても7%で腫瘍が残存するという報告がある[9]。特に眼瞼部は他部位よりも腫瘍の取り残しが多い（13%）とされている。そのため腫瘍境界をできるだけ正確に判断し，十分なマージンをとって切除することが不可欠である。

攻略 雑感 最も多い皮膚癌で，日常診療で遭遇する頻度は高い。転移はまれで，生命予後は良好な腫瘍だが，局所破壊性が強く，筋や骨を破壊するため，早期発見・治療が重要になる。診断にはダーモスコピーが有用である。

文献

1) Tamaki T, Dong Y, Ohno Y, et al. The burden of rare cancer in Japan: application of the RARECARE definition. Cancer Epidemiol 2014; 38: 490-5.（PMID）25155209
2) 石原和之. 皮膚悪性腫瘍の統計 過去. Skin Cancer 2007; 22: 209-216.（NAID）10022601301
3) 石原和之. 基底細胞癌の全国調査. Skin Cancer 2013; 28: 205-211.（NAID）130003396875
4) 土屋和夫, 皆川正弘, 竹之内辰也, ほか. ダーモスコピーによる悪性黒色腫と基底細胞癌の臨床診断精度の検討. The Japanese Journal of Dermatology 2007; 117: 985-9.（NAID）130004708527
5) Menzies SW, Westerhoff K, Rabinovitz H, et al. Surface microscopy of pigmented basal cell carcinoma. Arch Dermatol 2000; 136: 1012-6.（PMID）10926737
6) 土田哲也, 古賀弘志, 宇原 久, ほか. 皮膚悪性腫瘍診療ガイドライン第2版. 日皮会誌 2015; 125: 5-75.（NAID）130005055514
7) von Domarus H, Stevens PJ. Metastatic basal cell carcinoma. Report of five cases and review of 170 cases in the literature. J Am Acad Dermatol 1984; 10: 1043-60.（PMID）6736323
8) Pascal RR, Hobby LW, Lattes R, et al. Prognosis of "incompletely excised" versus "completely excised" basal cell carcinoma. Plast Reconstr Surg 1968; 41: 328-32.（PMID）5647401
9) Griffiths RW. Audit of histologically incompletely excised basal cell carcinomas: recommendations for management by re-excision. Br J Plast Surg 1999; 52: 24-8.（PMID）10343586

黒褐色病変
悪性黒色腫
malignant melanoma

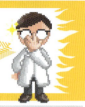
見逃し注意の怖い腫瘍

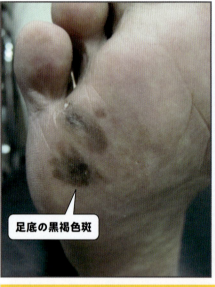
足底の黒褐色斑

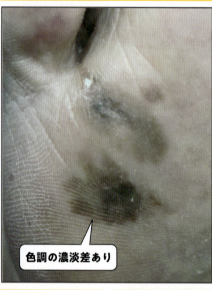
色調の濃淡差あり

Status
- 遭遇頻度
- かゆさ
- 痛さ
- 治りにくさ
- 危険度

診断 Diagnosis

〔A 確定診断，B 推定診断，C 参考所見〕

視診	C	皮疹：辺縁が不整で色調に濃淡差がある黒褐色斑や黒色結節
		部位：足底に多いが，顔面，体幹にも生じる
検査	B	ダーモスコピー
	A	皮膚生検
病歴	C	急速な形態の変化
その他	−	なし

黒褐色の病変をみたら悪性黒色腫を疑う。不整な辺縁や色調の濃淡差といった臨床的特徴があり，形態が急速（3カ月以内）に変化する場合は悪性の可能性が高い。補助診断としてダーモスコピーが有用である。悪性黒色腫を疑う所見があれば，病理組織学的に確定診断を行う。

治療例 Treatment

・外科的切除（＋術後化学療法）

治療の中心は手術療法だが，その内容は病期によって異なる。術前に可能な限り正確に病期を診断し，それに準じた治療を施行する。従来，化学療法は効果が乏しかったが，近年分子標的治療薬や免疫チェックポイント阻害薬の有効性が証明され，治療法が大きな変遷を遂げつつある。国内外で診療ガイドラインが作成，公表されており，最新のガイドラインに沿って治療を行う。

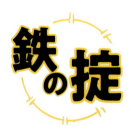
鉄の掟

- 初期対応 ⇒ ダーモスコピーで良悪性を判断
  ⇒ 皮膚生検で診断
- 皮膚科紹介 ⇒ ダーモスコピーを行えない場合

疾患基本データ

- メラノサイトが癌化した悪性腫瘍。日常診療で出会う頻度は高くはないが（表1），悪性度が高い腫瘍なので注意が必要である。良性の色素細胞母斑との鑑別が難しい症例も多く，見逃さないようにしなければならない。

表1 日本人の皮膚悪性腫瘍罹患率[1]

1	基底細胞癌	3.34人/10万人
2	有棘細胞癌	2.87人/10万人
3	悪性黒色腫	0.93人/10万人

- 予後は病期によって大きく異なる。進行すると予後不良だが，所属リンパ節転移や遠隔転移のない早期では5年生存率は高く（Ⅰ期：98%, Ⅱ期：90%）[2]，早期病変を正確に診断し治療を行うことが重要である。
- 初期は褐色〜黒色の斑から始まり，水平方向に腫瘍細胞が増殖する。ある程度まで拡大すると，しだいに垂直方向へ増殖を始め，斑の一部が盛り上がって黒色結節やびらん，潰瘍を形成する（図1）。
- 日本人は足（特に足底）に生じることが多く（図2），色素細胞母斑との鑑別が重要になる。

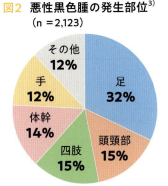

図2 悪性黒色腫の発生部位[3] （n=2,123）

- 足 32%
- 頭頸部 15%
- 四肢 15%
- 体幹 14%
- 手 12%
- その他 12%

図1 悪性黒色腫の進行

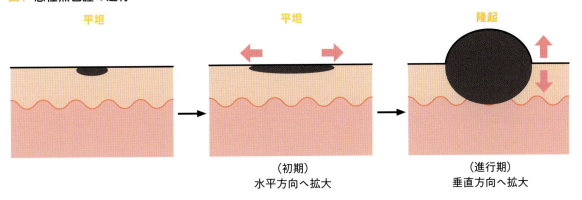

平坦 → 平坦（初期）水平方向へ拡大 → 隆起（進行期）垂直方向へ拡大

攻略記事（診断編）

Q1 ダーモスコピーが行えないのですが，どんな場合に悪性を考えますか？
A1 ABCDEルールを参考にする。

- 黒褐色病変「色素細胞母斑」Q2 (p.185) を参照。

Q2 ダーモスコピーでの診断法は？
A2 さまざまな診断基準があり，診断には熟練が必要。

- 黒褐色病変「色素細胞母斑」Q3 (p.185) を参照。

攻略雑感

悪性度が高い腫瘍だが，早期発見できれば治癒率は高い。ただし早期病変は良性の色素細胞母斑との鑑別が難しい場合も多い。さまざまな診断法を利用して見逃さないことが重要である。

文献

1) Tamaki T, Dong Y, Ohno Y, et al. The burden of rare cancer in Japan: application of the RARECARE definition. Cancer Epidemiol 2014; 38: 490-5.（PMID）25155209
2) Gershenwald JE, Scolyer RA, Hess KR, et al. Melanoma staging: Evidence-based changes in the American Joint Committee on Cancer eighth edition cancer staging manual. CA Cancer J Clin 2017; 67: 472-92.（PMID）29028110
3) 藤澤康弘. 皮膚悪性腫瘍の疫学. 日皮会誌 2012; 122: 3321-3.（NAID）40019516550

白色病変

白色病変の鑑別診断

白色病変に分類される疾患

- 白色病変（白斑）は後天性と先天性の2つに分けて鑑別を行います。
- 日常診療で遭遇する白斑のほとんどは後天性です。ここでは後天性白斑に絞って解説します。

後天性白斑	尋常性白斑	▶ p.197 へ
	癜風	
	梅毒性白斑	
先天性白斑	結節性硬化症	
	脱色素性母斑	
	眼皮膚白皮症	

後天性白斑の頻度と危険度

- 後天性白斑をみたら、まず尋常性白斑を考えます。
- また頻度は低いですが、真菌（癜風）や梅毒などの感染症によって白斑を生じることがあるため、念頭に置いておく必要があります。
- 尋常性白斑の脱色素斑は均一（完全脱色素斑）ですが、感染症は不均一（不完全脱色素斑）である点で鑑別できます。

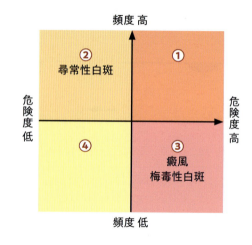

白色病変

尋常性白斑

vitiligo vulgaris

治りにくく，根気強い治療が必要

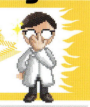

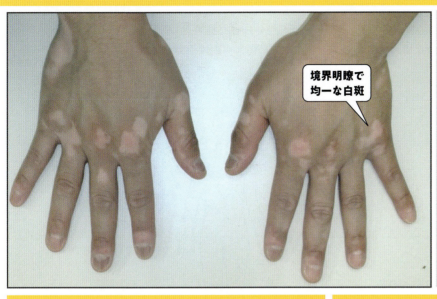

境界明瞭で均一な白斑

Status

- 遭遇頻度
- かゆさ
- 痛さ
- 治りにくさ
- 危険度

診断 Diagnosis

〔A 確定診断，B 推定診断，C 参考所見〕

視診	B	皮疹：境界明瞭で均一な白斑
		部位：なし
検査	−	なし
病歴	B	後天性
その他	−	なし

後天性の白斑をみたら尋常性白斑を疑う。境界明瞭で色調は均一。診断は視診と病歴から行う。

治療例 Treatment

【体表面積の10% 未満】
- Ⅱ群ステロイド（アンテベート®）軟膏：1日1回外用，4～6カ月間

【体表面積の10% 以上】
- 紫外線療法：週1～3回，3～9カ月間

限局した病変にはステロイド外用，広範囲の病変には紫外線療法を行う。ただし，治療への反応は遅く，効果がみられるまでに数カ月単位の時間がかかる。

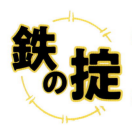

- 初期対応 ⇒ 視診で診断
- ⇒ 外用ステロイドを開始
- 皮膚科紹介 ⇒ 診断に迷う場合，難治例，重症例

じゃあ何色？【白色】

Ⅲ 3つにカテゴリ分けする皮膚疾患

疾患基本データ

- 尋常性白斑はメラニン色素を産生するメラノサイトが消失することによって発症する。原因は不明だが，メラノサイトに対する自己免疫などが関与すると考えられている。
- 全年齢に生じるが，若年者に多い傾向があり，発症年齢の中央値は18歳で，12歳未満の発症が40％を占める[1]。
- 初期は小型の病変が限局性に生じ，徐々に増大，多発する。多くの症例（85～90％）は全身に多発するが，10～15％の症例は神経支配領域に一致して片側性に拡大する[2]。前者を非分節型（汎発型），後者を分節型として区別する（図1）。ただし小児では分節型の頻度が30％と高い。
- 尋常性白斑は難治であり，臨床試験では50～75％の色素再生で良好な結果と判断されているのが現状である。100％の色素再生は困難な場合が多く，治療にまったく反応しない症例もある。

図1 非分節型と分節型

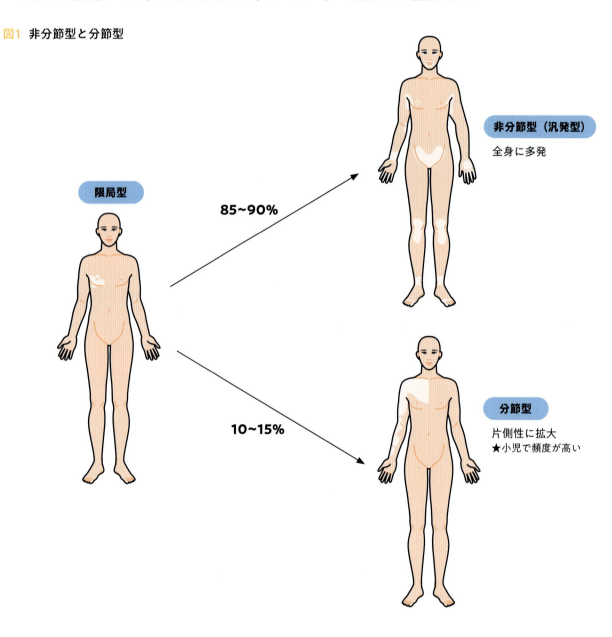

攻略記事（診断編）

Q1 血液検査は必要ですか？

A1 診断目的では不要。場合によっては合併疾患の検査を検討する。

- 尋常性白斑に特異的な検査所見はなく，診断目的の血液検査を行うことはない。
- しかし，尋常性白斑は自己免疫疾患を合併することが知られており，特に甲状腺疾患の頻度が14%と高い。メタ解析では，尋常性白斑が **自己免疫性甲状腺疾患** のリスクであることが示されている（表1）。

表1 尋常性白斑と甲状腺疾患の合併率とリスク[4]

	合併率	リスク比（95% CI）
自己免疫性甲状腺疾患	14%	2.52（1.49-4.25）
抗甲状腺抗体陽性	21%	5.24（3.35-8.19）

- そのため英国のガイドライン[3]では，ルーチンで甲状腺機能と抗体甲状腺抗体のスクリーニング検査を行うことが推奨されている。
- しかし，保険適用や費用対効果の観点から，全例に検査を行うかどうかは迷うところである。

 著者は病変が広範囲に拡大する汎発型の症例に限って，検査を行うようにしている。

攻略記事（治療編）

Q1 治療法はどれを選べばよいですか？

A1 限局した病変には外用療法，広範囲の病変には紫外線療法を行う（図2）。

- 尋常性白斑の治療の第一選択は，外用療法である。ただし，病変が体表面積の10%以上の広範囲に及ぶ場合は，外用療法の効果が乏しく，紫外線療法が第一選択となる。
- また，外用療法で効果がみられない限局性の病変も，紫外線療法の適応となる。
- さらに1年以上治療に反応せず，病勢の進行がない症例では，手術療法や脱色療法などを検討する。

図2 範囲による治療法の選択

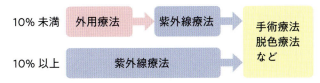

Q2 外用薬はどれを選べばよいですか？

A2 第一選択はステロイド。顔面の病変にはタクロリムスを検討する。

- 限局性の病変に対して使用される外用薬には，ステロイドとタクロリムスの2種類がある（表2）。

表2 外用薬の種類と特徴

	推奨度（国内ガイドライン[5]）	使用回数	特徴
ステロイド	A	1日1回	・保険適用あり ・長期間の使用で皮膚萎縮のリスク
タクロリムス	B	1日2回	・保険適用なし ・紫外線療法との併用不可 ・皮膚萎縮のリスクなし

（A：行うよう強く勧める，B：行うよう勧める）

①ステロイド

- 外用療法の第一選択はステロイドであり，自己免疫を抑制し，治療効果を発揮すると考えられている。一般的にストロング〜ベリーストロングランクを **1日1回外用** する（顔面の病変や小児ではミディアムランク）。
- ただし残念ながら外用療法の効果には限界があり，メタ解析[6]によるとステロイド外用の有効率（75%以上の色素再生）は56%と高くはない。
- さらに治療への反応は遅く，国内のガイドライン[5]では **治療期間の目安は4〜6カ月** とされている。ステロイド外用を長期間行うと皮膚萎縮などの副作用を生じる可能性があるため，注意しながら治療を進める必要がある。
- 難治例では紫外線療法との併用を考慮する（ただし併用の有効性のエビデンスは明確ではない）[3]。

②タクロリムス

- 免疫抑制剤であるタクロリムス外用薬は自己免疫を抑制し，有効性はステロイド外用薬と有意な差がないことが示されている[7]。
- 外用回数は1日1回よりも，1日2回のほうが治療効果が高いという研究があり[8]，通常は **1日2回外用** する。
- タクロリムス外用薬には皮膚萎縮の副作用がないため，個人的には顔面などの皮膚萎縮のリスクが高い部位や，小児ではステロイドより使いやすいと感じている。
- ただし，尋常性白斑に対する保険適用がない点が悩ましいところである。また添付文書上，紫外線療法との併用は禁忌とされている（英国のガイドライン[3]には併用が有効という記載がある）。

Q3 紫外線療法の方法は？

A3 広範囲の病変には全身型，限局した病変にはターゲット型を使用する。

- 紫外線療法は自己免疫の抑制や，メラノサイト幹細胞の増生によって効果を発揮すると考えられている。劇的な効果が期待できるわけではないが，外用療法の有効性に限界がある尋常性白斑では非常に重要な治療法である。
- 紫外線治療器には全身型とターゲット型があり，広範囲の病変には全身型，限局した病変にはターゲット型を使用する（表3）。
- 治療回数は **週1〜3回** が一般的で，頻回の通院が必要なのが欠点である。

表3 紫外線治療器の種類と特徴

照射範囲	波長	特徴
全身型	311〜313nm（ナローバンドUVB）	・広範囲に照射可能 ・正常部位にも紫外線が当たる
ターゲット型	①311〜313nm（ナローバンドUVB） ②308nm（エキシマレーザー/ライト）	・正常部位には当たらない ・照射できる範囲が狭い

①全身型

- 全身型治療器は311±2nm（ナローバンドUVB）の紫外線を全身に照射する装置である。
- メタ解析[9]によると汎発型の尋常性白斑に対する有効率（75％以上の色素再生）は6カ月で19％，12カ月で36％である（表4）。

表4 ナローバンドUVB（全身型）の有効率[9]

治療期間	有効率 （75％以上の色素再生）
3カ月	13％
6カ月	19％
12カ月	36％

- 治療への反応は遅く，効果判定に少なくとも3カ月，最大限の効果を得るには約9カ月必要とされている[2]。
- 照射回数の上限に対するエビデンスはないが，過剰な照射による発癌の危険性が否定できない。そのため，英国のガイドライン[3]は治療期間の上限を1年に定めている。

②ターゲット型

- ターゲット型治療器には311±2nmの紫外線を照射するナローバンドUVBと，308nmのエキシマレーザー/ライトの2種類があり，照射径が数cm四方と小さいのが特徴である。
- エキシマライトは全身型のナローバンドUVBと比較して治療効果が有意に高いことが示されている[10]。

 広範囲の照射は現実的に難しいため，著者は主に外用療法で改善がみられない限局した病変にターゲット型を使用している。

Q4 小児に紫外線療法は行えますか？

A4 適用は原則10歳以上。

- 現時点では長期的な安全性に関する十分なデータはなく，長期の紫外線療法による発癌リスクは否定できない。そのため乾癬の光線療法ガイドライン[11]では10歳未満に対する紫外線療法は推奨されていない。
- しかし，尋常性白斑は難治のことが多く，外用療法のみではおのずと限界がある。場合によってはリスクとベネフィットを考えて，十分なインフォームド・コンセントを行ったうえで実施することも考えられる。
- できればターゲット型を使用し，極力狭い照射範囲で行うのが望ましいだろう。ただし，治療中にじっとしていられない子どもに対しては施行が難しく，英国のガイドライン[3]には「一般的に5歳以下の小児には使用されない」と記載されている。

攻略雑感

尋常性白斑は早期に治療効果が出ず，治療に抵抗性であることを患者に伝える必要がある．治療の第一選択は外用療法だが，外用薬のみでの治療には限界があり，紫外線療法が重要な役割を果たす．ただし，紫外線療法には専用の治療機器が必要であり，行える施設が限られるため，病診連携が重要である．

文献

1) Ezzedine K, Le Thuaut A, Jouary T, et al. Latent class analysis of a series of 717 patients with vitiligo allows the identification of two clinical subtypes. Pigment Cell Melanoma Res 2014; 27: 134-9.（PMID）24127636

2) Taïeb A, Picardo M. Clinical practice. Vitiligo. N Engl J Med 2009; 360: 160-9.（PMID）19129529

3) Eleftheriadou V, Atkar R, Batchelor J, et al. British Association of Dermatologists guidelines for the management of people with vitiligo 2021. Br J Dermatol 2022; 186: 18-29.（PMID）34160061

4) Vrijman C, Kroon MW, Limpens J, et al. The prevalence of thyroid disease in patients with vitiligo: a systematic review. Br J Dermatol 2012; 167: 1224-35.（PMID）22860695

5) 鈴木民夫，金田眞理，種村 篤，ほか．尋常性白斑診療ガイドライン．日皮会誌 2012; 122: 1725-40.（NAID）130004714880

6) Njoo MD, Spuls PI, Bos JD, et al. Nonsurgical repigmentation therapies in vitiligo. Meta-analysis of the literature. Arch Dermatol 1998; 134: 1532-40.（PMID）9875190

7) Ho N, Pope E, Weinstein M, et al. A double-blind, randomized, placebo-controlled trial of topical tacrolimus 0·1% vs. clobetasol propionate 0·05% in childhood vitiligo. Br J Dermatol 2011; 165: 626-32.（PMID）21457214

8) Radakovic S, Breier-Maly J, Konschitzky R, et al. Response of vitiligo to once- vs. twice-daily topical tacrolimus: a controlled prospective, randomized, observer-blinded trial. J Eur Acad Dermatol Venereol 2009; 23: 951-3.（PMID）19496898

9) Bae JM, Jung HM, Hong BY, et al. Phototherapy for Vitiligo: A Systematic Review and Meta-analysis. JAMA Dermatol 2017; 153: 666-74.（PMID）28355423

10) Casacci M, Thomas P, Pacifico A, et al. Comparison between 308-nm monochromatic excimer light and narrowband UVB phototherapy (311-313 nm) in the treatment of vitiligo--a multicentre controlled study. J Eur Acad Dermatol Venereol 2007; 21: 956-63.（PMID）17659006

11) 森田明理，江藤隆史，鳥居秀嗣，ほか．乾癬の光線療法ガイドライン．日皮会誌 2016; 126: 1239-62.（NAID）130005158175

黄色病変

黄色病変の鑑別診断

黄色病変に分類される疾患

黄色病変	黄色腫
	脂腺母斑
	脂腺系腫瘍（脂腺腫，脂腺癌など）
	組織球系腫瘍（黄色肉芽腫など）

▶ p.203 へ

黄色病変の頻度と危険度

- 日常診療で遭遇することはまれですが，黄色病変をみたら脂腺の増殖（脂腺母斑，脂腺系腫瘍）や脂肪を貪食した組織球の増殖（黄色腫，組織球系腫瘍）を考えます。
- 黄色腫の多くが眼瞼に生じます。また脂腺母斑は生下時から頭部に存在し，脱毛斑を伴います。これらの疾患は病歴と視診から比較的容易に診断が可能です。
- 眼瞼以外の黄色腫やその他の疾患の診断は視診では困難なので，皮膚生検で診断を確定するのが望ましいでしょう。

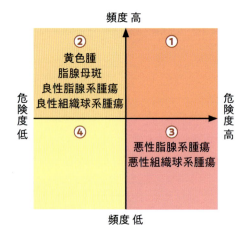

黄色疾患

黄色腫

xanthoma

脂質異常症の合併に注意しよう

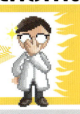

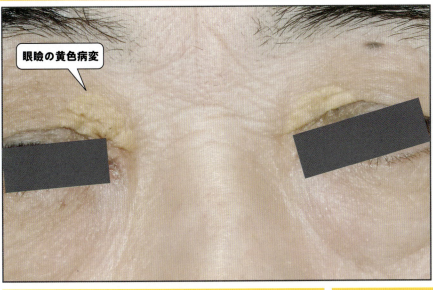

眼瞼の黄色病変

Status

- 遭遇頻度
- かゆさ
- 痛さ
- 治りにくさ
- 危険度

診断 Diagnosis

〔A 確定診断, B 推定診断, C 参考所見〕

視診	B	皮疹：黄色の隆起性病変
		部位：眼瞼に多い
検査	A	皮膚生検
病歴	C	脂質異常症
その他	−	なし

黄色の隆起性病変をみたら黄色腫を疑う。眼瞼型は視診のみで診断できるが，それ以外は病理組織学的に診断を行う。また脂質異常症を伴うことが多い。

治療例 Treatment

①，②のいずれか
① 凍結療法
② 外科的切除

基本的に治療の必要はないが，整容的に希望があれば凍結療法や外科的切除を行う。ただし再発する症例が多い（最大40％）[1]。またエビデンスは十分ではないが，脂質異常症の治療薬であるプロブコールが，脂質異常症の有無にかかわらず有効という報告がある[2]。

疾患基本データ

- 黄色腫は，皮膚の血管外に脂質が漏出し，それを貪食した組織球の蓄積によって生じると考えられている[1]。
- 発生部位や形態から5つの病型に分類され，眼瞼型が多い（表1）[3]。
- 脂質異常症から生じるのが一般的だが，脂質異常がない症例もある。眼瞼型では，脂質異常症を伴う症例は50％と報告されている[4]。

表1 黄色腫の病型と割合[3]
（n = 82）

眼瞼型	75%
結節型	11%
扁平型	8%
発疹型	5%
腱型	1%

文献

1) Laftah Z, Al-Niaimi F. Xanthelasma: An update on treatment modalities. J Cutan Aesthet Surg 2018；11：1-6.（PMID）29731585
2) プロブコール臨床調査研究班．プロブコールの眼瞼黄色腫に対する治療効果．西日皮膚 1990；52：1230-8.（NAID）80005605000
3) 永井純子，麻上千鳥，西山和光，ほか．最近20年間における黄色腫症教室例の臨床的，統計的観察．西日皮膚 1984；46：85-9.（NAID）130004473096
4) Gómez JA, Gónzalez MJ, de Moragas JM, et al. Apolipoprotein E phenotypes, lipoprotein composition, and xanthelasmas. Arch Dermatol 1988；124：1230-4.（PMID）3401027

毛髪・爪病変

円形脱毛症

alopecia areata

痛みもかゆみもないが恐怖はある

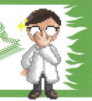
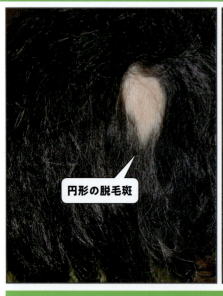

円形の脱毛斑

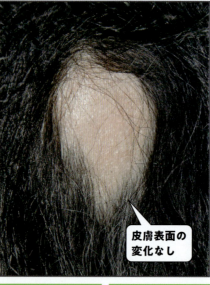

皮膚表面の変化なし

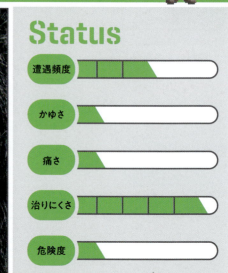

Status
- 遭遇頻度
- かゆさ
- 痛さ
- 治りにくさ
- 危険度

診断 Diagnosis

〔A 確定診断，B 推定診断，C 参考所見〕

視診	B	皮疹：円形の脱毛斑，皮膚表面に異常がない
		部位：主に頭部
検査	B	ダーモスコピー
病歴	—	なし
その他	C	爪病変（点状陥凹）

頭部に円形の脱毛斑をみたら円形脱毛症を疑う。脱毛部の皮膚表面に異常がないのが特徴。通常は視診だけで診断できるが，鑑別が難しい場合は，ダーモスコピーや爪病変の有無を診断の参考にする。

治療例 Treatment

①，②のいずれか

① Ⅱ群ステロイド（アンテベート®）ローション：1日2回外用，3～6カ月間

② トリアムシノロンアセトニド（ケナコルト-A®）水濁注：月1回局所注射，3～6カ月間

ステロイドの外用，または局所注射を行う。ただし，治療への反応は遅く，効果がみられるまでに数カ月単位の時間がかかる。

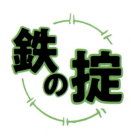

鉄の掟

- 初期対応 ⇒ 視診で診断
- ⇒ 外用ステロイドを開始
- 皮膚科紹介 ⇒ 診断に迷う場合，難治例，重症例

疾患基本データ

- 円形脱毛症は毛包を標的にした自己免疫疾患で，頭部に円形の脱毛斑を生じる。また頭部だけでなく，毛髪の存在するあらゆる部位に発症する。
- 毛髪と性質が似ている爪も障害されることがあり，約30％の患者に爪病変がみられる[1]。最も多いのは，爪の表面の小さな点状のへこみ（点状陥凹）である。
- 疲労や感染症などの肉体的，精神的ストレスが引き金となるとされるが，実際には明らかな誘因がないことも多い。
- 好発年齢はなく，人口の約2％が一生に一度は発症するといわれており[2]，日常の診療で遭遇する機会は比較的多い。
- 単発の場合もあるが，多発して融合することもある。40％の患者は単発のまま経過するが，60％の患者は脱毛斑が多発し，10％の患者ではさらに進行して頭髪の

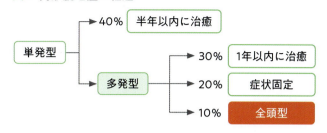

図1 円形脱毛症の経過

ほとんどが脱落する全頭型脱毛症となる（図1）[1]。
- 円形脱毛症は自然治癒する疾患で，個々の脱毛斑は半年以内に発毛がみられることが多く[3]，多発した場合も約半数の患者が1年以内に治癒すると報告されている[1]。
- ただし，脱毛範囲が拡大した場合の治癒率は低い。17年間にわたり経過を観察した報告によると，脱毛面積が50％以上の患者の治癒率は10％以下である[4]。

攻略記事（診断編）

Q1 円形脱毛症でよいか，自信がもてません。

A1 ①皮膚表面の変化，爪病変，②ダーモスコピーを確認する。

- 円形脱毛症の診断は，特徴的な臨床像から容易である。しかし，鑑別が難しい場合は，皮膚表面の変化や爪病変に注目するとよい。また，ダーモスコピーも有用である。

①皮膚表面の変化，爪病変

- 円形の脱毛斑は，感染症（頭部白癬）や膠原病（円板状エリテマトーデス）などでも生じるため，円形脱毛症との鑑別が難しい場合がある。
- 頭部白癬や円板状エリテマトーデスなどでは，皮膚の紅斑や鱗屑がみられるが，円形脱毛症は病変部の皮膚に異常がないのが特徴である。
- また，円形脱毛症では約30％に爪の病変（点状陥凹）がみられるため[1]，爪の診察も鑑別に有用である。

②ダーモスコピー（トリコスコピー）

- 脱毛斑が拡大してびまん性に脱毛が生じた場合は，休止期脱毛や女性型脱毛症との鑑別が難しい場合がある。
- その場合はダーモスコピーが有用である（表1）。頭髪，頭皮を観察の対象としたダーモスコピーは，トリコスコピーとよばれている。

表1 円形脱毛症のダーモスコピー所見[5]

病期	所見	頻度
急性期	tapering hairs（漸減毛）	32％
	broken hairs（断裂毛）	46％
	black dots（黒点）	44％
固定期	yellow dots（黄色点）	64％
回復期	short vellus hairs（短軟毛）	73％

- 円形脱毛症の急性期では炎症で毛幹が破壊され，①根元が細くなった毛（tapering hairs：漸減毛）や，②短い切れ毛（broken hairs：断裂毛），③萎縮した毛が毛孔内で塊状になった黒い点（black dots：黒点）がみられることがある。特に漸減毛は円形脱毛症に特徴的な所見で，診断価値が高いとされる。
- また，症状固定期～回復期では，毛孔に皮脂および角化物が充満した黄色い点（yellow dots：黄色点）や，均一な軟毛の再発（short vellus hairs：短軟毛）がみられる。

攻略記事（治療編）

Q1 治療法はどれを選べばよいですか？

A1 病変の面積に応じて治療法を選択する。

- 円形脱毛症の代表的な治療法を図2に示す。
- ステロイドは自己免疫を抑制して効果を発揮し、25%以下の限局した病変には外用または局所注射（局注）が有効である。
- しかし病変が広範囲になると外用や局注を行うのは難しく、ステロイド全身投与や局所免疫療法を行う。
- また、2022年より病変の面積が50%を超え罹患期間が6カ月以上の症例にJAK阻害薬が使用できるようになった。

図2 円形脱毛症の治療法（国内ガイドラインの推奨度）[6]

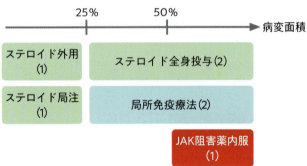

（1：強い推奨，2：弱い推奨）

Q2 ステロイド局注と外用はどちらがよいですか？

A2 局注のほうが効果は高いが、痛みが強いのが欠点。

- ステロイド外用（1日2回）と局注（月1回）を比較した臨床研究[7]では、局注のほうが効果発現が早く、有効性が高いと考えられる（表2）。そのため海外では局注が第一選択とされている[1]。
- ただし局注は痛みが強く、患者の負担が大きいことが欠点で、治療継続が難しい場合が少なくない。一方、外用は効果が劣る可能性はあるが、治療に対する抵抗感が少なく処方しやすいことが長所である。

患者の希望に応じて治療法を選択するが、著者は発症初期は外用を選択することが多く、症状が固定した場合は局注を検討している。

表2 治療期間と有効率（75%以上改善）[7]

	6週	12週
外用（ベタメタゾン吉草酸エステル）	18%	43%
局注（トリアムシノロンアセトニド）	56%	64%

Q3 局所注射の具体的な方法は？

A3 皮内用・関節腔用ケナコルト-A® を2倍に希釈し、5mm間隔で1カ所につき50μLを注射。

- ステロイド局注の具体的な方法は、一般的な教科書には記載されていないことが多い。そのため、あらかじめ使用薬剤や濃度、使用量などを確認しておいたほうがよい。

①使用薬剤

- 局注にはステロイド懸濁液を用いる。懸濁液とはステロイドをエステル化し油性にしたもので、注射した部位に留まり効果が長時間持続するのが特徴である。代表的な薬剤としてはケナコルト-A®水濁注とリンデロン®懸濁注がある（表3）。
- 最もよく使用されており、国内のガイドライン[6]にも記載されているのは、皮内用・関節腔用ケナコルト-A®である。施設によっては、やむをえず筋注用・関節腔用を使う場合があるが、本来の適用ではなく濃度調整も難しい。

表3 代表的なステロイド懸濁液[8]

一般名	商品名	規格（濃度）	使用濃度
トリアムシノロンアセトニド	ケナコルト-A®水濁注（皮内用・関節腔用）	50mg/5mL（10mg/mL）	5mg/mL
	ケナコルト-A®水濁注（筋注用・関節腔用）	40mg/1mL（40mg/mL）	
ベタメタゾンリン酸エステル	リンデロン®懸濁注	2.5mg/0.5mL（5mg/mL）	1.5mg/mL

②濃度

- 副作用の観点から，薬剤は原液のままではなく希釈して用いるのが望ましい。
- 希釈に用いる溶液は，国内のガイドライン[6]には生理食塩水と記載されている（ちなみに肥厚性瘢痕・ケロイドガイドライン[9]では，注射後の疼痛を緩和するために局所麻酔薬で希釈することが推奨されている）。
- 濃度に関しては，海外ではケナコルト-A®を5mg/mLで用いることが多いようで[10]，著者は皮内用・関節腔用ケナコルト-A®を2倍希釈で使用している。
- しかし原液（10mg/mL），2倍希釈（5mg/mL），4倍希釈（2.5mg/mL）の有効性に有意な差はないという研究もあり[11]，最新のガイドライン[6]では4倍希釈で開始することが提案された。

③方法

- できるだけ細かくまんべんなく行うのがよいため，5mm間隔で1カ所につき50μLを注射する。1回の総使用量は，10mgまで（5mg/mLで2mL，2.5mg/mLで4mL）とされている[6]。
- 投与間隔は4～6週に1回が推奨されており[6]，著者は4週間隔で行っている。ただし，6カ月間で効果がみられない場合は，中止が望ましいとされている[10]。

Q4 広範囲の病変に対する治療はどれを選べばよいですか？

A4 発症からの期間に応じて治療法を選択する。

- 脱毛面積が広範囲の病変に対しては，発症からの期間と面積に応じて①ステロイド全身投与，②局所免疫療法，③JAK阻害薬内服のいずれかの治療を行う（表4）。
- しかしいずれの治療も即効性はなく，効果発現まで最低3～6カ月はかかる。また劇的な効果を示すものはなく，治療にまったく反応しない患者もまれではない。さらに治療が有効であったとしても中止後に再燃する可能性が高いのが悩ましい。

表4 発症からの期間ごとの治療法

発症から6カ月以内	・ステロイド全身投与
発症から6カ月以上	・JAK阻害薬内服（病変面積50％以上） ・局所免疫療法

①ステロイド全身投与

- 自己免疫疾患である円形脱毛症にはステロイド全身投与が有効である。==ステロイドパルス療法==が行われることが多く，入院してメチルプレドニゾロン500mg/日を3日間投与する。
- ただし発症から6カ月以上経過した症例は有効率が低下するため（表5）[12]，国内のガイドライン[6]では発症から6カ月以内で急速に進行する重症例に限定されている。
- 効果発現まで2～3カ月かかるため，効果判定は3カ月後以降に行うのが望ましい[13]。

表5 ステロイドパルス療法の有効率（75％以上改善）[12]

発症から6カ月以内	60%
発症から6カ月以上	16%

（$P < 0.001$）

②局所免疫療法

- 局所免疫療法は強い感作物質によって人工的に接触皮膚炎を起こす治療法である。作用機序は解明されていないが，毛包周囲のリンパ球のアポトーシスを誘導して発毛を促進すると考えられている。
- 有効率は30～40％（60％以上改善：39％，90％以上改善：32％）[14]と報告されているが，保険適用がなく，使用する薬剤も医薬品として認可されていない点が問題で，行える施設は限られている。

③JAK阻害薬内服

- JAK阻害薬は自己免疫にかかわるサイトカインのシグナル伝達を幅広く阻害する薬剤である。円形脱毛症への適用が承認されているのはバリシチニブとリトレシチニブで，使用は日本皮膚科学会の要件を満たす施設に限られる。
- 対象は脱毛面積が頭部の50％以上かつ罹病期間が6カ月以上の患者である。効果の発現まで時間がかかり，リトレシチニブの有効率（75％以上改善）は投与6カ月時点で23％，12カ月時点で46％と報告されている[15]。
- ただし薬価が高額であり，中止後に再発する例も多いことから，適応は慎重に検討する必要がある。

III　3つにカテゴリ分けする皮膚疾患　**207**

攻略雑感	円形脱毛症は人口の約2%が一生に一度は発症するといわれており，日常の診療で遭遇する機会は多い。自然治癒することも多いが，重症化して症状が固定してしまった患者に有効な治療法は乏しく，治療を断念せざるをえないケースもある。

文献

1) Cranwell WC, Lai VW, Photiou L, et al. Treatment of alopecia areata: An Australian expert consensus statement. Australas J Dermatol 2019; 60: 163-70.（PMID）30411329

2) Safavi KH, Muller SA, Suman VJ, et al. Incidence of alopecia areata in Olmsted County, Minnesota, 1975 through 1989. Mayo Clin Proc 1995; 70: 628-33.（PMID）7791384

3) Ikeda T. A new classification of alopecia areata. Dermatologica 1965; 131: 421-45.（PMID）5864736

4) Tosti A, Bellavista S, Iorizzo M. Alopecia areata: a long term follow-up study of 191 patients. J Am Acad Dermatol 2006; 55: 438-41.（PMID）16908349

5) Inui S, Nakajima T, Nakagawa K, et al. Clinical significance of dermoscopy in alopecia areata: analysis of 300 cases. Int J Dermatol 2008; 47: 688-93.（PMID）18613874

6) 円形脱毛症診療ガイドライン策定委員会．円形脱毛症診療ガイドライン2024．日皮会誌 2024; 134: 2491-526.

7) Kuldeep C, Singhal H, Khare AK, et al. Randomized comparison of topical betamethasone valerate foam, intralesional triamcinolone acetonide and tacrolimus ointment in management of localized alopecia areata. Int J Trichology 2011; 3: 20-4.（PMID）21769231

8) 野見山朋子．円形脱毛症：ステロイド局注療法．Derma 2012; 189: 40-4.（NAID）40022559267

9) 瘢痕・ケロイド治療研究会，編．Ⅲ　治療法各論　2.副腎皮質ホルモン剤（注射）．ケロイド・肥厚性瘢痕診断・治療指針2018．東京，全日本病院出版会，2018, p26-8.

10) Shapiro J. Current treatment of alopecia areata. J Investig Dermatol Symp Proc 2013; 16: S42-4.（PMID）24326551

11) Chu TW, AlJasser M, Alharbi A, et al. Benefit of different concentrations of intralesional triamcinolone acetonide in alopecia areata: An intrasubject pilot study. J Am Acad Dermatol 2015; 73: 338-40.（PMID）26183987

12) Nakajima T, Inui S, Itami S. Pulse corticosteroid therapy for alopecia areata: study of 139 patients. Dermatology 2007; 215: 320-4.（PMID）17911990

13) 大山　学．臨床講義 病態理解に基づく円形脱毛症診療．皮膚臨床 2018; 60: 1865-77.（NAID）40021741673

14) Lee S, Kim BJ, Lee YB, et al. Hair regrowth outcomes of contact immunotherapy for patients with alopecia areata: A systematic review and meta-analysis. JAMA Dermatol 2018; 154: 1145-51.（PMID）30073292

15) 日本皮膚科学会脱毛症治療安全性検討委員会．安全使用マニュアル　リトレシチニブトシル酸塩（販売名：リットフーロカプセル50mg）〜円形脱毛症〜．日皮会誌 2023; 133: 2313-23.

白癬（爪白癬）

毛髪・爪病変 / tinea

みずむし，たむしの感染源

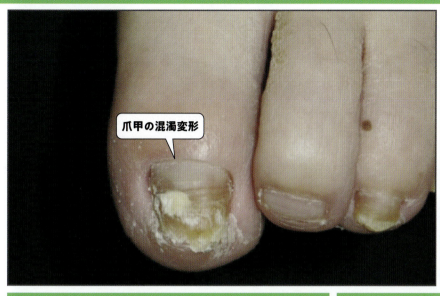
爪甲の混濁変形

Status
- 遭遇頻度：4/5
- かゆさ：1/5
- 痛さ：2/5
- 治りにくさ：3/5
- 危険度：2/5

診断 Diagnosis

〔A 確定診断，B 推定診断，C 参考所見〕

視診	C	皮疹：爪の混濁，肥厚，変形
		部位：足の爪に多い
検査	A	直接鏡検
		迅速抗原検査（デルマクイック® 爪白癬）
病歴	−	なし
その他	−	なし

爪の混濁，肥厚，変形をみたら爪白癬を疑う。診断には真菌の証明が必須で，視診で断定すると誤診につながる。真菌検査で白癬菌が見つかれば診断が確定する。まず直接鏡検を行い，偽陰性を疑う場合は迅速抗原検査（デルマクイック® 爪白癬）を追加する。

治療例 Treatment

【第一選択】
- ホスラブコナゾール（ネイリン®）カプセル（100mg）：1回1錠，1日1回内服，12週間

【第二選択（肝障害がある場合）】
- エフィナコナゾール（クレナフィン®）爪外用液：1日1回外用，12カ月間

第一選択は内服抗真菌薬である。ただし肝障害の副作用があるので，投与開始前と投与中に血液検査が必要である。また肝障害がある患者（肝胆道系酵素値が基準値の2.5倍以上）は内服薬が使用できないので，爪用の外用抗真菌薬を使用する。治療期間は内服薬は最低3カ月，外用薬は12カ月程度。

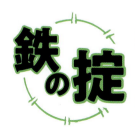
鉄の掟

- 初期対応 ⇒ 真菌検査で診断
- ⇒ 肝機能を確認後，内服抗真菌薬を開始
- 皮膚科紹介 ⇒ 真菌検査ができない場合

疾患基本データ

- 白癬は皮膚糸状菌（白癬菌）というカビによって生じる感染症である。爪甲内に感染したものが爪白癬で，俗に「爪水虫」とよばれる。頻度は高く，日本の患者数は1,200万人（人口の約10％程度）と推計されている[1]。
- 趾爪に多く，感染源のほとんどが足白癬である。足白癬を長期間放置していると，爪の周囲の皮膚から爪甲下へ菌が侵入し爪白癬が生じる（図1）。そのため足白癬患者の20～40％に爪白癬が合併している[2]。
- 一般的に自覚症状はないが，爪白癬が感染源となり足白癬や体部白癬を繰り返すので，積極的に治療を行う必要がある。

図1 爪白癬の発症機序

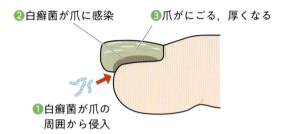

攻略記事（診断編）

Q1 見た目が爪水虫っぽいので治療を始めたいのですが。

A1 視診で断定すると誤診につながる。白癬は視診で診断するべからず。

- 臨床現場では爪の混濁や肥厚をみることは多いが，必ずしも爪白癬とは限らないことに注意が必要である。たとえば図2は乾癬による爪病変だが，見た目だけで爪白癬と区別するのは難しいだろう。

図2 乾癬による爪病変

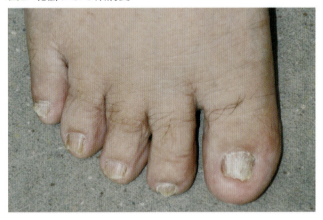

- 皮膚科受診患者2,001人の爪を観察すると455人（23％）に変形があったと報告されている[3]。しかしそのなかで爪白癬は182人（9％）である。つまり爪の変形がある患者の60％は爪白癬ではない。
- しかし実際には視診のみで爪白癬と断定されていることも多く，なかには爪白癬ではない爪の変形に対して延々と治療が行われているケースも目にする。
- 皮膚科専門医であっても，視診のみでの誤診率は32％と報告されており[4]，診断確定のためには真菌の証明が必須である。

Q2 どんな検査をすればよいですか？

A2 直接鏡検（KOH法）を行う。偽陰性を疑う場合は迅速抗原検査を追加。

- 真菌の存在を証明する方法には直接鏡検（KOH法）と真菌培養がある（表1）。培養検査には2週間以上かかるので，臨床現場ではその場で診断を確定することができて感度も高いKOH法が用いられている。

表1 爪白癬の診断感度[5]

	診断感度
KOH法	80％
真菌培養	59％

- ただし真菌は爪の深部に存在しており，検体の採取が難しい。さらに菌の変形が強く，見逃しやすいのも悩ましいところである。そのため足や体幹の病変と比較して検査の感度が低く，偽陰性になることが少なくない。
- そこでKOH法が陰性の症例に対して，迅速抗原検査（デルマクイック®爪白癬）の保険適用が認められている。PCRを基準とした感度は98％，特異度は88％と報告されており[6]，有用な検査である。ただし爪病変以外への使用は認められていない。

攻略記事（治療編）

Q1 自覚症状がないのに治療が必要ですか？

A1 自覚症状がなくても積極的に治療を行う。

- 自覚症状がない爪白癬の治療を行う理由は2つある（図3）。

図3 爪白癬から発展する疾患

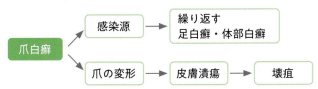

- まず爪白癬は白癬菌の巣のようなもので，これを放置すると何度も足白癬を繰り返す。さらに爪白癬や足白癬から白癬菌が広がり体部白癬や股部白癬の原因にもなる。
- また変形した爪が皮膚に食い込んで傷を作る可能性がある。特に糖尿病患者では，爪白癬があると皮膚潰瘍や壊疽の発生率が高くなると報告されている[7]。
- これらの理由から爪白癬は自覚症状がなくても積極的に治療する必要があるといえる。
- しかし自覚症状がない患者が爪病変を主訴に受診することは少ない。足白癬や体部白癬に合併する爪白癬をみつけて，治療に繋げるようにしたい。

Q2 内服薬と外用薬はどちらを選べばよいですか？

A2 第一選択は内服薬。内服薬が使用できない場合に爪用外用薬を使用する。

- 爪白癬の治療薬には内服薬と外用薬がある。著者の経験上，安易に外用薬が使用されているように感じるが，慎重に選択する必要がある。
- 白癬菌は爪の深部に存在していることが多い。通常の外用薬を爪の表面に塗布しても薬効成分が爪を浸透できず，菌が存在するところまで到達しないので効果が乏しい。したがって治療の第一選択は内服療法である。しかし近年，爪を透過する爪用外用薬が開発され，臨床的にも効果を実感できるようになった（図4）。

図4 爪白癬の治療薬

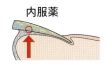 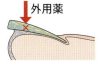 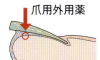

内服薬　外用薬　爪用外用薬

- ただし治癒率を見てみると（表2），直接比較できる数値ではないが外用薬は効果が劣る可能性があり，国内の『皮膚真菌症ガイドライン』[1]では内服薬のほうが推奨度が高い。

 著者は内服薬を第一選択としており，外用薬は適応を吟味して使用している。

表2 爪白癬治療薬の一覧と治癒率（治療開始後48週時点）

	推奨度[1]	一般名（商品名）	完全治癒率
内服薬	A	ホスラブコナゾール（ネイリン®）	59%[8]
内服薬	A	テルビナフィン（ラミシール®）	38%[9]
内服薬	A	イトラコナゾール（イトリゾール®）	33%[10]
外用薬	B	エフィナコナゾール（クレナフィン®）	20%[11]
外用薬	B	ルリコナゾール（ルコナック®）	15%[12]

（A：行うよう強く勧める，B：行うよう勧める）

Q3 内服薬はどれを選べばよいですか？

A3 アドヒアランスの面ではホスラブコナゾール，価格の面ではテルビナフィン。

- 爪白癬に使用できる内服抗真菌薬にはホスラブコナゾール，テルビナフィン，イトラコナゾールの3種類がある（表3）。

表3 内服抗真菌薬の比較（2024年12月時点）

	CYP3A阻害作用	内服期間	薬価（4週分）
ホスラブコナゾール（ネイリン®）	中	12週間	（先発品）約2万3,000円
テルビナフィン（ラミシール®）	なし	24週間	（後発品）約1,500円
イトラコナゾール（イトリゾール®）	強	1週間内服3週間休薬を3サイクル	（後発品）約3,900〜5,500円

- 国内のガイドライン[1]には使い分けについての記載はなく，いずれも有効性のエビデンスが示された薬剤である。とはいえいくつかの違いがあるため，使い分けの私見を述べる。
- イトラコナゾールはCYP3Aを強く阻害するので，併用禁忌の薬剤が20種類以上ある。また後発品のなかには先発品と比べて吸収率が悪く血中濃度が低いものがあり，効果が安定しないことに注意が必要である[13]。さらに投与法が特殊でやや使いにくい印象があるため，著者は積極的には使用していない。
- ホスラブコナゾールとテルビナフィンの効果の優劣を示した研究はないが，内服期間が短いホスラブコナゾールがアドヒアランスの面で優れている。ただしホスラブコナゾールには後発品がなく薬価が高額である（表3）。

 著者はアドヒアランスを重視するならホスラブコナゾール，経済面への配慮が必要な場合はテルビナフィンを選択している。

Q4 内服療法の注意点はありますか？

A4 ①肝障害の副作用があるので投与前と投与中の血液検査が必要，②内服終了後に効いてくる。

①副作用
- 内服抗真菌薬には肝障害の副作用があることに注意が必要である。テルビナフィンは肝障害がある患者への投与は禁忌で，投与前と投与中（投与開始後2カ月間は月1回）の血液検査が義務づけられている。
- ホスラブコナゾールには禁忌や血液検査の義務はないが，投与前と投与中（投与開始後6〜8週）に検査を行うことが望ましいとされている[14]。

②効果が出るまでの期間
- ほとんどの場合，内服期間終了時点では病変が残存しており，治療に対して患者が不安感を抱くことが少なくない。
- しかし内服薬には長く爪に残る特性があり，<mark>内服終了後も爪内に沈着した薬剤が治療効果を発揮する</mark>（図5）[8]。爪病変が残存していても，その後に症状が改善していくことを患者に伝えておくとよいだろう。

図5 爪白癬の治療経過[8]

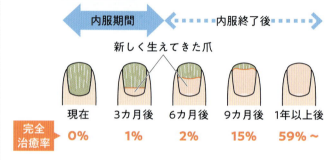

Q5 外用薬はどれを選べばよいですか？

A5 ルリコナゾールとエフィナコナゾールの効果の差を示したデータはない。

- 表2に示したとおり，爪用外用薬にはルリコナゾールとエフィナコナゾールの2種類があるが，それぞれの性質は若干異なる。抗菌活性はルリコナゾールのほうが高いが[15]，爪甲への浸透はエフィナコナゾールのほうがよい[16]。
- しかし今のところ明らかな臨床効果の差異を示したデータはなく，選択の指標となるエビデンスはない。

Q6 外用治療期間はどれくらいですか？

A6 目安は1年だが，2年以上かかって治癒する場合もある。

- 臨床試験データ[11]をみると治療開始6カ月くらいから治癒例がみられ，十分な効果が得られるまでには1年程度かかっている。そのため治療期間の目安は1年と考えられる。
- しかし1〜2年以上の治療期間を経て治癒に至る症例もあるようだ。外用療法で治癒した65症例の検討では，3割以上の患者で1年以上の治療期間を要している（図6）[17]。
- このように外用療法は効果は期待できるが，治癒までに非常に長い時間がかかる点は理解しておきたい。個人的には2年以上毎日外用を続けられる患者がどれだけいるのかには疑問が残るところである。

著者は，爪用外用薬を使用する際は，1年以上継続する必要があることを説明したうえで開始するようにしている。

図6 爪白癬が治癒するまでの期間[17]
（エフィナコナゾール爪外用液使用例，n＝65）

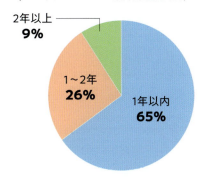

> **攻略雑感**　爪白癬を視診だけで診断することは不可能なので，診断確定の直接鏡検を忘れないようにしたい。爪白癬は自覚症状がなく放置されていることも多いが，足白癬や体部白癬の感染源になるので積極的に治療を行う必要がある。治療は基本的に内服薬で行うのが望ましい。

文献

1) 日本皮膚科学会皮膚真菌症診療ガイドライン改訂委員会．日本皮膚科学会皮膚真菌症診療ガイドライン 2019．日皮会誌 2019; 129: 2639-73．（NAID）130007769904
2) 岩永知幸，安澤数史，望月 隆．レセプトデータベースを用いた皮膚糸状菌症診療の実態の解析．日皮会誌 2015; 125: 2289-99．（NAID）130005111655
3) Gupta AK, Jain HC, Lynde CW, et al. Prevalence and epidemiology of unsuspected onychomycosis in patients visiting dermatologists' offices in Ontario, Canada-a multicenter survey of 2001 patients. Int J Dermatol 1997; 36: 783-7.（PMID）9372358
4) Tsunemi Y, Takehara K, Oe M, et al. Diagnostic accuracy of tinea unguium based on clinical observation. J Dermatol 2015; 42: 221-2.（PMID）25545551
5) Weinberg JM, Koestenblatt EK, Tutrone WD, et al. Comparison of diagnostic methods in the evaluation of onychomycosis. J Am Acad Dermatol 2003; 49: 193-7.（PMID）12894064
6) 常深祐一郎．白癬菌抗原キット．西日本皮膚科 2023; 85: 337-41.
7) Eckhard M, Lengler A, Liersch J, et al. Fungal foot infections in patients with diabetes mellitus-results of two independent investigations. Mycoses 2007; 50 Suppl 2: 14-9.（PMID）17681049
8) Watanabe S, Tsubouchi I, Okubo A. Efficacy and safety of fosravuconazole L-lysine ethanolate, a novel oral triazole antifungal agent, for the treatment of onychomycosis: A multicenter, double-blind, randomized phase III study. J Dermatol 2018; 45: 1151-9.（PMID）30156314
9) De Backer M, De Vroey C, Lesaffre E, et al. Twelve weeks of continuous oral therapy for toenail onychomycosis caused by dermatophytes: a double-blind comparative trial of terbinafine 250mg/day versus itraconazole 200mg/day. J Am Acad Dermatol 1998; 38: S57-63.（PMID）9594939
10) 渡辺晋一，小川秀興，西川武二，ほか．趾爪白癬患者におけるランダム化二重盲検並行群間比較試験によるイトラコナゾール（ITCZ）パルス療法至適用量・サイクル試験—1年間のフォローアップを含めて—．日皮会誌 2004; 114: 55-72.（NAID）130004708306
11) 渡辺晋一，五十嵐敦之，加藤卓朗，ほか．エフィナコナゾールの国際共同第III相試験における日本人爪真菌症患者についての有効性と安全性．西日本皮膚科 2015; 77: 256-64.（NAID）130005101066
12) Watanabe S, Kishida H, Okubo A. Efficacy and safety of luliconazole 5% nail solution for the treatment of onychomycosis：A multicenter, double-blind, randomized phase III study. J Dermatol 2017; 44: 753-9.（PMID）28332720
13) 豊口禎子，細谷 順，海老原光孝，ほか．イトラコナゾール製剤の比較検討（2）—イヌ体内薬物動態比較試験—．新薬と臨牀 2005; 54: 1408-12.
14) 常深祐一郎，原田和俊，五十嵐敦之，ほか．新規アゾール系経口爪白癬治療薬ホスラブコナゾール L-リシンエタノール付加物投与時の肝機能検査アルゴリズム．Progress in Medicine 2019; 39: 347-51.
15) Maeda J, Nanjoh Y, Koga H, et al. ルリコナゾールの白癬菌に対する in vitro 抗真菌活性．Med Mycol J 2016; 57: J1-6.（PMID）26936346（NAID）130005133118
16) Matsuda Y, Sugiura K, Hashimoto T, et al. Efficacy Coefficients Determined Using Nail Permeability and Antifungal Activity in Keratin-Containing Media Are Useful for Predicting Clinical Efficacies of Topical Drugs for Onychomycosis. PLoS One 2016; 11: e0159661.（PMID）27441843
17) 井波真矢子，五十嵐敦之．爪白癬治療剤エフィナコナゾール爪外用液の使用経験〜長期使用例を含めた当科484例の検討〜．日臨皮会誌 2018; 35: 748-52.（NAID）130007919626

索引

あ

亜鉛華軟膏	15, 47
アクアチム®	38
悪性黒色腫	93, 183-187, 192-195
悪性黒色腫診断のABCDEルール	185
悪性黒色腫の進行	195
悪性黒色腫の発生部位	195
悪性軟部腫瘍	180
アクトシン®	15
アクネ菌	58-60, 75
アシクロビル	28
足の変形	156
足白癬	32-36, 95-97, 140, 210-213
足白癬の経過	33
アスタット®	35
アズノール®軟膏	15, 44, 47
アセトアミノフェン	24, 29, 71, 126, 134
アダパレン	60, 61
アトピー性皮膚炎	10, 99, 101-104, 167
アトラント®	35
アプレミラスト	116
アミトリプチリン	30
アムシノニド	11
アメナメビル	20, 23, 28
アメナリーフ®	20, 28
アモロルフィン	35
アリルアミン系	35
アルクロメタゾンプロピオン酸エステル	11
アルプロスタジルアルファデクス軟膏	15
アルメタ®	11
アレグラ®	37, 49, 72, 98, 119, 121, 124
アレジオン®	121
アレルギー性接触皮膚炎	60
アレルギー反応	73, 74, 78-80
アレロック®	121
アンテベート®	11, 12, 37, 49, 64, 72, 98, 124, 197, 204
アンピシリン	40, 139
イエノミ	73
異汗性湿疹	37
異型リンパ球症	132
易出血性	90
イソジン®	169
イトラコナゾール	211, 212
イトリゾール®	211
イベルメクチン	77, 80
イボ	160, 167, 189
イミキモド	106-112, 170-172
イミダゾール系	35
いんきんたむし	96
ウイルス性発疹症	129-132
ウイルス性疣贅の発症機序	159
ウイルス性疣贅の発症部位	159
ウイルス性疣贅の分類	160
ウイルス培養	130
うおのめ	156
う蝕症	66
うっ滞性脂肪織炎	143
うっ滞性皮膚炎	101, 102
ウルシ	49
エキシマライト	67, 200
液体窒素	91, 158-160, 168, 172
エクラー®	11
エトレチナート	67, 116
エバスチン	121
エバステル®	121
エピナスチン	121
エフィナコナゾール	209-212
エモリエント	104
円形脱毛症	204-208
円形脱毛症の経過	205
円形脱毛症のダーモスコピー所見	205
円形脱毛症の治療法	206
炎症性関節炎	113
炎症性腸疾患	143, 144
炎症性粉瘤	82, 83, 86, 174-177
炎症性粉瘤の発症機序	83
エンテロウイルス	131
円板状エリテマトーデス	205
エンペシド®	35
オイラックス®	121
黄色腫	203
黄色腫の病型	203
黄色点	205
黄色ブドウ球菌	39-41, 58, 59, 75, 88, 136, 138, 139
オーグメンチン®	139
オグサワ	139
オグサワの投与法	139
オゼノキサシン	40, 57, 59, 75
オプサイト®ウンド	47
オマリズマブ	123
おむつ皮膚炎	99, 101, 102
オルセノン®軟膏	15, 16
オロパタジン	121
蚊	73
ガーゼパッキング	88
外歯瘻	87
疥癬後掻痒	81
疥癬トンネル	77-80
疥癬トンネルの部位	78
疥癬の治療適応	79
開張足	156
外用抗ウイルス薬	22, 27
外用抗真菌薬	32-36, 95, 96, 209
外用指導	12, 35, 60
角化型疥癬	78, 80
角質塊	110, 111
過酸化ベンゾイル	57, 60-62
過酸化ベンゾイル・アダパレン配合薬	60
下腿に生じる湿疹	101
下腿浮腫	137, 140
滑液包炎	87
学校感染症	41, 169
活性化ビタミンD_3	112, 162, 163
カデキソマー・ヨウ素軟膏	15
カデックス®軟膏	15
可動時痛	138
化膿性肉芽腫	91
ガバペンチノイド	30
痂皮性膿痂疹	39
かゆみの誘発機序	103
カロナール®	24, 71, 134
眼後遺症	51
間擦性湿疹	99
関節炎	112, 113, 138, 143, 150, 151
関節痛	113, 132, 150
乾癬性関節炎	113
感染性粉瘤	83
完全脱色素斑	196

乾癬と湿疹の鑑別	114
乾癬に伴う爪病変	113
乾癬の全身療法	115
乾癬の皮疹部位	113
汗疱	37
汗疱型足白癬	37
汗疱型手湿疹	37
顔面神経麻痺	25-27
偽痛風	138, 140
喫煙	64-66
基底細胞癌	93, 191-195
基底細胞癌の再発率	193
基底細胞癌のダーモスコピー診断基準	192
基底細胞癌の発生部位	192
基底細胞癌の病型	192
気道熱傷	44
急性蕁麻疹	120-123
急性汎発性発疹性膿疱症	63, 127
境界母斑	184
強力ステロイド全身外用療法	55
局所麻酔テープ	166, 168
局所免疫療法	206, 207
キンダベート®	11
筋肉痛	132
クラミジア	171
クラリスロマイシン	40, 59
クラリチン®	121
クリオグロブリン	149
くり抜き法	84, 176
クリンダマイシン	40, 59, 88
クレーター状の紅色結節	92
クレナフィン®	209, 211
黒あざ	184
クロタミトン	121
クロベタゾールプロピオン酸エステル	11
クロベタゾン酪酸エステル	11
クロマトリゾール	35
鶏眼	155-159
鶏冠状病変	170
鶏眼と胼胝の違い	156
経口抗真菌薬	97
蛍光抗体間接法	52, 54, 135
蛍光抗体直接法	52, 54

蛍光抗体法	149, 150
経口避妊薬	143
桂枝茯苓丸加薏苡仁（ケイシブクリョウガンカヨクイニン）	162
ゲーベン®クリーム	15, 16
血液検査（ASO）	143
血管炎の鑑別	150
結節性紅斑	142-144
結節性紅斑の原因	143
結節性紅斑の発症部位	143
結節性多発動脈炎	143
結膜炎	25, 27
ケトコナゾール	35, 102
ケトプロフェン	49
ケナコルト -A®	204-207
ケフレックス®	38, 85, 136, 139
毛虫	73, 74
ケモカイン	103
ケラチノサイト	93, 107
健康食品	127
倦怠感	63, 129, 131
ゲンタシン®	15, 44
ゲンタマイシン	15, 40
顕微鏡的多発血管炎	149, 151
抗BP180抗体	52, 54, 135
抗MRSA薬	40
広域スペクトラムの抗菌薬	139
口囲湿疹	99
抗ウイルス薬の薬価	28
抗菌薬が必要な膿瘍	88
抗好中球細胞質抗体	149
格子状パターン	186
紅色結節	82, 85, 90, 92
紅色腫瘤	85
光線角化症	107
酵素免疫測定法	26
抗体検査	26, 54, 129, 130
抗てんかん薬	125, 126
後天性白斑	196
紅斑丘疹型	125-127
抗ヒスタミン薬	37, 49, 72, 80, 98, 102-104, 119, 121-125
抗ヘルペスウイルス薬	20, 22, 24, 71, 134
肛門周囲膿瘍	87
高齢者施設	53, 54

抗ロイコトリエン薬	123
小型血管炎	149-151
黒点	205
黒点状の開口部（ヘソ）	82, 174
股部白癬	96-97, 211

さ

催奇形性	116
細菌感染症	41, 83, 6, 137
最小発育阻止濃度	34
サイトカイン	67, 103, 109, 116, 172, 207
サイトメガロウイルス	130-132
細胞診	19-21, 24-26
殺虫薬	77
サプリメント	127
サリチル酸	162, 129
三環系抗うつ薬	30
紫外線治療器	200
紫外線療法	66, 67, 114, 115, 197, 199, 200
色素細胞母斑 / 色素細胞性母斑 / 色素性母斑	184-186, 192, 195
色素沈着	59, 101, 114, 132, 158, 190
シクロスポリン	116
刺激症状の対策	61, 62
自己免疫疾患	53, 54, 113, 143, 144, 199, 205, 207
自己免疫性甲状腺疾患	199
自己免疫性水疱症	53, 54, 135
脂質異常症	203
四肢の浮腫	132
歯周病	65, 66
歯性病巣（歯性感染症）	65, 66
湿疹の発症機序	99
湿疹の分類	99
湿疹反応	49, 99, 166
湿布薬	49
紫斑	47, 69, 146-150
ジフラール®	11
ジフルコルトロン吉草酸エステル	11
ジフルプレドナート	11
ジフロラゾン酢酸エステル	11
脂肪腫	175, 178-181
脂肪腫の発生部位	179
脂肪肉腫	180, 181
しぼうのかたまり	175

ジメチルイソプロピルアズレン軟膏 ····· 15	蕁麻疹 ····· 118-123	セレコキシブ ····· 126, 142
弱オピオイド ····· 29, 30	蕁麻疹の原因 ····· 121	セレコックス® ····· 142
ジャパニーズスタンダード	蕁麻疹の種類 ····· 120	セレスタミン® ····· 104
アレルゲン ····· 100	蕁麻疹の病型 ····· 120	線維状パターン ····· 186
重症薬疹 ··· 50, 52, 56, 63, 124, 125, 127, 131	水痘 ····· 25, 71, 134	尖圭コンジローマ ··· 154, 159, 160, 170, 171
シューフィッター ····· 156	水痘帯状疱疹ウイルス ····· 25, 71, 134	尖圭コンジローマのダーモスコピー
消炎鎮痛薬 ····· 125, 126	水疱温存 ····· 45	所見 ····· 171
上気道感染症 ····· 143	水疱除去 ····· 45	漸減毛 ····· 205
硝子圧法 ····· 69	水疱性と膿疱性の違い ····· 18	浅在性脂肪腫 ····· 179, 181
掌蹠膿疱症 ····· 64-67	水疱性膿痂疹 ····· 39	穿刺吸引 ····· 86, 87
掌蹠膿疱症性骨関節炎 ····· 65	水疱性類天疱瘡 ····· 19, 52-54, 118, 135	全頭型脱毛症 ····· 205
掌蹠膿疱症に有効な全身療法 ····· 67	水溶性軟膏 ····· 14	搔破行動 ····· 103
掌蹠のメラノサイト系病変の	スティーブンス・ジョンソン症候群 ··· 50	続発性血管炎 ····· 149, 150
アルゴリズム ····· 187	ステロイド外用薬 ··· 10, 11, 36, 44, 55, 66,	ゾビラックス® ····· 28
上皮内有棘細胞癌 ····· 107, 111	72, 96, 102, 103, 112, 115, 121, 200	
静脈うっ滞性皮膚炎 ····· 138, 140	ステロイド外用薬の強さ ····· 10	**た**
小葉性毛細血管腫 ····· 91	ステロイド吸収率 ····· 11	ダーモスコピー
触診所見と病変の深さ ····· 179	ステロイド局注の具体的な方法 ····· 206	79, 106, 107, 171, 182-195, 204, 205
褥瘡 ····· 46-48	ステロイド懸濁液 ····· 206	ダーモスコピー診断基準
褥瘡の好発部位 ····· 47	ステロイドパルス療法 ····· 50, 207	107, 185, 189, 192
触知性紫斑 ····· 146-149	ストロメクトール® ····· 77	帯状疱疹 ····· 21-30, 71, 134
視力障害 ····· 26, 27, 51	スピール膏™ ····· 162, 168, 169	帯状疱疹の合併症 ····· 26
ジルテック® ····· 121	スポーツ活動 ····· 95-97	帯状疱疹の経過 ····· 25
痔瘻 ····· 87	スミスリン® ····· 77	帯状疱疹の前駆症状 ····· 26
耳瘻孔 ····· 87	スルファジアジン銀クリーム ····· 15, 44	帯状疱疹の疼痛 ····· 29
脂漏性角化症 ····· 160, 165, 188-190, 192	精製白糖・ポビドンヨード軟膏 ····· 15	帯状疱疹の発症部位 ····· 25
脂漏性角化症のダーモスコピー	性的接触 ····· 171	体部白癬 ····· 94-97, 210, 211
診断基準 ····· 189	生物学的製剤 ····· 66, 67, 112-116, 123	タクロリムス ····· 199, 200
脂漏性角化症の発生部位 ····· 189	セチリジン ····· 121	多形紅斑型 ····· 124-127
脂漏性皮膚炎 ····· 99-102, 114	瘤 ····· 58, 86	たこ ····· 156
侵害受容性疼痛 ····· 29	石灰化上皮腫 ····· 176	たむし ····· 96
真菌検査 ··· 19, 32, 33, 37, 64, 94-98, 209	切開排膿 ····· 58, 82-88, 174, 177	ダラシン® ····· 88
真菌培養 ····· 33, 96, 210	切開排膿の方法 ····· 88	タリオン® ····· 121
神経障害性疼痛 ····· 29, 30	切開法 ····· 176	炭酸ガスレーザーによる蒸散術 ····· 172
神経ブロック ····· 29	接触感染 ····· 96, 159, 167	単純ヘルペス ····· 20-25, 71, 130, 134
深在性エリテマトーデス ····· 143	接触皮膚炎	単純ヘルペスの再発回数 ····· 23
深在性感染症 ····· 137	32, 35, 36, 49, 99, 100, 104, 207	単純ヘルペスの臨床病型 ····· 21
深在性脂肪腫 ····· 179	接触皮膚炎の原因物質 ····· 100	弾性ストッキング ····· 102, 140
滲出液 ····· 14, 15, 92	ゼビアックス® ····· 57, 75	弾性包帯 ····· 102
尋常性乾癬 ····· 113, 114	セファゾリン ····· 88, 136, 139	丹毒 ····· 137
尋常性ざ瘡 ····· 56-59, 75	セファメジンα® ····· 136, 139	短軟毛 ····· 205
尋常性天疱瘡 ····· 53	セファレキシン	断裂毛 ····· 205
尋常性白斑 ····· 196-201	38, 40, 59, 85, 88, 136, 139	チオカルバミン酸系 ····· 35
迅速抗原検査 ····· 19-24, 26, 209, 210	ゼフナート® ····· 35	地図状 ····· 119
真皮内母斑 ····· 184	セラミド配合 ····· 104	中毒性表皮壊死症 ····· 50, 125, 127

直接鏡検 …… 32, 33, 77, 95, 96, 209, 210
直接接触 …… 78
痛風 …… 118, 138
爪の変形 …… 112, 113, 210, 211
爪白癬 …… 32, 33, 95, 97, 209-213
爪白癬の治療経過 …… 212
爪白癬の治療薬 …… 211
爪白癬の発症機序 …… 210
爪水虫 …… 210
低温熱傷 …… 42
デキサメタゾン吉草酸エステル …… 11
デキサメタゾンプロピオン酸エステル …… 11
デキストラノマーペースト …… 15
デザレックス® …… 121
手湿疹 …… 37, 99-103
デスロラタジン …… 121
テトラサイクリン系抗菌薬 …… 55
デブリサン®ペースト …… 15
デプロドンプロピオン酸エステル …… 11
デュアック®配合ゲル …… 60
デュオアクティブ®ET …… 47
デュピルマブ …… 123
テルビナフィン …… 32-35, 95, 211, 212
デルマクイック®HSV …… 20, 22
デルマクイック®VZV …… 22, 24
デルマクイック®爪白癬 …… 209, 210
デルモベート® …… 11
電気メスによる切除術 …… 172
点状陥凹 …… 113, 204, 205
点状出血 …… 154, 155, 158
伝染性単核球症 …… 130-132
伝染性軟属腫
　…… 41, 130, 154, 160, 166, 167, 189
伝染性膿痂疹 …… 19, 38-41, 59, 37
凍結療法 …… 90, 91, 106-111, 158-162,
　168, 170-172, 188, 190, 203
凍結療法の作用機序 …… 161
凍結療法の治療間隔 …… 161
凍結療法の治療期間 …… 161
凍結療法の方法 …… 160
糖尿病患者 …… 34, 53, 157, 211
糖尿病性潰瘍 …… 139
動物・ヒト咬傷 …… 139
頭部白癬 …… 96, 205
ドキシサイクリン …… 40, 41, 55, 59, 88

トコジラミ …… 73
とこずれ …… 47
とびひ …… 39
トプシム® …… 11
ドボネックス®軟膏 …… 115
ドボベット®軟膏 …… 67, 115
ドライアイ …… 51
ドライアイス …… 160
ドライスキン …… 101-103
トラマドール …… 29, 30
トリアムシノロンアセトニド
　…… 11, 204, 206
トリコスコピー …… 205
トリコフィトン・トンズランス感染症 …… 97
トレチノイントコフェリル軟膏 …… 15
ドレッシング材 …… 45-48

な

内服ステロイド …… 104
ナジフロキサシン …… 38, 40, 59
ナローバンドUVB …… 67, 116, 200
難治性の蕁麻疹 …… 122
にきび …… 58, 75
ニコチン酸アミド …… 55
ニゾラール® …… 35, 102
日光角化症 …… 93, 94, 106-111, 165
日光角化症のダーモスコピー
　診断基準 …… 107
日光角化症の発生部位 …… 107
乳児湿疹 …… 99
尿検査 …… 151
尿素 …… 104
尿膜管遺残 …… 87
ネイリン® …… 209, 211
ネコノミ …… 73
ネチコナゾール …… 35
熱傷 …… 19, 42-45
熱傷の深度分類 …… 43
熱傷の冷却法 …… 44
ネリゾナ® …… 11
粘膜疹 …… 132
嚢腫の全摘出 …… 174, 176
嚢腫壁 …… 82-84, 86, 176
脳髄膜炎 …… 25-28
膿瘍 …… 58, 70, 83, 85-88, 137

膿瘍の形成機序 …… 86
ノルトリプチリン …… 30

は

ハイドロコロイド材 …… 47
培養検査 …… 33, 39, 83, 137, 138
白色ワセリン …… 15, 42, 46, 126
白癬菌 …… 32-35, 59, 95, 96, 209-211
バクタ® …… 88
白血球増多 …… 143
パッチテスト …… 50, 63, 100, 124-126
発熱 …… 50, 63, 88, 127, 129, 131, 137, 143
バラシクロビル …… 20, 23, 24, 27-29, 71, 134
バリア機能障害 …… 167
バルトレックス® …… 20, 24, 28, 71, 134
斑状紫斑 …… 147
パンデル® …… 11
汎発性湿疹 …… 99
ピーリング作用 …… 60
皮角 …… 107, 154, 164, 165
皮角の基礎疾患 …… 165
皮角の定義 …… 165
皮下サルコイドーシス …… 143
光接触皮膚炎 …… 49
皮丘平行パターン …… 186
非紅色病変の分類 …… 152, 153
皮溝平行パターン …… 186
皮脂欠乏性湿疹 …… 99-103
皮疹の面積 …… 112-115
ビスダーム® …… 11
非ステロイド性抗炎症薬 …… 24
ヒゼンダニ …… 77-81
ビタミンA誘導体 …… 60, 67, 115, 116
ビタミンD$_3$外用薬 …… 66, 67, 112, 115
ビタミンD$_3$の配合剤 …… 112, 115, 116
ヒトパピローマウイルス
　…… 111, 159, 160, 167, 171, 189
ヒトパルボウイルスB19 …… 130-132
ヒドロコルチゾン酪酸エステル …… 11
皮内用・関節腔用ケナコルト-A®
　…… 206, 207
皮膚悪性腫瘍罹患率 …… 93, 192, 195
皮膚潰瘍 …… 14, 140, 157, 211
皮膚潰瘍治療薬 …… 14
皮膚癌 …… 93, 192

皮膚糸状菌	33, 96, 210
皮膚色	152
皮膚線維腫	175, 176
皮膚のバリア	36, 102, 137
皮膚白血球破砕性血管炎	149, 150
ビブラマイシン®	88
ビホナゾール	35
表在リンパ節腫脹	131
病巣感染	64-66
病巣扁桃(慢性扁桃炎)	65, 66
ビラスチン	121, 123
ビラノア®	121
ファムシクロビル	23, 28
ファムビル®	28
フィールド治療	109
風疹ウイルス	130
プール	41, 169
フェキソフェナジン	37, 49, 72, 98, 119, 121, 124
フェノトリン	77, 80
不完全脱色素斑	196
ブクラデシンナトリウム軟膏	15
不顕性感染	171
フシジン酸	40
ブテナフィン	35
フルオシノニド	11
フルオシノロンアセトニド	11
フルコート®	11
フルメタ®	11
プレガバリン	30
プレドニゾロン	11, 29, 50, 52, 54, 63, 104, 122, 135, 142
プレドニゾロン吉草酸エステル酢酸エステル	11
プレドニン®	50, 52, 63, 135, 142
プロスタンディン®軟膏	15
プロペト®	15, 42, 44, 46, 47
粉瘤の構造	175
閉鎖密封療法	163
ペキロン®	35
ベセルナ®	170
ベタメタゾン吉草酸エステル	11, 206
ベタメタゾンジプロピオン酸エステル	11
ベタメタゾン酪酸エステルプロピオン酸エステル	11

ペット飼育	96, 97
ヘパリン類似物質	61, 104
ベピオ®	57
ベポタスチン	121
ヘルペスウイルス	21, 15, 71, 134
ベンジルアミン系	35
胼胝	155-158
扁桃摘出術	65, 66
ペンレス®テープ	166
ボアラ®	11
蜂窩織炎	86, 88, 118, 136-141, 143
蜂窩織炎と丹毒の鑑別	137
蜂窩織炎の原因菌	139
蜂窩織炎の再発率	137
ほくろ	184-186
ほくろの癌	185
保湿剤	60, 61, 80, 102-104
保湿剤の選び方	104
保湿剤の再燃予防効果	103
保湿剤の種類	104
保湿剤の使い方	102, 103
ホスラブコナゾール	209-212
母斑細胞母斑	184
ポビドンヨード	169
ポララミン®	104
ポリウレタンフィルム	47

ま

マイコスポール®	35
マイザー®	11
麻杏薏甘湯(マキョウヨクカントウ)	162
麻疹ウイルス	130
マラセチア	59, 102
慢性蕁麻疹	120-123
慢性扁桃炎	65, 66
ミコナゾール配合シャンプー	102
水いぼ	167
水虫	32-34
密封療法	66, 67
ミノサイクリン	40, 41, 59, 88
ミノマイシン®	88
ミロガバリン	30
ムピロシン	40
メサデルム®	11

メチシリン感受性黄色ブドウ球菌	40, 88
メチシリン耐性黄色ブドウ球菌	39
メトトレキサート (MTX)	116
メラニン色素沈着	153
メラノサイト	184, 186, 187, 195, 198, 200
免疫複合体性血管炎	148, 149, 151
免疫抑制剤	112, 115, 116, 148, 149, 200
メンタックス®	35
面皰	57-62, 75
面皰治療薬	57, 59-62, 75
モイスチャライザー	104
毛細血管拡張性肉芽腫	90, 91
毛巣洞	87
毛包炎	57-59, 75
毛包虫	59
モメタゾンフランカルボン酸エステル	11
モルホリン系	35

や

薬剤性過敏症症候群	125, 127
薬剤誘発性リンパ球刺激試験	124
薬疹	50, 51, 63, 124-127, 129, 131
薬疹疑い	126
薬疹の原因薬剤	126
薬疹の病型	125
やけど	43
有棘細胞癌	91-93, 107-109, 111, 165, 192, 195
有棘細胞癌の発生部位	93
有棘細胞癌の発生母地	93
ユーパスタコーワ軟膏	15
油脂性軟膏	12, 14
ヨウ素軟膏	15
溶連菌	136, 138, 139, 143, 144
ヨードコート®軟膏	15
ヨクイニンエキス	162, 163, 168
ヨクイニンエキスの1日量	163
薏苡仁湯(ヨクイニントウ)	162

ら

酪酸プロピオン酸ヒドロコルチゾン	11
ラノコナゾール	34, 35
ラミシール®	32, 35, 95, 211
リドメックス®	11

良性軟部腫瘍	179
緑膿菌	59
リラナフタート	34, 35
淋菌感染症	171
リンデロン®	11, 44, 104, 115, 206
類Bowen型日光角化症	108
涙嚢炎	87
ルリコナゾール	32-35, 95, 211, 212
ルリコン®	32, 35, 95
レスタミン®	104, 121
レダコート®	11
レチノイド	116
レボフロキサシン	40, 41
レンサ球菌	39
老人性イボ	160, 167, 189
老人性角化症	107
老人性血管腫	76
老人性紫斑	147
老人性疣贅	189
ロキシスロマイシン	59
ロコイド®	11
ロラタジン	121

A
actinic keratosis	107
acute generalized exanthematous pustulosis (AGEP)	63, 127
antineutrophil cytoplasmic antibody (ANCA)関連血管炎	148-151

B
Bazan硬結性紅斑	143
Behçet病	143, 144
black dots	205
body surface area (BSA)	114
Bowen病	93, 107-110
Bowen病の発生部位	111
broken hairs	205
bulla	19

D
DPP-4阻害薬	52, 53
drug induced hypersensitivity syndrome (DIHS)	125, 127, 131
drug-induced lymphocyte stimulation test (DLST)	50, 63, 124-126

E
EBウイルス	130-132
Eikenella corrodens	139
enzyme immunoassay (EIA法)	26

F G
fibrillar pattern	186
finger tip unit (FTU)	12, 35, 61, 62
granuloma telangiectaticum	91

H
H$_2$ブロッカー	123
HIV	130
human papillomavirus (HPV)	111, 159-161, 167, 171, 189
Hutchinson徴候	27

I
IgA血管炎	149-151
IgA血管炎の症状	151
IgA血管炎分類基準(小児)	150
IgG抗体のペア血清	26

J K
JAK阻害薬	115, 116, 206, 207
KOH法	33, 96, 210
Koplik斑	132

L
lattice like pattern	186
lobular capillary hemangioma	91
L-ケフレックス®	38

M
melanocytic nevus	184
methicillin-resistant Staphylococcus aureus (MRSA)	39, 40, 59, 88
methicillin-susceptible Staphylococcus aureus (MSSA)	40, 88
minimum inhibitory concentration (MIC)	34, 97

N
nevus cell nevus	184
nevus pigmentosus	184
non-steroidal anti-inflammatory drugs (NSAIDs)	24, 29, 71, 134, 142

P
palpable purpura	146, 149
parallel furrow pattern	186
parallel ridge pattern	186
Pasteurella multocida	139
patient initiated therapy (PIT)	23
PCR	130, 210
PDE阻害薬	67
PDE4阻害薬	115, 116
pin prickテスト	43
postscabietic pruritus	81
pyogenic granuloma	91

R S
Ramsay Hunt症候群(Hunt症候群)	25
senile keratosis	107
short vellus hairs	205
solar keratosis	107
Stevens-Johnson症候群(SJS)	50, 51, 125, 127
strawberry pattern	107
ST合剤	40, 41, 88

T V Y
tapering hairs	205
toxic epidermal necrolysis (TEN)	50, 51, 125, 127
*Trichophyton tonsurans*感染症	97
Tzanck試験	20-22, 24
vesicle	19
yellow dots	205

数字 記号
| 3M™テガダーム™ | 47 |
| βラクタマーゼ配合ペニシリン | 139 |

診断＋治療を完全攻略
皮膚疾患データブック

2025年3月1日　　第1版第1刷発行

著　者　松田光弘　まつだ　みつひろ

発行者　吉田富生

発行所　株式会社メジカルビュー社
〒162-0845 東京都新宿区市谷本村町2-30
電話　03(5228)2050(代表)
ホームページ　https://www.medicalview.co.jp

営業部　FAX　03(5228)2059
E-mail　eigyo@medicalview.co.jp

編集部　FAX　03(5228)2062
E-mail　ed@medicalview.co.jp

印刷所　シナノ印刷株式会社

ISBN 978-4-7583-2193-8 C3047

©MEDICAL VIEW, 2025. Printed in Japan

・本書に掲載された著作物の複写・複製・転載・翻訳・データベースへの取り込みおよび送信(送信可能化権を含む)・上映・譲渡に関する許諾権は，(株)メジカルビュー社が保有しています.
・ **JCOPY** 〈出版者著作権管理機構 委託出版物〉
本書の無断複製は著作権法上での例外を除き禁じられています. 複製される場合は，そのつど事前に，出版者著作権管理機構(電話 03-5244-5088, FAX 03-5244-5089, e-mail：info@jcopy.or.jp)の許諾を得てください.

・本書をコピー，スキャン，デジタルデータ化するなどの複製を無許諾で行う行為は，著作権法上での限られた例外(「私的使用のための複製」など)を除き禁じられています. 大学，病院，企業などにおいて，研究活動，診察を含み業務上使用する目的で上記の行為を行うことは私的使用には該当せず違法です. また私的使用のためであっても，代行業者等の第三者に依頼して上記の行為を行うことは違法となります.